# PTSD परिवार एक ऐसा रहस्य जो कभी बताया नहीं गया!

# PTSD परिवार –एक ऐसा रहस्य जो कभी बताया नहीं गया!

हम हमेशा उस संगीत को नहीं चुन सकते जो ज़िंदगी हमारे लिए बजाती है,
लेकिन हम यह ज़रूर चुन सकते हैं कि हम उस पर कैसे नाचेंगे।
उनके कर्मों से टूटो मत, उठो — और प्रेम करो,
अपने *सुकून* के लिए प्रेम करो!!!

PTSD केवल अवसाद या क्रोध नहीं होता,
यह उससे कहीं अधिक है —
चेतना क्या है?
एक न्यूरोसाइकोलॉजिस्ट (Neuropsychologist) वह मनोवैज्ञानिक होता है
जो मस्तिष्क के कार्य और व्यवहार के बीच के संबंध को समझने में विशेषज्ञ होता है,
विशेष रूप से न्यूरोलॉजिकल स्थितियों और चोटों के संदर्भ में।
वे उन व्यक्तियों का मूल्यांकन, निदान और उपचार करते हैं
जिन्हें तंत्रिका तंत्र को प्रभावित करने वाली स्थितियाँ होती हैं —
जैसे मस्तिष्क की चोटें, स्ट्रोक, अल्ज़ाइमर और विकासात्मक विकार।

**केर्मिट मैककाउन**

आईएसबीएन:

# समर्पण

विशेष धन्यवाद **नाथन होयमी** को —
जो एक क्लिनिकल सोशल वर्कर और थेरेपिस्ट हैं,
जो पिछले 13 वर्षों से आघात, PTSD, चिंता, अवसाद,
और मस्तिष्क की आघातजन्य चोटों के उपचार में विशेषज्ञ हैं,
उनके मार्गदर्शन और सहयोग के लिए।

***मेरे बेटे, TLM को समर्पित, जिसका प्रेम और सान्निध्य मुझे हर दिन प्रेरित करता है***

# Table of Content

# लेखक के बारे में

इस पुस्तक को पढ़ना आपको आघात (ट्रॉमा) और उपचार की जटिलताओं को गहराई से समझने का एक अनोखा अवसर प्रदान करता है। यह उन अनुभवों के मनोवैज्ञानिक और शारीरिक दोनों पहलुओं का अन्वेषण करती है, जो हमें आकार देते हैं। यह कथा व्यक्तिगत संघर्षों को मान्यता देती है और सशक्तिकरण तथा पुनर्प्राप्ति के लिए उपयोगी रणनीतियाँ प्रदान करती है। आपको ऐसे संबंधित अनुभव मिलेंगे जो गहराई से जुड़ाव पैदा करते हैं, जिससे समझ और संबंध की भावना विकसित होती है। इस पुस्तक के साथ जुड़कर, आप अपनी यात्रा को संभालने के लिए आवश्यक उपकरण प्राप्त करेंगे, जो लचीलापन और आशा को प्रोत्साहित करेंगे। अंततः, यह पुस्तक उन सभी के लिए एक साथी का कार्य करती है जो स्पष्टता, शक्ति और उद्देश्य की नई भावना की तलाश में हैं।

ट्रॉमा और लचीलेपन (रेज़िलियंस) की जटिल यात्रा का अन्वेषण करें, जो *20* वर्षों के अध्ययन से प्राप्त गहन प्रभावों को उजागर करती है—मुख्य भूमिकाएँ और ज़िम्मेदारियाँ।

सहयोग और मार्गदर्शन प्रदान करें: मानसिक स्वास्थ्य समस्याओं से जूझ रहे व्यक्तियों को सहयोग, मार्गदर्शन और संसाधन प्रदान करें।

सुरक्षित वातावरण बनाएँ: वे एक ऐसा सहायक वातावरण स्थापित करने में मदद करते हैं जहाँ व्यक्ति स्वयं को सहजता से व्यक्त कर सकें। वे लोगों को तनाव और अन्य मानसिक स्वास्थ्य चुनौतियों से निपटने के लिए सामंजस्यपूर्ण (कोपिंग) तरीकों को विकसित करने में सहायता करते हैं।

*20* वर्षों के मनोविज्ञान अनुभव ने मानसिक स्वास्थ्य, मानव व्यवहार, अनुसंधान + थेरेपी जैसे क्षेत्रों में व्यापक विशेषज्ञता प्रदान की है। एक फॉरेंसिक मनोवैज्ञानिक के

रूप में इतने वर्षों के अनुभव के साथ, मानव व्यवहार, सामाजिक संबंधों और मानसिक स्वास्थ्य समस्याओं के बारे में व्यापक ज्ञान रखने के साथ-साथ दूसरों को मार्गदर्शन (मेंटोर) करने का अवसर भी प्राप्त हुआ है।
दिशा-निर्देशन और नेतृत्व: *30* वर्षों के अध्ययन और *13* वर्षों के एक-के-बाद-एक अनुभव के माध्यम से मार्गदर्शन और प्रशिक्षण देने की क्षमता।
*NAMI* द्वारा वित्तपोषित पारिवारिक फ़ैसिलिटेटर, *2010* से वर्तमान तक!

कुछ भूमिकाओं में, मैं विवादों को सुलझाने में मदद कर सकता हूँ और संचार सिखा सकता हूँ ताकि लोग रचनात्मक रूप से एक साथ काम कर सकें।
मैं किसी भी मामले में कानून या कानूनी सलाह में नहीं पड़ता। बल्कि, मैं संबंधित पक्षों के बीच जानकारी पर काम करता हूँ—उन व्यक्तियों के लिए जो सहायता चाहते हैं, लेकिन वे लाइसेंस प्राप्त चिकित्सक नहीं होते। ये फ़ैसिलिटेटर मददगार कौशल, तनाव प्रबंधन में कुशल होते हैं। भूमिकाओं में सहायता समूहों का नेतृत्व करना, शिक्षा प्रदान करना और कार्यस्थलों या समुदायों में कलंक को कम करने और मानसिक स्वास्थ्य में सुधार लाने के लिए सहायता प्रदान करना शामिल हो सकता है।

केर्मिट मैककाउन जूनियर

# भूमिका

नमस्कार, बहादुर पाठक!

आपका स्वागत है एक ऐसे कथानक में जो और गहराई तक उतरता है, और अधिक प्राणवंत सांसें लेता है, और आपके अस्तित्व के हर तंतु में गूंजता है। यह PTSD पर कोई साधारण पुस्तक नहीं है; यह एक जीवंत अन्वेषण है जो कलंक को गहन समझ में परिवर्तित करता है! यहाँ हम एक परिवर्तनकारी यात्रा पर निकलते हैं — उन रास्तों को रोशन करते हुए जिन पर कम लोग चले हैं, जहाँ आघात की परछाइयाँ दृढ़ता की रोशनी से मिलती हैं।

हर पृष्ठ के मोड़ पर आप पाएंगे कि कहानी कहने की कला केवल एक अभिव्यक्ति नहीं है, बल्कि यह सशक्तिकरण और उपचार की फुसफुसाहटों को लेकर चलने वाला एक जहाज़ है। इस पुस्तक का विचार मुझमें तब जगा जब अनगिनत संवादों के दौरान, लोगों ने साहसपूर्वक अपने मन की गहराइयों को उजागर किया — दर्द की कच्ची कहानियाँ साझा कीं, और हाँ, उम्मीद की रोमांचक झलकियाँ भी।

शोध ने मुझे सहकर्मी-समीक्षित अध्ययनों, व्यक्तिगत अनुभवों, और न्यूरोसाइंस की पेचीदा परतों के माध्यम से मार्गदर्शन दिया — जो यह उजागर करती हैं कि आघात हमारे मस्तिष्क की बनावट में कैसे बुना जाता है। यह वाकई आकर्षक है! लेकिन चिंता मत करें — मैं यहाँ आपको कठिन वैज्ञानिक शब्दों से उबाने नहीं आया हूँ! नहीं, यह सब जुड़ाव, भावनाओं, और आत्म-खोज के जादू के बारे में है।

हर अध्याय ताज़ी हवा की तरह है — एक ऐसा मोड़ जो उन नीरस चिकित्सीय विवरणों से दूर ले जाता है जो अक्सर PTSD की हमारी समझ को धुंधला कर देते

हैं। कल्पना करें कि अलग-अलग भावनात्मक वातावरण वाले अनुभाग सहजता से एक-दूसरे में परिवर्तित होते हैं — हृदय को छू लेने वाली कहानियों और उपचारात्मक अंतर्दृष्टियों के बीच, जो रंगीन और काव्यात्मक गद्य में लिपटे हैं!

आप पात्रों से मिलेंगे जैसे **"द फ्रैक्चर्ड हीलर"** (टूटा हुआ उपचारक) या **दयालु पड़ोसी**, जो मानवता के उन पहलुओं की गूंज हैं जिन्हें समझे जाने की तीव्र आवश्यकता है। उनकी यात्राएँ आपको प्रेरित करेंगी — आपको सोचने, पुनर्परिभाषित करने, और अपनी कहानी को फिर से गढ़ने के लिए प्रेरित करेंगी।

प्रत्येक अध्याय को एक **को-ऑप गैलरी** की कार्यशाला की तरह समझें, जहाँ कला और थेरेपी एक साथ मिलती हैं; जहाँ आकर्षक अभ्यास जंगली फूलों की तरह उभरते हैं, आपको अपने रचनात्मक प्रवाह को जगाने के लिए प्रेरित करते हैं! मुझ पर भरोसा करें, आप केवल दर्शक नहीं हैं — आप इस यात्रा का अभिन्न हिस्सा हैं। आप अपने भय साझा करेंगे, अपनी परछाइयों का सामना करेंगे, और अपनी आवाज़ वापस पाएंगे — उन कथाओं के साथ जो हर पृष्ठ में गूंजती हैं।

जैसे ही हम कुशल गोताखोरों की तरह इन अध्यायों में उतरते हैं, आप नए दृष्टिकोणों की खोज करेंगे जो छिपे रत्नों की तरह चमकते हैं! आप न केवल आघात की छिपी परतों को गहराई से समझेंगे, बल्कि यह भी देखेंगे कि तूफानों के बीच दिल कैसे और मजबूत धड़कता है। इन सूक्ष्म ज्ञान की झलकियों को अपनाएँ — क्योंकि उपचार का अर्थ अतीत को त्यागना नहीं है, बल्कि एक और समृद्ध वर्तमान का निर्माण करना है!

मैंने इस परियोजना को रचा है — अंतर्दृष्टियों और कला को मिलाकर — ताकि आपको मानवीय आत्मा का एक नवाचारी उत्सव प्रस्तुत कर सकूँ। तो आइए, उन बाधाओं को तोड़ें और सामान्य चेतना की सीमाओं को साथ मिलकर विस्तारित करें!

इस पुस्तक की लय को अपनी धड़कन के साथ गूंजने दें, जब आप इस रंगों, भावनाओं और हृदयस्पर्शी ज्ञान के भंवर में सिर के बल उतरें!

मैं वादा करता हूँ — इसके फल अनोखे और प्रचुर हैं।
अंतिम पृष्ठ तक पढ़ते रहिए, और जानिए कि कैसे आघात केवल पीड़ा से रूपांतरित होकर दृढ़ता की एक जटिल बुनावट — अनंत की एक सिम्फनी — में बदल जाता है, जो आपकी असाधारण कहानी को आकार देने की प्रतीक्षा कर रही है।

तो एक आरामदायक जगह पर बैठिए, अपने पैर फैलाइए, इस रोमांच में डूब जाइए, और आइए इस यात्रा को मिलकर रंगें — उपचार, समझ और सशक्तिकरण के जीवंत रंगों से!

**संपूर्ण उत्साह के साथ,**
**केर्मिट मैककाउन**

# अध्याय 1: आघात की छिपी परतें

## आघात की परिभाषा

आघात — यह शब्द अक्सर गहरी भावनात्मक चोटों और स्थायी परछाइयों की छवियाँ मन में उत्पन्न करता है — एक बहुआयामी घटना है जो सरल परिभाषाओं से कहीं परे है। यह अनुभवों, धारणाओं, और शारीरिक प्रतिक्रियाओं की एक जटिल संरचना है जो किसी व्यक्ति की वास्तविकता को गहराई से प्रभावित करती है। आघात को मनोवैज्ञानिक और शारीरिक — दोनों संदर्भों में समझना आवश्यक है ताकि यह जाना जा सके कि यह हमारी ज़िंदगी को कितने जटिल तरीकों से आकार देता है। आघात का स्वभाव उतना ही विविध हो सकता है जितने विविध वे व्यक्ति हैं जो इसे अनुभव करते हैं, फिर भी इसके प्रभाव सार्वभौमिक होते हैं — यह उन मनों और शरीरों पर लंबी छाया डाल देता है जिन्हें यह छूता है।

अपने मूल रूप में, आघात को दो प्रमुख श्रेणियों में बाँटा जा सकता है: **तीव्र (Acute)** और **दीर्घकालिक (Chronic)**।
**तीव्र आघात** एक अकेली, झकझोर देने वाली घटना को संदर्भित करता है — जैसे कोई दुर्घटना, प्राकृतिक आपदा, हिंसा, या अचानक हानि — जो किसी व्यक्ति की सुरक्षा और स्थिरता की भावना को बाधित कर देती है।

जीवित बचे लोगों के अनुभव व्यापक और विनाशकारी हो सकते हैं; उदाहरण के लिए, कोई व्यक्ति जिसने कार दुर्घटना झेली हो, वह भय, चिंता और भ्रम जैसी तीव्र भावनाओं से जूझ सकता है। उन्हें टक्कर के उस पल की *फ्लैशबैक* (बार-बार मानसिक पुनरावृत्ति) का अनुभव हो सकता है, जिससे वे भयावह क्षण को बार-बार जीने लगते हैं।

आघात का यह रूप अक्सर अचानक और तीव्र भावनात्मक उथल-पुथल से चिह्नित

होता है — जो किसी व्यक्ति के जीवन को रातोंरात बदल सकता है।

इसके विपरीत, **दीर्घकालिक आघात (Chronic Trauma)** निरंतर, बार-बार आने वाली तनावपूर्ण परिस्थितियों के लंबे समय तक अनुभव से उत्पन्न होता है। यह भावनात्मक उपेक्षा, अपमानजनक संबंधों, या युद्ध जैसी स्थितियों के लंबे समय तक संपर्क में रहने के रूप में प्रकट हो सकता है।

जो लोग दीर्घकालिक आघात से पीड़ित होते हैं, वे अक्सर खुद को निराशा के एक अंतहीन चक्र में फँसा हुआ पाते हैं, जहाँ उनकी भावनात्मक और मानसिक स्थिति निरंतर पीड़ा और तनाव के प्रहार से धीरे-धीरे क्षीण होती जाती है। दीर्घकालिक आघात का बोझ असहनीय लग सकता है, जिससे व्यक्ति गहरी निराशा की भावना में डूब जाता है। बहुतों के लिए यह उनके जीवन का **दृष्टिकोण** बन जाता है — एक ऐसी वास्तविकता जहाँ उनके अस्तित्व और मूल्य का बोध धीरे-धीरे मिटता चला जाता है।

**मुख्य पात्र, "द फ्रैक्चर्ड हीलर" (टूटा हुआ उपचारक)**, इन संघर्षों का प्रतीक है। हर आघात — चाहे वह तीव्र हो या दीर्घकालिक — उनके मन पर अमिट छाप छोड़ गया है। जब वे अपने दर्द की जटिलताओं से गुजरते हैं, तो उनका आंतरिक संवाद स्वयं और अपने परिवेश से गहरे विच्छेदन की भावना को प्रकट करता है।

"ऐसा लगता है जैसे मैं एक टूटी हुई दर्पण में जी रहा हूँ," वे अक्सर सोचते हैं, अपनी पहचान के बिखरे हुए प्रतिबिंबों को निहारते हुए।
"हर टुकड़ा मेरा एक अलग रूप दिखाता है — और मैं पूरे का पता नहीं लगा पाता।"

यह रूपक आघात की **भ्रमित करने वाली प्रकृति** को पूरी तरह दर्शाता है — जहाँ अतीत एक बिखरे हुए वर्तमान को जन्म देता है, और व्यक्ति की स्वयं तथा संसार की धारणा को बदल देता है।

आघात का **मनोवैज्ञानिक प्रभाव** अत्यंत गहरा होता है — यह मस्तिष्क की तंत्रिकीय संरचनाओं को बदल देता है और शारीरिक एवं भावनात्मक लक्षणों की एक श्रृंखला उत्पन्न करता है।
"द फ्रैक्चर्ड हीलर" के लिए, चिंता का अराजक तूफ़ान उनके मन में दौड़ते हुए विचारों के रूप में प्रकट होता है जो नियंत्रण से बाहर घूमते रहते हैं।

जो कार्य पहले सहज लगते थे — जैसे एक कप कॉफी बनाना — अब कठिन परीक्षा बन जाते हैं। हर निर्णय अनिश्चितता के भार से दबा होता है, और भय का एक काला बादल हर पल पर छाया रहता है।
जो मन कभी शरणस्थल था, अब वह एक **युद्धभूमि** बन गया है — जहाँ शांति की चाह उन दखल देने वाली यादों से लड़ती है जो बार-बार ध्यान खींचने की कोशिश करती हैं।

**शारीरिक रूप से (Physiologically)**, आघात शरीर की **"लड़ो या भागो" (Fight-or-Flight)** प्रतिक्रिया को सक्रिय कर सकता है, जिससे उत्तेजना की अवस्था बढ़ जाती है — हृदय की गति तेज हो जाती है, मांसपेशियाँ तनावग्रस्त हो जाती हैं, और सांसें तेज़ चलने लगती हैं।
**"द फ्रैक्चर्ड हीलर"** अक्सर इन लक्षणों को सामाजिक परिवेश में अनुभव करता है, जहाँ भीड़ उन्हें अभिभूत कर देती है, और अपेक्षाओं का दबाव उनकी सहभागिता की क्षमता को लगभग कुचल देता है। जैसे-जैसे वे इन परिस्थितियों से गुजरते हैं, जहाँ हर मोड़ पर कोई न कोई ट्रिगर छिपा होता है, हर नया अनुभव ऐसा लगता है जैसे अंडों के छिलकों पर चल रहे हों — एक अस्थिर संतुलन जो किसी भी क्षण टूट सकता है।

आघात केवल भीतर नहीं रहता — यह उस **दृष्टिकोण को आकार देता है** जिसके माध्यम से व्यक्ति दुनिया को देखता है। किसी आघातजन्य अनुभव के बाद, जीवन की बारीकियाँ — जैसे बच्चों की हँसी या पत्तों की सरसराहट — अपना अर्थ खो देती

हैं, मानो वे उस व्यक्ति के लिए अब पराई हो गई हों।

एक भावनात्मक आत्ममंथन के क्षण में, **"द फ्रैक्चर्ड हीलर"** स्वीकार करता है: "मैं फिर से आनंद महसूस करना चाहता हूँ, जीवन की साधारण खुशियों को जीना चाहता हूँ, लेकिन हर बार जब मैं उस खुशी को छूने की कोशिश करता हूँ, वह रेत की तरह मेरी उंगलियों के बीच से फिसल जाती है।"

यह लालसा उन लोगों के भीतर चल रही **आंतरिक जद्दोजहद** को बखूबी दर्शाती है जो आघात से बदल गए हैं — जीवन के जीवंत ताने-बाने से पुनः जुड़ने की इच्छा, जो अब उखड़ा और फटा हुआ महसूस होता है।

द्वितीयक पात्रों की आवाज़ें, जैसे **"द सेज मेंटर" (The Sage Mentor)**, इस आघात की पड़ताल को और गहराई प्रदान करती हैं।

**सेज मेंटर** वह ज्ञान का प्रतीक है जो वर्षों के अपने दर्द और उपचार के अनुभव से उपजा है। वे अक्सर **"द फ्रैक्चर्ड हीलर"** को याद दिलाते हैं:

"आघात हमें नया रूप देता है, लेकिन यह हमें परिभाषित नहीं करना चाहिए। इन्हीं दर्द के क्षणों में हम अपनी असली दृढ़ता खोजते हैं।"

**सेज मेंटर** के ये विचार यह रेखांकित करते हैं कि यद्यपि आघात सीमाएँ थोप सकता है, परंतु **उपचार की यात्रा** हमें फिर से अपनी शक्ति और उद्देश्य को खोजने का मार्ग प्रदान करती है।

उनका संबंध यह स्मरण कराता है कि आघात भले ही अलगाव पैदा करे, लेकिन यह समान संघर्ष झेलने वाले लोगों के बीच **गहरे संबंधों का सेतु** भी बन सकता है।

जैसे-जैसे आघात की यह परतें खुलती जाती हैं, यह मानना आवश्यक है कि इसके

अनुभव में अनेक आवाज़ें गूंजती हैं — हर आवाज़, हर कहानी मिलकर एक सामूहिक समझ का ताना-बाना बुनती है, जो मानवीय आत्मा की अदम्य दृढ़ता का प्रमाण है।

**"द फ्रैक्चर्ड हीलर"** के लिए अपनी यात्रा साझा करने का कार्य स्वयं में एक **शक्तिशाली उपचार साधन** बन जाता है।
जब वे अपने निराशा के क्षणों को **"द सेज मेंटर"** के सामने व्यक्त करते हैं, तो वे अपनी कथा को **दृढ़ता के धागों से** बुनना शुरू करते हैं — और इस प्रकार, संवेदनशीलता में छिपी शक्ति को उजागर करते हैं।

**आघात की बहुआयामी प्रकृति** एक करुणामय अन्वेषण की माँग करती है — ऐसा अन्वेषण जो प्रत्येक व्यक्ति के दुख को पहचानता है, और साथ ही उनकी दृढ़ता की क्षमता का उत्सव भी मनाता है।

हर साझा की गई कहानी — चाहे वह **"द फ्रैक्चर्ड हीलर"** की हो या **"द सेज मेंटर"** की — इस समझ को गहराती है कि आघात हमारी धारणाओं को बदल सकता है, परंतु यह हमारे भाग्य को निर्धारित नहीं करता।

यह स्पष्ट हो जाता है कि आघात को पुनर्परिभाषित करना केवल उसके द्वारा पहुँचाए गए दर्द पर ध्यान केंद्रित करना नहीं है।
आघात की परतें स्वयं और संसार की एक जटिल समझ को जन्म देती हैं — एक ऐसा संसार जहाँ **उपचार संभव है**, **विकास पनप सकता है**, और **सौंदर्य के क्षण** अब भी जीवित रहते हैं।

**"द फ्रैक्चर्ड हीलर"** और **"द सेज मेंटर"** के बीच हर सत्र आशा से भरा होता है — उन परछाइयों के बीच एक **मार्गदर्शक प्रकाश** बनकर, जहाँ आघात निवास करता है।

आघात की परिभाषा को समझते हुए यह स्वीकार करना आवश्यक हो जाता है कि इसका **पहचान (Identity)** पर गहरा प्रभाव पड़ता है।
आघात झेलने के बाद व्यक्ति अपने आप को जिस प्रकार देखता है, उसमें बड़ा परिवर्तन आ सकता है।

बेकारपन की भावनाएँ उभर सकती हैं, और यादें किसी **भयावह पुनरावृत्ति** की तरह घूमती रहती हैं।

**"द फ्रैक्चर्ड हीलर"** इन भावनाओं से जूझता है — अपनी वैधता पर प्रश्न उठाते हुए, और साथ ही अपने **स्वयं की पहचान को पुनः पाने** का प्रयास करते हुए।

वह पूछता है —

"क्या मैं अपने आघात से परिभाषित हूँ?
या मेरे भीतर का कोई हिस्सा अब भी अछूता है?"

यह **अस्तित्वगत प्रश्न** उनके आंतरिक संघर्ष की गहराई को दर्शाता है — उनके उस स्वरूप के बीच एक पुल बनाते हुए, जो वे कभी थे और जो वे बन रहे हैं।

जैसे-जैसे कथा आगे बढ़ती है, यह मानवीय अनुभव की जटिलताओं के साथ तालमेल बिठाती हुई एक लय पा लेती है।

**"द फ्रैक्चर्ड हीलर"** यह समझने लगता है कि यद्यपि आघात प्रभावशाली और महत्वपूर्ण है, यह **परिवर्तन की संभावना** को समाप्त नहीं करता।

आघात की पड़ताल में उसके बोझ के साथ-साथ उसकी उत्पन्न की हुई दृढ़ता को भी समाहित करना चाहिए — यह एक निमंत्रण है कि हम कथा को खोलें और उसमें **आशा और संभावनाओं के नए धागे** पिरोएँ।

आघात की खोज की यह यात्रा भयावह प्रतीत हो सकती है, परंतु इसी जटिलता में **गहन विकास की संभावना** छिपी है।

हर आवाज़, हर कहानी एक प्रमाण है — मानव आत्मा की उस अद्भुत क्षमता का जो **सहन** कर सकती है।इस दृष्टि में, आघात केवल पीड़ा

का बिंदु नहीं रह जाता, बल्कि एक **अनुभव का समृद्ध कैनवास** बन जाता है — एक ऐसी पृष्ठभूमि जहाँ से नई शुरुआतें उभरती हैं, और आत्मा फिर से **संबंध, करुणा और समझ** की लालसा करती है।

अंततः, आघात को परिभाषित करने के लिए **विभिन्न दृष्टिकोणों के संगम** की आवश्यकता होती है — जो मानव अनुभव की बहुआयामी प्रकृति को प्रतिबिंबित करते हैं।

**"द फ्रैक्चर्ड हीलर"** और **"द सेज मेंटर"** की यात्राओं के माध्यम से पाठकों को यह देखने का निमंत्रण मिलता है कि आघात कोई स्थिर परिभाषा नहीं, बल्कि एक **जीवंत, साँस लेती हुई इकाई** है — जो बदलती है, विकसित होती है, और अंततः हमें अनमोल शिक्षाएँ देती है।

यह यात्रा अकेली नहीं है — यह **साझा उपचार की एक यात्रा** है, जहाँ दर्द के मध्य भी आत्मा, दूसरों, और जीवन स्वयं के साथ एक गहरा संबंध पुनः जन्म लेता है।

इन पृष्ठों में आघात की यह पड़ताल हमें करुणापूर्वक याद दिलाती है कि —

**सबसे गहरी परछाइयों के भीतर भी, प्रकाश मौजूद होता है** —

जो उपचार, जुड़ाव और सम्पूर्णता की ओर मार्ग को आलोकित करता है

## मनोवैज्ञानिक प्रभाव

कमरा हल्की रोशनी में डूबा हुआ था, एक छोटे से खिड़की से आती मृदु चमक दीवारों पर लम्बे साये डाल रही थी। *द फ्रैक्चर्ड हीलर* एक पुराने, घिसे हुए आर्मचेयर के किनारे बैठी थी, उसकी उंगलियाँ फटे हुए कपड़े पर फिसल रही थीं, जबकि यादें उसके मन को बेचैन मधुमक्खियों के झुंड की तरह डंक मार रही थीं। हर स्मृति एक डरावनी धुन गुनगुनाती, उस अराजकता की याद दिलाती जो किसी भी पल फट पड़ सकती थी, उसे वर्तमान की शांति से खींचकर अतीत के उथल-पुथल में वापस ले जाती।

उसके आघात की झलकियाँ उसकी चेतना में ऐसे तैर रही थीं जैसे कोई झिलमिलाती फिल्म रील, टूटी-फूटी और अव्यवस्थित। वहाँ घबराहट के दृश्य थे—एक सुनसान गलियारे में गूंजते कदमों की आवाज़, उसका दिल तेजी से धड़क रहा था मानो उड़ जाना चाहता हो। वह शुद्ध आतंक के क्षण गुरुत्वाकर्षण जैसे लगते थे; वे उसे सबसे सामान्य परिस्थितियों में भी जकड़े रखते। अचानक कोई आवाज़, सड़क की बत्ती की टिमटिमाहट, या किसी विशेष इत्र की खुशबू—ये सब उसे गहरी बेचैनी के उस स्थान में फिर से गिरा देते।

उसके भीतर चलने वाला संवाद अक्सर भ्रम और असुरक्षा का शोर था। "मैं सामान्य क्यों नहीं हो सकती? क्यों लगता है जैसे मैं अपने ही बनाए पिंजरे में कैद हूँ?" ये सवाल उसके मन में गूंजते रहते, और जैसे-जैसे वह वास्तविकता से दूर होती जाती,

ये आवाजें और तेज़ हो जातीं। उसने अपने विचारों में अतीत की फुसफुसाहटें सुनीं—"तुम टूटी हुई हो। तुम कभी पूरी नहीं हो पाओगी।" यह एक नशे जैसा चक्र था जिसका कोई अंत नहीं दिखता था, और हर मोड़ उसे और गहराई में खींच ले जाता था।

आर्मचेयर के बाहर, जीवन अपनी सामान्य लय में चलता रहा—पक्षी चहचहा रहे थे, बच्चे हँस रहे थे, और गली के मोड़ पर स्थित कॉफी शॉप में बातचीत की गुनगुनाहट थी। फिर भी, अपने इस छोटे से आश्रय में *द फ्रैक्चर्ड हीलर* खुद को एकदम अकेला महसूस कर रही थी, मानो दुनिया की गति उसके लिए थम गई हो। यह विरोधाभास ही उसे सबसे अधिक सताता था—जीवन से घिरी होना, परिवारों और मित्रताओं के बीच होना, फिर भी अपने भीतर इतनी गहरी अकेलापन और दूरी महसूस करना।

इन्हीं आत्मचिंतन के क्षणों में उसे *द सेज मेंटर* की बुद्धिमत्ता याद आई। उन्होंने एक बार कहा था कि आघात के मनोवैज्ञानिक प्रभाव को स्वीकारना कितना महत्वपूर्ण है। "ये डरावनी यादें केवल बोझ नहीं हैं," उन्होंने कहा था, उनकी आवाज़ स्थिर और सुकून देने वाली थी। "ये तुम्हारी कहानी का हिस्सा हैं। इन्हें नकारना, खुद को नकारने के समान है।" उसी दिन *द फ्रैक्चर्ड हीलर* ने सीखा था कि PTSD के लक्षणों को समझना उसके उपचार के लिए अत्यंत आवश्यक है। ये लक्षण उसकी पहचान नहीं थे, बल्कि उसकी कहानी के टुकड़े थे—दर्दनाक अध्याय, जिन्हें अर्थपूर्ण रूप में पुनः लिखा जा सकता था।

PTSD का प्रभाव उसके रोज़मर्रा के जीवन में गहराई तक बुना हुआ था, उसकी बातचीतों और अनुभवों में धीरे-धीरे समा गया था। ऐसे दिन भी आते जब वह खुद को धुंध में खोती हुई महसूस करती—वास्तविकता से अलग, क्योंकि उसका मन उस परिचित दर्द से दूरी खोज रहा होता। बातचीतें धुंधली हो जातीं, चेहरे पहचान से परे धुंधले पड़ जाते, और उसकी हँसी किसी बीती याद की तरह लगती। यह एक अजीब सी ज़िंदगी थी—एक अदृश्य खतरे की आशंका से भरी, और गहरे, सच्चे जुड़ाव की लालसा से सराबोर।

सार्वजनिक स्थानों में, वह हमेशा एक अत्यधिक सतर्कता की भावना के साथ चलती थी। भीड़भाड़ वाले कमरे उसे संभावित युद्धभूमि जैसे लगते—आसपास की हँसी और बातचीतें एक भयावह धार लिए हुए प्रतीत होतीं। हर ऊँची आवाज़ किसी टकराव का संकेत लगती, हर अचानक हरकत उसकी कमज़ोरी की याद दिलाती। इन सामाजिक परिदृश्यों से गुज़रना मानो किसी बारूदी सुरंग से भरे मैदान में कदम रखना था—जहाँ एक छोटी सी गलती चिंता के विस्फोट को जन्म दे सकती थी। यह निरंतर सतर्कता की अवस्था उसे थका देती, उसे शारीरिक और मानसिक रूप से शून्य कर देती, फिर भी वह लगातार चौकन्नी बनी रहती।

*द फ्रैक्चर्ड हीलर* अक्सर एकांत में सुकून खोजती; शांति उस उथल-पुथल को कुछ समय के लिए शांत रखती, पर वही शरण कभी-कभी एक कैदखाना बन जाती। अकेलापन उसे अंदर ही अंदर कुतरता रहता जब वह अपने विचारों में खोई रहती,

अपने ही बिखरेपन में और गहराई तक डूबती जाती। अक्सर वह खिड़की से बाहर देखती—उस दुनिया की ओर जहाँ जीवन सहजता से बहता दिखता, और वह दूर कहीं आशा की झिलमिलाहट खोजती रहती। उसने समझ लिया था कि यह संघर्ष—निराशा और आशा के बीच का यह डगमगाना—PTSD के साथ जीने का ही एक हिस्सा है।

उसे *द सेज मेंटर* के साथ की एक बेहद जीवंत बातचीत याद आई, जो आघात के मनोवैज्ञानिक प्रभावों पर आधारित थी। उन्होंने कहा था,

"देखो, आघात केवल मन को प्रभावित नहीं करता; यह तुम्हारे अस्तित्व के हर हिस्से में समा जाता है। तुम्हारा शरीर उन यादों का भार उठाता है। वह किसी भी ट्रिगर पर तुम्हारे सोचने से पहले ही प्रतिक्रिया देने लगता है—जिससे वास्तविकता और अनुभव के बीच एक अदृश्य दूरी बन जाती है।"

*द फ्रैक्चर्ड हीलर* ने उस दिन सिर हिलाया था, उसकी छाती में एक भारीपन उतर आया था, क्योंकि उसने समझा कि वह दरअसल अपने ही शरीर से युद्ध लड़ रही है।

उनके शब्द उसके भीतर गूंजते रहे जब वह अपने अनुभवों से गुजरती रही। उसके सभी इंद्रिय संवेदनाएँ तीव्र हो गई थीं—आवाज़ें अधिक तेज़ लगतीं, दृश्य अधिक चमकीले। उसके आसपास की दुनिया रंगों से भरपूर थी, फिर भी वह एक जटिल जाल जैसी लगती थी जिसमें वह फँसी हुई थी। यह एक साथ वरदान और अभिशाप दोनों था। यह बढ़ी हुई जागरूकता कभी-कभी उसे गहरी समझ तक ले जाती, पर

अक्सर अत्यधिक उत्तेजना और मानसिक थकावट का कारण बनती। वह खुद को भावनाओं की उस लहर में बहता हुआ पाती जिसे वह नियंत्रित नहीं कर सकती थी—यादों की लहरें जो उमड़कर उसे बार-बार अपने भीतर खींच ले जातीं।

इन पलों को याद करते हुए, *द फ्रैक्चर्ड हीलर* के विचार उन चिकित्सीय रणनीतियों की ओर भटक गए, जो उसकी यात्रा के दौरान उसके लिए जीवनरेखा बन गई थीं। *द सेज मेंटर* ने उसे कई ऐसे तरीकों से परिचित कराया था, जिनसे वह स्वयं को वर्तमान में स्थिर रख सकती थी — चिंता की निरंतर लहरों के बीच स्थिरता की एक झलक पा सकती थी।

"साँस तुम्हारा लंगर है," उसने एक सत्र के दौरान सलाह दी थी।
"जब दुनिया अराजक लगे, अपनी साँस पर ध्यान केंद्रित करो। उसकी लय को महसूस करो, और उसे तुम्हें वापस तुम्हारे शरीर में लाने दो।"

गहरी, सचेत श्वास का अभ्यास एक पवित्र अनुष्ठान बन गया — जब सब कुछ नियंत्रण से बाहर महसूस होता, तब अपने भीतर नियंत्रण पुनः स्थापित करने का एक तरीका। उसने सीखा कि नाक से गहरी साँस लेकर फेफड़ों को भरना और फिर मुँह से धीरे-धीरे छोड़ना उन दबी हुई चिंताओं को मुक्त करता है, जो अंधेरे साए की तरह उससे चिपकी रहती थीं। हर साँस उसे घबराहट की कगार से वापस खींच लाती, उसे कुछ क्षणों के लिए स्पष्टता और शांति देती।

माइंडफुलनेस (सचेतनता) को अपने जीवन में शामिल करना उसकी एक और महत्वपूर्ण रणनीति बनी — जिसने उसे आघात की उथल-पुथल भरी लहरों में नेविगेट करने में मदद की। वर्तमान क्षण पर ध्यान केंद्रित करने की कला — यहाँ और अभी में बने रहने का अभ्यास — उसके बेचैन मन के लिए मरहम साबित हुआ।

जब भी विच्छेदन (dissociation) की भावना हावी होने लगती, वह ग्राउंडिंग तकनीकें अपनाती — अपनी उँगलियों से कुर्सी के कपड़े की बनावट महसूस करती, या अपने पैरों के नीचे ज़मीन की ठोस अनुभूति पर ध्यान देती। ये छोटे-छोटे कर्म उसे याद दिलाते कि वह अब भी इस दुनिया में अपना स्थान पुनः प्राप्त करने की शक्ति रखती है, चाहे चारों ओर कितना भी अराजकता क्यों न हो।

जर्नलिंग (डायरी लेखन) भी उसके उपचार की एक महत्वपूर्ण प्रक्रिया बन गई। हर शाम वह एक कलम और अपनी डायरी के साथ बैठती, और अपने मन के विचारों के तूफ़ान को कागज़ पर बहने देती। यह एक भावनात्मक शुद्धि (catharsis) जैसा था — उन भावनाओं को बाहर निकालने का जो भीतर समाने के लिए बहुत विशाल थीं।

अपने अनुभवों, भय और आकांक्षाओं के बारे में लिखना उसे अपने विचारों के उलझे हुए जाल को समझने में मदद करता था। यह एक ऐसा स्थान बन गया जहाँ वह अपनी कहानी खुद बयान कर सकती थी, अंधकार के बीच आशा और दृढ़ता के

धागों से अपनी यात्रा बुन सकती थी।

अपनी लेखनी में, *द फ्रैक्चर्ड हीलर* अक्सर अपनी स्मृतियों को जीवंत परिदृश्यों के रूप में चित्रित करती थी — ऐसे दृश्य जो भावनाओं और विवरणों से भरे होते थे। तेजस्वी छवियाँ उभरती थीं: प्रकाश और छाया का तीव्र विरोधाभास; और वह तरीका, जिससे हँसी की गूँज उसके मन की दीवारों से टकराती थी।
इन आत्म-अन्वेषणों के माध्यम से उसने सीखा कि वह अपने दर्द को कला में रूपांतरित कर सकती है, अपने आघात को एक ऐसे कैनवास में बदल सकती है जिस पर वह अपनी यात्रा को अभिव्यक्त कर सके।

"तुम्हारी कहानी शक्तिशाली है," *द सेज मेंटर* अक्सर उसे याद दिलाते थे। "यह अनुभवों और दृढ़ता से भरी हुई है। याद रखो, तुम्हारे पास अपनी कथा को आकार देने की क्षमता है।"
उनके ये शब्द उसकी लेखन सत्रों के दौरान उसके भीतर गूंजते रहते—निराशा से बुझ चुकी सृजनशीलता की चिंगारी को फिर से प्रज्वलित करते।

इस उथल-पुथल भरी यात्रा के दौरान, उसने यह समझा कि सहानुभूति (empathy) केवल अपने प्रति ही नहीं, बल्कि उन दूसरों के प्रति भी आवश्यक है जो अपने-अपने आघातों से जूझ रहे हैं। यह समझना कि प्रत्येक व्यक्ति का PTSD अनुभव अत्यंत व्यक्तिगत और विशिष्ट होता है, उसे दूसरों से गहरी जुड़ाव की भावना विकसित करने में मदद करता था।

उसे यह स्पष्ट हो गया कि हर व्यक्ति अपने डर और असुरक्षाओं को एक कवच की तरह पहनता है, और इस साझा संघर्ष को पहचानना एक मजबूत बंधन बनाता है।

जब वह उन लोगों के संपर्क में आई जो आघात के भार को समझते थे, उसे उनकी कहानियों में सांत्वना और शक्ति मिली। सहायता समूहों में साझा किए गए अनुभवों की कथाएँ — चाहे वे बोले गए शब्दों में हों या लिखित रूप में — दृढ़ता का एक गहन चित्र प्रस्तुत करती थीं।

*द फ्रैक्चर्ड हीलर* ने समझ लिया कि उपचार की प्रक्रिया में समुदाय (community) का होना अत्यावश्यक है — एक सुरक्षित और पोषक स्थान, जहाँ कहानियाँ बिना किसी निर्णय या भय के साझा की जा सकें।

सहानुभूति (Empathy) ने उसके आस-पास के लोगों के साथ उसके संबंधों को गहराई से बदल दिया। दूसरों का सहयोग उसके लिए जीवनरेखा बन गया — जब आत्म-संदेह उसके विचारों में प्रवेश करता, तो वही लोग उसे स्वीकृति और आश्वासन प्रदान करते। एक समझदार नज़र, या एक सच्चे आलिंगन जैसे सरल इशारे यह याद दिलाते कि वह अपनी यात्रा में अकेली नहीं है। हर बातचीत ने उसमें एक अपनापन और जुड़ाव का एहसास पैदा किया, जो PTSD के साथ जीने की जटिलताओं के बीच अमूल्य था।

*द सेज मेंटर* की अंतर्दृष्टियाँ अक्सर ऐसे क्षणों में उसके मार्ग को प्रकाशित करतीं —

"हम सब अपनी मानवता में जुड़े हुए हैं; तुम्हारा दर्द तुम्हें अलग नहीं करता। बल्कि,

यह हमारे साझा अनुभव का प्रतिबिंब है।"

यह समझ पाकर कि उसका संघर्ष एक बड़ी मानवीय कथा का हिस्सा है, उसने उस लज्जा और अपराधबोध को छोड़ना सीख लिया जो अक्सर उसकी भावनाओं के साथ जुड़ा होता था। उसने जाना कि कमज़ोरी (vulnerability) कोई दुर्बलता नहीं, बल्कि वह साहस का प्रमाण है जो किसी व्यक्ति को अपने आघात का सामना करने के लिए चाहिए।

जब उसने अपने इस विस्तारित आत्म-बोध को अपनाया — अपनी कमजोरियों को पवित्र मानते हुए, न कि शर्मनाक — तब *द फ्रैक्चर्ड हीलर* ने अपने लिए एक ऐसे जीवन का सपना देखने की अनुमति दी जो आघात की मनोवैज्ञानिक छायाओं से परे था। भविष्य अब भी भयावह लेकिन आशापूर्ण प्रतीत होता था — एक भूलभुलैया (labyrinth) जिसे वह साहस के साथ पार करना चाहती थी।

हर दिन उसके लिए अपने मनोमस्तिष्क की परतों को समझने का एक नया अवसर बन गया। उसने उपचार का ऐसा ढांचा गढ़ा जो इस जागरूकता पर आधारित था कि आघात से मुक्ति कोई सीधी रेखा नहीं है — बल्कि, यह एक बढ़ते हुए वृक्ष की शाखाओं की तरह मुड़ती, फैलती और विकसित होती है।

कुछ दिनों में आनंद के फूल खिलते, तो कुछ में दर्द की गूँज गूंजती। परंतु, हर क्षण में वह स्वयं के प्रति समर्पित और अडिग रही — अपनी यात्रा को पराजय नहीं, बल्कि दृढ़ता की कहानी मानते हुए।

*द फ्रैक्चर्ड हीलर* का यह मार्ग — जिसमें उसने आघात के मनोवैज्ञानिक प्रभावों को समझने का प्रयास किया — एक रूपांतरकारी अनुभव बन गया। *द सेज मेंटर* के मार्गदर्शन और साझा समझ के माध्यम से बने संबंधों ने उसे नवीन उद्देश्य की भावना से भर दिया। PTSD अब उसके लिए कोई बंधनकारी पहचान नहीं था; यह उसकी जीवनगाथा का एक समृद्ध अध्याय बन गया, जिसे वह सुंदरता और अर्थ में पुनर्बुनना चाहती थी।

आघात के मनोवैज्ञानिक प्रभाव शक्तिशाली थे, लेकिन उन्होंने उसकी पहचान को परिभाषित नहीं किया। वे तो केवल अध्याय थे — उपचार, आशा और अटूट दृढ़ता की कहानियाँ, जो उसके भीतर जीवित थीं।

और जब वह अपनी यात्रा में आगे बढ़ती रही, एक कदम एक समय पर, उसने अपनी कहानी और उसकी जटिलताओं को गले लगाया — तैयार थी उन छायाओं से ऊपर उठने के लिए जो कभी उसे बाँधना चाहती थीं।

## अतीत की परछाइयाँ

सूरज धीरे-धीरे क्षितिज के पार ढल रहा था, और आकाश पर नारंगी और गुलाबी रंगों की परतें फैल गई थीं। लेकिन वह स्वर्णिम रोशनी *द फ्रैक्चर्ड हीलर* के लिए खोखली लग रही थी।

वे अपने घर के दरवाज़े पर खड़े थे — आंखें शून्य में टिकी हुईं, उस दुनिया को देख रहे थे जो एक साथ अत्यंत सुंदर भी थी और पीड़ादायक रूप से दूर भी।

ऐसे ही क्षणों में — जब सांझ की रोशनी पेड़ों पर नृत्य करती, और हवा में दिन समाप्त करती चिड़ियों के मधुर गीत घुल जाते — उनके मन में अतीत की परछाइयाँ चुपके से प्रवेश कर जातीं, जैसे अनचाहे मेहमान, जिन्हें वे बार-बार भुलाने की कोशिश करते हुए भी कभी पूरी तरह मिटा नहीं पाते थे।

फिर भी, यह बच्चा **खोई हुई मासूमियत की याद** भी था।
हर स्मृति के साथ जो उभरती, अंधकार और गहराता जाता —

एक **सजीव, मूर्त अस्तित्व** की तरह, जो हर संबंध को दूषित करता,

हर हँसी पर एक छाया डालता,

हर हावभाव को **अर्थ के बोझ से भर देता**।

*फ्रैक्चर्ड हीलर* ने **सामान्यताओं में सुकून ढूँढने** की कोशिश की —

उन्होंने फर्नीचर को इधर-उधर किया, दीवारों को रंगा,

और छोटी-छोटी **रस्में रचीं**,

मानो उन परछाइयों को भगा सकें जो मन की गहराइयों में पनपती थीं।

पर परछाइयाँ **धोखेबाज़ और चतुर** थीं —

वे सतह के ठीक नीचे छिपी रहतीं,

हर बार उस पल का इंतज़ार करतीं जब वे सबसे **असुरक्षित और अनजान** हों।

शांत संध्याओं में, *फ्रैक्चर्ड हीलर* **अपने ही मन की परछाइयों से जूझते**।

यह एक **घृणित, फिर भी परिचित नृत्य** था —

जो अब उनके अस्तित्व का हिस्सा बन चुका था।

कभी अचानक कोई स्मृति उभर आती —

बचपन की कोई **कमज़ोरी का पल**,

किसी **मित्र का विश्वासघात**,

या **परिवार का झगड़ा** जो नियंत्रण से बाहर चला गया था —

और उसके साथ फैल जाती **बेचैनी और निराशा की लहरें**।

वे खुद को उन विचारों की गहराइयों में गिरते हुए पाते,

हर अनुभव अब **निराशा और अनिश्चितता के रंगों** में रंगा हुआ।

लेकिन उसी अंधकार में, एक **हल्की-सी लौ** भी थी —

एक आमंत्रण, परछाइयों से भागने के बजाय उन्हें **समझने का**।

धीरे-धीरे *फ्रैक्चर्ड हीलर* को एहसास हुआ कि

इन परछाइयों में **सीखें छिपी थीं** —

उनके अनुभवों के ऐसे पहलू जो समझे जाने की माँग करते थे।

क्या होगा अगर यह **लगातार बनी रहने वाली पीड़ा** डरने की चीज़ न हो,

बल्कि **एक बड़े कथानक का हिस्सा** हो?

क्या होगा अगर अंधकार को दूर धकेलने के बजाय,

वे उसमें **छिपे खज़ानों को खोजने** निकलें?

अपने **भीतर के संघर्षों** के दौरान, *फ्रैक्चर्ड हीलर* ने खुद को धीरे-धीरे उन **सीखों के करीब पाया**,
जो केवल अंधकार में ही दिखाई देती हैं।

उन्हें *द सेज मेंटर* की शिक्षाएँ याद आईं, जिन्होंने एक बार कहा था —

**"प्रकाश बिना अंधकार के अस्तित्व में नहीं रह सकता।
सुख को जानने के लिए, दुख को समझना आवश्यक है।"**

यह वाक्य उनके भीतर गूंजता रहा —

एक **अनुनाद**, जिसने उन्हें अपने भीतर और गहराई तक झाँकने को प्रेरित किया।

उन्होंने **जर्नल लिखना** शुरू किया —

अपने अनुभवों की गहराइयों में उतरते हुए।

हर प्रविष्टि एक **सामना करने का माध्यम** बन गई —

अतीत के दर्द से परिभाषित होने के खिलाफ एक **विद्रोह का कार्य**।

उनके पन्ने **आत्ममंथन और प्रश्नों** से भर गए —

जो वे अपने **बचपन के स्वरूप** से पूछते थे,

उलझन में डूबे, फिर भी स्पष्टता की चाह में:

**"क्या खो गया?"**
**"मैं उस बच्चे का सम्मान कैसे कर सकता/सकती हूँ?"**

**"इन अनुभवों से कौन-सी शक्तियाँ उभरी हैं?"**

धीरे-धीरे, *फ्रैक्चर्ड हीलर* ने उन **उपहारों की झलक** पाई

जो उनके **अंधकार में छिपे** थे।

अपने **अतीत के घावों की सचेत खोज** में,

*फ्रैक्चर्ड हीलर* ने **मिरर-इमेज चाइल्ड** के साथ अपने संबंध को बदलना शुरू किया।

अब वह बच्चा केवल **खोई हुई मासूमियत का प्रतीक** नहीं था,

बल्कि **जीवन की भूलभुलैया में मार्गदर्शक** बन गया —

एक ऐसा अस्तित्व जो अंधकार का सामना करते समय **बुद्धि और साहस** प्रदान करता था।

हर आत्म-चिंतन में, वे उस बच्चे को **एक लालटेन पकड़े हुए** कल्पना करते —

जिसकी हर **लौ आशा का प्रतीक** थी,

और उसके चारों ओर की हर **छाया उस भय की प्रतीक** थी

जो **जागरूकता से मिट सकता था।**

यह यात्रा **परहेज़ की नहीं, बल्कि एकीकरण की** बन गई।

*फ्रैक्चर्ड हीलर* ने सीखा कि कैसे **स्मृतियों, निराशा और भय के क्षणों**

को एक **दृढ़ता की कथा** में पिरोया जा सकता है।

उन्होंने इन अनुभवों को **बोझ नहीं**, बल्कि

**जीवन की बड़ी कहानी के हिस्से** के रूप में देखना शुरू किया —

ऐसे हिस्से जो उनकी **शक्ति को समझने के लिए आवश्यक** थे।

इस नई दृष्टि में, **अतीत के घाव अब छायाएँ नहीं रहे** जो ढँकते हैं,

बल्कि वे **प्रकाश देने वाली छायाएँ** बन गए

जो **विकास को प्रोत्साहित करतीं**, न कि आत्मा को दबातीं।

एक दोपहर जब *फ्रैक्चर्ड हीलर* अपने **धूप से नहाए बगीचे** में बैठे थे,

उन्होंने तितलियों को फूलों के बीच **नृत्य करते हुए** देखा

जीवन — अपनी **नाजुकता के बावजूद** —

अब भी **असीम सुंदरता** से भरा था।

यह स्मरण था कि जैसे प्रकृति **तूफ़ान के बाद खिलती है**,

वैसे ही वे भी **अपनी परछाइयों से आगे बढ़ सकते हैं।**

**आशा और निराशा**, **प्रकाश और अंधकार** —

दोनों के बीच का संघर्ष एक **जीवंत नृत्य** बन गया,

जो पूर्ण जीवन जीने के लिए आवश्यक था।

इस **आत्मचिंतन से उपजे संकल्प** के साथ,

उन्होंने तय किया कि अब समय आ गया है **उन परछाइयों का सामना करने का**

उन्हें **शक्ति के स्रोत** में बदलने का।

*फ्रैक्चर्ड हीलर* ने अपने **जर्नलिंग** के चारों ओर **छोटे-छोटे अनुष्ठान** बनाए —

इन चिंतन क्षणों को मनाने और अपनी यात्रा का **सम्मान करने** के लिए।

हर दिन वे एक पल निकालते —

**खुशियों और दर्द दोनों से मिली सीखों के लिए कृतज्ञता व्यक्त करने के लिए।**
हर कदम, जो उन्होंने **छायाओं में उठाया**,

उन्हें **अपने सत्य के और निकट** ले आया।

## चिंतन अभ्यास: अपनी परछाइयों को पहचानना

अब, प्रिय पाठक, एक पल ठहरें —

और अपनी परछाइयों पर विचार करें।

उन बीते पलों की गूंज पर ध्यान दें जो आज भी आपके वर्तमान को आकार देती हैं।

कौन-से आघात अब भी आपके मन के कोनों से फुसफुसाते हैं?

कौन-से पल आपको ऐसा महसूस कराते हैं

जैसे आप अपनी ही ज़िंदगी में एक अदृश्य छाया बन गए हों?

**1. अपनी परछाइयों की पहचान करें:**

अपने अतीत की उन घटनाओं या अनुभवों को लिखें

जो आज भी आपकी सोच, भावनाओं या निर्णयों को प्रभावित करते हैं।

विस्तार से लिखें —

इन स्मृतियों को बिना किसी निर्णय के सतह पर आने दें।

**2. उनसे जुड़ी भावनाओं का अन्वेषण करें:**

हर अनुभव के साथ यह भी लिखें कि वह आपको क्या महसूस कराता है।

क्या यह भय, दुःख, क्रोध,

या शायद लालसा या अधूरापन की भावना है?

इन भावनाओं को स्वीकारें —

वे आपकी यात्रा का हिस्सा हैं।

**3. उनसे मिलने वाले सबक को पहचानें:**

हर परछाई में एक सीख छिपी होती है।

उन अनुभवों से आपको कौन-सी शक्ति या समझ मिली?

सोचें कि उन्होंने आपको आज का आप कैसे बनाया।

**4. मिरर-इमेज चाइल्ड को आमंत्रित करें:**

अपने बचपन के स्वरूप को कल्पना में देखें —

वह बच्चा जो इन अनुभवों के समय उपस्थित था।

वह क्या महसूस कर रहा था?

उसे किस चीज़ की ज़रूरत थी जो शायद उसे नहीं मिली?

अब उस बच्चे को एक पत्र लिखें —

उसमें समझ, करुणा और प्रेम व्यक्त करें।

**5. परछाइयों को शक्ति में बदलें:**

अब एक या दो ऐसे अनुभव चुनें जो आपके दिल में गहराई से गूंजते हैं।

उन पर एक नई कहानी लिखें —

एक ऐसी कहानी जो आपके दर्द को स्वीकारे,

परंतु साथ ही आपकी विकास और शक्ति का भी उत्सव मनाए।

सोचें कि आप इन अनुभवों को

अपने और दूसरों के सशक्तिकरण का माध्यम कैसे बना सकते हैं।

जब आप इस चिंतनशील अभ्यास में संलग्न हों,

याद रखें — आपकी परछाइयाँ आपको परिभाषित नहीं करतीं।

वे केवल उस मोज़ेक के हिस्से हैं

जो आपकी अनोखी कहानी को पूर्ण बनाते हैं।

उन्हें अपनाएँ,
और उन्हें उस प्रकाश की ओर मार्गदर्शक बनने दें

जहाँ उपचार खिलता है —

और अंधकार व आलोक के नृत्य में

दृढ़ता और नयी आशा जन्म लेती है।

# अध्याय 2: कमियों की पुनर्परिभाषा

## मस्तिष्क एक सिम्फनी के रूप में

मस्तिष्क एक अद्‌भुत ऑर्केस्ट्रा है — इसका हर हिस्सा अपना अलग वाद्ययंत्र बजाता है, जो भावनाओं, विचारों और अनुभवों की एक महान सिम्फनी में योगदान देता है। *विखंडित उपचारक* (The Fractured Healer) के लिए, इस सिम्फनी की रेखाएँ बार-बार खींची और मिटाई गई हैं, जिससे वह जगह, जहाँ कभी सामंजस्य था, अब असंगत ध्वनियों से भर गई है। उनके अनुभव किए गए आघात ने इन नाजुक सुरों के संतुलन को बिगाड़ दिया है, सुंदर धुनों को कठोर विसंगतियों में बदल दिया है। यह यात्रा — असंतुलन से एक नए लय तक — उपचार के सार को दर्शाती है, जो मीठे और असंगत दोनों सुरों से होकर गुजरती है।

कई मायनों में, आघात एक शरारती संचालक (conductor) की भूमिका निभाता है — जो अचानक ऑर्केस्ट्रा के कुछ हिस्सों को मौन कर देता है या उन्हें सबसे अनुपयुक्त क्षणों में तीव्र शोर में धकेल देता है। *विखंडित उपचारक* स्वयं को अक्सर इन अराजक ध्वनियों के बीच पाते हैं, जहाँ चिंता और पीड़ा की यादें तीखी, चुभती हुई ध्वनियाँ बजाती हैं, जो कोमल और पोषक सुरों को ढँक देती हैं। जीवन की कभी परिचित धुन अब एक बिखरे हुए समूह में बदल जाती है, जो *विखंडित उपचारक* को निराशा के भंवर में खींच ले जाती है। फिर भी, इसी उथल-पुथल के भीतर परिवर्तन का एक अवसर छिपा होता है।

न्यूरोसाइंस ने हमें यह दिखाया है कि आघात (trauma) वास्तव में मस्तिष्क की संरचना और कार्यप्रणाली को शारीरिक रूप से बदल सकता है। तंत्रिकाओं के नेटवर्क अलग तरह से जुड़ जाते हैं, कुछ मार्ग बंद हो जाते हैं जबकि कुछ भावनात्मक उत्तेजनाओं के प्रति खुल जाते हैं, और अत्यधिक अनुभवों के भार तले मस्तिष्क की स्वयं को नियंत्रित करने की क्षमता कमजोर पड़ जाती है। भावनाओं को नियंत्रित

करने वाले क्षेत्र — जैसे *प्रिफ्रंटल कॉर्टेक्स* — मद्धिम हो सकते हैं, जबकि भय और चिंता के मूल उत्प्रेरक *अमिग्डाला* (amygdala) अत्यधिक सक्रिय हो सकता है। आघात की विसंगतियों से प्रभावित यह सिम्फनी अब उस मधुरता को खोजने में संघर्ष करती है, जो कभी सहजता से बहती थी।

फिर भी, जब *विखंडित उपचारक* (The Fractured Healer) इन उथल-पुथल भरे जलों में अपनी तीर्थयात्रा आरंभ करते हैं, तब मानव आत्मा की दृढ़ता एक प्रकाशस्तंभ की भाँति चमकती है, जो उन्हें पुनर्प्राप्ति की दिशा में मार्गदर्शन करती है। इस जटिल नृत्य में — जहाँ आघात और उपचार आमने-सामने होते हैं — कुंजी यह नहीं है कि विसंगति को मौन कर दिया जाए, बल्कि यह सीखना है कि कैसे उसे एक समृद्ध कथा में पिरोया जाए; एक ऐसी सिम्फनी में जो पीड़ा और अस्तित्व की सुंदरता, दोनों का सम्मान करती हो।

संघर्ष के बीच, कभी-कभी स्पष्टता के क्षण आते हैं — ऐसे क्षण जो अराजकता को पूरी तरह मिटाते नहीं, पर उसे एक नया दृष्टिकोण प्रदान करते हैं। जैसे कोई कुशल संचालक अपने ऑर्केस्ट्रा का नेतृत्व करता है, वैसे ही *विखंडित उपचारक* अपने अनुभवों की जटिलता में छिपी सुंदरता को खोलना शुरू करते हैं। प्रत्येक *क्रोध* अब एक ऊर्जावान *क्रेसेंडो* में बदल जाता है, जबकि *विषाद* अपने कोमल *लेगेटो* सुरों के साथ बहता है। क्रोध, शोक और भ्रम — ये सभी अब इस जटिल संरचना के हिस्से हैं, जो समझे जाने की माँग करती है।

खंडित चिकित्सक (The Fractured Healer) ने कभी इन भावनात्मक परिवर्तनों को कमी, सुधार की आवश्यकता वाले समस्याएँ, या टालने योग्य असुविधाएँ समझा था, लेकिन अपने मस्तिष्क की इस सिम्फनी के साथ सामंजस्य बिठाने की प्रक्रिया में उन्होंने इन्हें शक्ति के स्रोत के रूप में देखना शुरू किया। क्रोध की कच्ची ऊर्जा परिवर्तन ला सकती है, गहरे दुःख का कुआँ सहानुभूति को जन्म दे सकता है, और भ्रम समझ की सीमाओं को आगे बढ़ा सकता है। संघर्ष में एक अंतर्निहित सुंदरता

होती है, और जब खंडित चिकित्सक इसे अपनाना सीखते हैं, तो ये सुर केवल अस्तित्व से आगे बढ़कर प्रामाणिकता की अभिव्यक्ति बन जाते हैं।

इस यात्रा में खंडित चिकित्सक का मार्गदर्शन करते हैं ज्ञानी गुरु (The Sage Mentor), जो एक शिक्षक और साथी दोनों की भूमिका निभाते हैं, जो आघात (trauma) और लचीलापन (resilience) के गहरे सत्य को समझने में सहायक होते हैं। ज्ञानी गुरु ने स्वयं निराशा की घाटियों को पार किया है और अनुभव की भट्टी में पकी हुई बुद्धि और अंतर्दृष्टि के साथ दूसरी ओर उभरे हैं। वे पहचानते हैं कि आघात किस प्रकार अनोखे अवसर प्रदान कर सकता है—अनदेखे क्षेत्रों की खोज करने का अवसर, स्वयं के उन पहलुओं को जानने का अवसर जो शायद बिना इसके छिपे रहते।

अपनी साझा वार्ताओं के माध्यम से, ज्ञानी गुरु खंडित चिकित्सक को अपनी कथा के साथ अपने संबंधों पर पुनर्विचार करने के लिए प्रेरित करते हैं। "देखो," गुरु कोमल अधिकार के साथ समझाते हैं, "यह केवल तूफ़ान के बारे में नहीं है, बल्कि इस बारे में है कि तुम इसे पार करने का तरीका कैसे चुनते हो। अगर तुम उन अव्यवस्थित सुरों को अपनी रचना को प्रभावित करने दो तो? उन्हें तुम्हें कुछ सिखाने दो।" यह दृष्टिकोण खंडित चिकित्सक को प्रकाशित करता है, उनके अनुभवों के गीतों को रोशन करता है, उन्हें सिखाता है कि कैसे पराजय के बजाय विजय की कथा रचनी है।

यह समझ कि उनकी भावनात्मक प्रतिक्रियाएँ विकृत नहीं बल्कि उद्देश्यपूर्ण हो सकती हैं, खंडित चिकित्सक को निर्णय-प्रधान मानसिकता से मुक्त होने देती है। कोमलता के साथ लेकिन दृढ़ता से, ज्ञानी गुरु बताते हैं कि ये भावनाएँ—जो कभी बोझ लगती थीं—उन्हें ऐसे संगीतमय सुरों में रूपांतरित किया जा सकता है जो समान अनुभव रखने वालों के साथ गहराई से गूंजते हैं। पीड़ा को कला में बदलने का यह कार्य उपचार का उत्प्रेरक बन जाता है, जो खंडित चिकित्सक को बचे हुए लोगों के

व्यापक समुदाय से जोड़ता है।

तंत्रिका-विज्ञान (Neuroscience) इस रूपांतरणकारी यात्रा का समर्थन करता है। अध्ययन बताते हैं कि रचनात्मक अभिव्यक्ति में शामिल होना मस्तिष्क में गहरे परिवर्तन उत्पन्न कर सकता है। चित्र बनाना, लेखन करना या संगीत रचना जैसी क्रियाएँ नई तंत्रिका कड़ियों (neural connections) को प्रज्वलित कर सकती हैं, जिससे उपचार और लचीलापन (resilience) जीवन में फलने-फूलने लगते हैं। खंडित चिकित्सक (The Fractured Healer) समझने लगते हैं कि उनकी यात्रा एक नई सिम्फनी सीखने के समान है; उनके अतीत के परिचित सुर नई असंगतियों के साथ गूंजते हैं, और दोनों मिलकर एक अनूठी धुन बनाते हैं जो यह दर्शाती है कि एक उत्तरजीवी के रूप में वे कौन बन गए हैं।

जैसे-जैसे खंडित चिकित्सक आत्म-अन्वेषण के इन क्षणों से गुजरते हैं, वे स्वयं यात्रा की सुंदरता की सराहना करने लगते हैं — मानव अनुभव के समृद्ध आयामों की एक अंतहीन खोज। जो कभी तनावपूर्ण ऑर्केस्ट्रा था, वह अब प्रयोग और विकास के लिए स्थान बन जाता है। संवेदनशीलता के सुरों में, वे अपना गीत पुनः प्राप्त करते हैं; यह असंगत स्मृतियों को ऐसी गूंजती शिक्षाओं में बदल देता है जो प्रेरणा और अंतर्दृष्टि दोनों प्रदान करती हैं।

रचनात्मक अभ्यासों के माध्यम से, खंडित चिकित्सक अपनी सिम्फनी की नई व्यवस्था को अपनाते हैं। यहाँ कला एक चिकित्सा का रूप बन जाती है — मानव अनुभव की पूरी श्रृंखला तक पहुँचने और उसे अभिव्यक्त करने का माध्यम। जब खंडित चिकित्सक ब्रश उठाकर चित्रकारी शुरू करते हैं, तो रंग स्वतः फूट पड़ते हैं, उन भावनाओं को स्वर देते हैं जो अब तक मौन में कैद थीं। हर स्ट्रोक एक उपचारात्मक मुक्ति बन जाता है — अराजकता के बीच एक शांतिपूर्ण ध्वनि। यह सिम्फनी दर्दनाक यादों से रूपांतरित होकर एक कैनवास पर बिखरे रंगों में बदल जाती है, जहाँ हर सुर उनकी यात्रा के भावनात्मक सत्य के साथ प्रतिध्वनित होता है।

संगीत फिर से खंडित चिकित्सक के जीवन में प्रवेश करता है। वे उन ध्वनियों की नई सराहना करने लगते हैं जो पहले असुविधा का कारण बनती थीं। गायन उनक प्रिय उपचारात्मक अभ्यास बन जाता है — जहाँ आवाज़ दुःख को कला में परिवर्तित कर देती है, हर शब्द में अर्थ भरा होता है, हर सुर स्वतंत्रता की अनुभूति कराता है धुनों को सुनना उन्हें स्थिरता के क्षण प्रदान करता है, जहाँ अराजकता विलीन हो जाती है, और ध्वनि का उपचारकारी मलहम उनके अस्तित्व में गहराई तक उतरने लगता है।

संगीत फिर से खंडित चिकित्सक के जीवन में लौट आता है। वे उन ध्वनियों के प्रति एक नई सराहना खोजते हैं जो पहले असुविधा का कारण बनती थीं। गायन उनक प्रिय उपचारात्मक अभ्यास बन जाता है — जहाँ आवाज़ दुःख को कला में रूपांतरित कर देती है, हर शब्द अर्थ से भरा होता है और हर सुर स्वतंत्रता की अनुभूति लेकर आता है।

धुनों को सुनना उन्हें ऐसे शांत क्षण प्रदान करता है जहाँ अराजकता मिट जाती है, जिससे ध्वनि का उपचारकारी मलहम उनके अस्तित्व में गहराई तक उतरने लगत है और भीतर तक चंगा करता है।

जीवन के अनुभवों की शक्ति को पहचानते हुए, खंडित चिकित्सक अपनी कहानी को दस्तावेज़ित करने लगते हैं। वे शब्दों को कागज़ पर ऐसे उतारते हैं जैसे संगीत की पंक्तियों पर सुर — पीड़ा और प्रसन्नता, दोनों की जीवंत स्मृतियों को जोड़ते हुए। लेखन उनके लिए एक माध्यम बन जाता है जिसके जरिए वे अपने अनुभवों को एक सशक्त कथा में पुनः संयोजित करते हैं, सीखे हुए पाठों को दृढ़ता के श्लोकों में गूंथते हैं। जो कभी असंगति (discord) जैसा लगता था, अब एक जटिल लेकिन सुंदर रचना में परिवर्तित हो जाता है — जटिलता से भरपूर, फिर भी सामंजस्य से परिपूर्ण।

अपनी आंतरिक सिम्फनी की इस खोज के दौरान, खंडित चिकित्सक असंगति के क्षणों का भी जश्न मनाना सीखते हैं। वे समझते हैं कि यही क्षण संपूर्ण रचना को गहराई

प्रदान करते हैं। भावनाओं का यह व्यापक विस्तार — उदासी के गहरे सुरों से लेकर प्रसन्नता के ऊँचे सुरों तक — वास्तविकता की एक सच्ची भावना उत्पन्न करता है, जो उन्हें उन लोगों से जोड़ता है जो समान संघर्षों से गुजर रहे हैं। ध्वनि और मौन के इस परस्पर संवाद में, आशा एक उपचारकारी धुन के रूप में उभरती है, जो मानव अनुभव की साझा संवेदनशीलता में गूंजती है।

जैसे-जैसे खंडित चिकित्सक इस जटिल नृत्य को आगे बढ़ाते हैं, वे अब एक निष्क्रिय सहभागी नहीं रहते, बल्कि अपने जीवन के सक्रिय संगीतकार बन जाते हैं। वे अब समझते हैं कि उपचार एक रैखिक प्रक्रिया नहीं है, न ही यह एक त्रुटिरहित प्रदर्शन प्राप्त करने के बारे में है। बल्कि यह अनिश्चितता के शांत क्षणों में संगीत रचने के बारे में है। जीवन के तीव्र क्रेसेंडो (crescendos) और कोमल डिमिनुएंडो (diminuendos) दोनों को अपनाना यात्रा के प्रति एक खुलापन लाता है, जिससे हर भावनात्मक सुर सुना जा सके, स्वीकारा जा सके और मूल्यवान समझा जा सके।

पाठ आगे बढ़ते जाते हैं जब खंडित चिकित्सक अपने ज्ञानी गुरु (The Sage Mentor) के साथ संगति में बजाते हैं।

"हर संगीत रचना में," गुरु कहते हैं, "कभी-कभी हमें रुकना पड़ता है — साँस लेने, चिंतन करने, और सुनने के लिए। इन्हीं विरामों में हम स्वयं को एकत्र करते हैं, जहाँ अर्थ का जन्म होता है। उन विरामों को अपनाओ; वे सुरों जितने ही महत्वपूर्ण हैं।" इस ज्ञान के साथ, खंडित चिकित्सक सिम्फनी के बीच स्थिरता की शक्ति को देखना शुरू करते हैं, यह महसूस करते हुए कि मौन भी अपनी सुंदर गूंज रखता है।

जैसे ही वे अपने अतीत के आघात के अंतिम सामंजस्य की ओर बढ़ते हैं, खंडित चिकित्सक अपनी सिम्फनी में निहित जटिलताओं की एक नई समझ के साथ उभरते हैं। असंगति (dissonance) अब एक त्रुटि नहीं बल्कि एक निर्माणकारी प्रभाव के रूप में सामने आती है, जो उनकी रचना में गहराई और समृद्धि जोड़ती है। उनके जीवन

का प्रत्येक अध्याय अब मानव अनुभव की विशाल सिम्फनी में एक आंदोलन (movement) बन जाता है।

धारणा की गई कमियों को नई शक्तियों में रूपांतरित करने की प्रक्रिया के माध्यम से, खंडित चिकित्सक मानव आत्मा की दृढ़ता का प्रमाण बन जाते हैं। उनकी यात्रा की सिम्फनी, जो कभी अराजकता जैसी प्रतीत होती थी, अब आशा और रूपांतरण की एक सशक्त कथा में विकसित हो चुकी है — एक ऐसी रचना जो दूसरों को सुनने, सीखने और जुड़ने के लिए आमंत्रित करती है।

खंडित चिकित्सक अब समझते हैं कि वे अब न तो मौन के संसार में रहते हैं, न ही केवल आघात के कंपन से परिभाषित किसी स्थान में। इसके विपरीत, वे अब जीवंत ध्वनियों से भरी एक दुनिया में निवास करते हैं। उनका हृदय अब संबंध और समझ की ऊष्मा के साथ तालमेल में धड़कता है — एक जटिल धुन, जो पीड़ा के अनुभवों और दृढ़ता के खजानों दोनों का सम्मान करती है।

उनके जीवन की सिम्फनी अब मानव अस्तित्व के जटिल नृत्य का एक मार्मिक प्रतिबिंब बन गई है —

एक संगीतमय उत्सव जो अस्तित्व की विजय का प्रतीक है,

एक गीत जो असुरक्षा में भी शक्ति गाता है,

और एक ऐसी रचना जो आघात से सिकुड़ने के बजाय उससे विस्तृत जीवन का प्रतिनिधित्व करती है।

## गलत धारणाओं को चुनौती देना

गलतफहमियों की फुसफुसाहटें समाज के गलियारों में गूंजती रहीं, अक्सर उन लोगों की आवाज़ों को दबा देती थीं जो **आघात का मौन बोझ** उठाए हुए थे। जब **खंडित चिकित्सक (The Fractured Healer)** ने अपनी उपचार यात्रा आरंभ की, तो उन्होंने इन **भ्रमों और मिथकों के भार** को महसूस किया — वे मिथक जो **PTSD (पोस्ट-ट्रॉमेटिक स्ट्रेस डिसऑर्डर)** के साथ जीने की वास्तविकता पर धुंध की तरह छा गए थे। हर आगे बढ़ते कदम के साथ, उनकी आवाज़ और मज़बूत होती गई — न केवल अपने लिए, बल्कि उन सभी के लिए भी जो **गलतफहमी की छाया में बंधे** थे।

PTSD से जुड़ी सबसे व्यापक मिथकों में से एक यह विश्वास है कि यह **'कमज़ोरी' या व्यक्तिगत असफलता का संकेत** है। समाज अक्सर यह धारणा फैलाता है कि जो लोग आघात का अनुभव करते हैं, उन्हें बस **'उससे बाहर आ जाना चाहिए'**, मानो गहरी भावनात्मक पीड़ा को समझना किसी **साधारण जुकाम से उबरने** जैसा हो। यह गलत धारणा न केवल किसी व्यक्ति के संघर्ष की **सत्यता को कम करती है**, बल्कि उस पर **शर्म का बोझ** भी डाल देती है।
जैसे-जैसे खंडित चिकित्सक ने अपनी कहानी को पुनः प्राप्त करना शुरू किया, उन्होंने इस **झूठे विश्वास को तोड़ दिया**, यह उजागर करते हुए कि **आघात की जटिल भूमि को पार करने के लिए कितनी शक्ति की आवश्यकता होती है**।

एक दोपहर, खंडित चिकित्सक अपने **ज्ञानी गुरु (The Sage Mentor)** के साथ बैठे थे। ढलते सूरज की सुनहरी किरणें उनके साझा स्थान की फ़र्श पर बिखरी थीं। वहीं, **समझ की उस गर्माहट के बीच**, उन्होंने **कमज़ोरी में निहित शक्ति** के विचार पर चर्चा की।

"मैं पहले सोचता था कि अपने आघात को स्वीकार करना कमज़ोरी की निशानी है,"

खंडित चिकित्सक ने हल्के कांपते स्वर में कहा।

“पर अब मैं समझता हूँ कि यह मेरी शक्ति का प्रमाण है। अपने दर्द का सामना करने, अपनी कहानी कहने और मदद मांगने के लिए जो साहस चाहिए — वह अकल्पनीय है।”

ज्ञानी गुरु ने गंभीरता से सिर हिलाया।
“व्यक्तिगत विकास अक्सर हमारी कमजोरियों से जूझने से आता है। तुम इस यात्रा में अकेले नहीं हो। अपनी सच्चाई साझा करना न केवल तुम्हें मुक्त करता है, बल्कि दूसरों को भी यह समझने में मदद करता है कि **उनके संघर्षों में भी शक्ति छिपी है।**”

उनकी बातचीत एक गहन समझ के साथ समाप्त हुई — कि **आघात को स्वीकार करना आत्मसमर्पण नहीं**, बल्कि **समाज के निर्णयों के विरुद्ध एक सशक्त प्रतिरोध** है।
खंडित चिकित्सक ने यह समझना शुरू किया कि उनके अनुभव न केवल उनके अपने जीवन में, बल्कि **दूसरों के PTSD को देखने के नज़रिए** में भी **परिवर्तन के उत्प्रेरक (catalyst)** बन सकते हैं।

एक और आम गलत धारणा यह है कि PTSD केवल **सैन्य दिग्गजों (military veterans)** को प्रभावित करता है, जिससे **नागरिकों के अनुभव अदृश्य** हो जाते हैं। इस रूढ़िवादिता ने यह विचार कायम किया है कि **आघात केवल युद्धक्षेत्र तक सीमित है**, जबकि वास्तव में यह **घरेलू हिंसा, दुर्घटनाओं, प्राकृतिक आपदाओं** और कई अन्य परिस्थितियों से भी उत्पन्न हो सकता है।
हर व्यक्ति का अनुभव **सत्य और मान्य** है, फिर भी बहुत से लोग इस **संकीर्ण दृष्टिकोण के खिलाफ निरंतर संघर्ष** करते रहते हैं।

इन भावनाओं की प्रतिध्वनि करते हुए, **सहायक पड़ोसी (The Supportive Neighbor)** ने अपनी स्वयं की यात्रा साझा की — एक ऐसी यात्रा जो वर्षों पहले एक **विनाशकारी कार दुर्घटना** से शुरू हुई थी, जिसने उनके जीवन को हमेशा के लिए बदल दिया। उन्होंने उस **एकाकीपन** को याद किया जो उस घटना के बाद उन्हें घेर लिया था — लगभग ऐसा जैसे उनके आघात के चारों ओर फैली **खामोशी ने उन्हें घुटन में डाल दिया हो**।

“हर कोई बस सैनिकों और PTSD के बारे में बात कर रहा था, और मैं यहाँ अपने संघर्ष में अकेली थी; किसी को समझ नहीं आया कि **आघात का कोई ‘प्रकार’ नहीं होता।** यह किसी के साथ, कहीं भी हो सकता है।”
उनकी कहानी उन **अनगिनत व्यक्तियों की सच्चाइयों की गूंज** थी, जिनकी आवाज़ें और संघर्ष **हाशिये पर धकेल दिए गए थे।**

**खंडित चिकित्सक (The Fractured Healer)** उनकी ईमानदारी से मंत्रमुग्ध होकर झुक गए।

“मुझे लगता है, यही वह जगह है जहाँ **सहानुभूति** की ज़रूरत होती है,” उन्होंने कहा।

“जब लोग ‘आघात’ शब्द सुनते हैं, तो वे अक्सर इसे **केवल सैन्य अनुभवों** से जोड़ते हैं। नागरिकों के अनुभवों को साझा करना और उन पर बात करना बहुत ज़रूरी है — ताकि इस **संकीर्ण दृष्टिकोण** का विस्तार हो सके।”

जैसे-जैसे वे अपनी कहानियाँ साझा करते रहे, यह स्पष्ट हो गया कि **गलत धारणाओं से निपटने में सहानुभूति का विकास अत्यंत आवश्यक** है।

सहानुभूति किसी को थोड़ी देर के लिए ही सही, **दूसरे के जूते में कदम रखने** की अनुमति देती है — और **भय और अज्ञानता से बने दीवारों को तोड़ने** में मदद

करती है।

खंडित चिकित्सक की **सशक्तिकरण यात्रा** ने उन्हें **PTSD की व्यापक समझ के लिए आवाज़ उठाने** के लिए प्रेरित किया — एक ऐसा आंदोलन जो **व्यक्तिगत अनुभवों से आकार लिया गया था**, जो रूढ़िवादी कथाओं को चुनौती देता था।

आँकड़े बताते हैं कि **नागरिकों में PTSD की व्यापकता चौंकाने वाली है** — अध्ययनों के अनुसार, हर **ग्यारह में से एक व्यक्ति** अपने जीवनकाल में PTSD के निदान का सामना करेगा।

फिर भी, इस वास्तविकता के बावजूद, **इस पर बातचीत आज भी सीमित है।**

"आपको क्या लगता है ऐसा क्यों है?"

खंडित चिकित्सक ने **ज्ञानी गुरु (The Sage Mentor)** से वह प्रश्न पूछा जो उनके मन पर भारी था।

ज्ञानी गुरु ने कुछ पल विचार किया, फिर शांत स्वर में उत्तर दिया —
"हम ऐसे समाज में रहते हैं जहाँ **साहस को अक्सर खामोशी के बराबर माना जाता है**, और इसी कारण कई लोग **एकांत में पीड़ित** रहते हैं।
जब आघात से गुज़रे लोग अपने अनुभवों पर चुप रहते हैं, तो यह उस **मिथक को और मजबूत करता है कि आघात एक अलग-थलग घटना है।**"

उनकी बातचीत ने **आशा से भरी कहानियों की तत्काल आवश्यकता** को उजागर किया।

हर साझा की गई कहानी उन लोगों के लिए **एक प्रकाशस्तंभ** बन सकती थी जो **गलतफ़हमियों की धुंध में भटक रहे थे।**

**खंडित चिकित्सक (The Fractured Healer)** और **सहायक पड़ोसी (The Supportive Neighbor)** — दोनों को अपनी सच्चाई व्यक्त करने में **सांत्वना और शक्ति** मिली;

सशक्तिकरण के माध्यम से, उन्होंने उन लोगों से **गहरे संबंध** बनाए जो अपने **अशांत समुद्रों** को पार कर रहे थे।

जैसे-जैसे यह उप-अध्याय आगे बढ़ा, **अनुभवों की गवाही** से यह स्थान भर गया। खंडित चिकित्सक ने **अनेक व्यक्तियों की कहानियाँ एकत्र कीं**, जिनमें से प्रत्येक ने **PTSD के कलंक से लड़ने की अपनी यात्रा** साझा की।
ये सभी कहानियाँ मिलकर एक **जटिल लेकिन खूबसूरत ताना-बाना** बुनने लगीं — जो दिखाती थीं कि **कैसे आघात और दृढ़ता के धागे** मानव अनुभव के हर कोने को जोड़ते हैं।

इन कहानियों में से एक थी **घरेलू हिंसा से बची एक महिला** की — जिसने **कलंक की तीखी चुभन** महसूस की थी।

"मेरे आस-पास के लोग सोचते थे कि मैं बस अतीत में जीने का चुनाव कर रही हूँ, वे समझ नहीं पाए कि **हर फ्लैशबैक एक नए घाव जैसा लगता था।**
यह थकाऊ था — और वे यह नहीं समझ सके कि मैं बस यूँ ही 'आगे क्यों नहीं बढ़ पा रही।'

कई बार मेरा मन होता था कि ज़ोर से चिल्ला दूँ,
'**यह इतना आसान नहीं है!**'"

उसकी आवाज़ की **कच्ची सच्चाई** ने खंडित चिकित्सक के भीतर गहराई तक **प्रतिध्वनि** पैदा की।

इन कहानियों को साझा करते हुए, **खंडित चिकित्सक ने PTSD से जुड़े मिथकों को तोड़ने वाली एक बढ़ती हुई संवाद श्रृंखला** में योगदान दिया।
हर गवाही एक **दीपक** की तरह थी — जो न केवल **व्यक्तिगत संघर्षों को उजागर करती थी**,

बल्कि **समझ और उपचार की राहों** को भी प्रकाशित करती थी।

सहानुभूति की खोज में,

खंडित चिकित्सक ने **सामुदायिक सभाओं का आयोजन किया**, जहाँ लोग बिना डर और कलंक के **खुलकर अपने अनुभव साझा कर सकते थे।**
उन्होंने ऐसे **स्थान बनाने के महत्व को पहचाना जहाँ करुणा सर्वोपरि हो।**
"हमें ऐसे तरीकों से जुड़ने की ज़रूरत है," उन्होंने दृढ़ता से कहा,
"जो **समझ को बढ़ावा दें, न कि गलत धारणाओं को मजबूत करें।**"

यह विश्वास — कि **कहानियों में उपचार की शक्ति निहित है** — खंडित चिकित्सक की यात्रा का सबसे सुंदर सुर बन गया।

इन सभाओं का प्रभाव गहरा और परिवर्तनकारी था।

जैसे-जैसे लोगों ने अपनी कहानियाँ साझा करना शुरू किया, **संवाद खिल उठे** — व्यक्तिगत अनुभव एक **सामूहिक समझ** में बदलने लगे।

भाग लेने वालों की विविध पृष्ठभूमियों ने इस वातावरण को **करुणा, संवेदना और जुड़ाव से भर दिया।**

"कितना मुक्तिदायक है यह,"

**सहायक पड़ोसी (The Supportive Neighbor)** ने एक सभा के दौरान कहा,

"जब कोई ऐसा स्थान मिलता है जो हमारी जटिलताओं को स्वीकार करता है।
मैंने खुद को पहले कलंकित और अनदेखा महसूस किया था,
और अब मैं यहाँ हूँ — ऐसे लोगों से घिरा जो वास्तव में समझते हैं।

**चिकित्सा तब होती है जब हम एक-दूसरे के साथ ईमानदार और खुले होते हैं।**"

साझी **कमज़ोरियों की स्वीकृति** के माध्यम से,

समूह ने **धैर्य और समझ** का अभ्यास किया —

एक ऐसी संस्कृति को बढ़ावा दिया जहाँ **निर्णय से अधिक उपचार को मूल्य** दिया गया।

**खंडित चिकित्सक** **(The Fractured Healer)** इस बात पर आश्चर्यचकित थे कि कैसे इन चर्चाओं ने **आघात के कठोर और सीमित विचारों को तोड़ दिया**,

दिखाते हुए कि **सहानुभूति में रूढ़ियों को पार करने की शक्ति** होती है।

लेकिन इन गलतफ़हमियों का सामना करना
सिर्फ़ **सामुदायिक सभाओं या साझा कहानियों** तक सीमित नहीं था —

यह आवश्यक था कि **PTSD की वैज्ञानिक समझ** में भी गहराई से उतरें

और इसके चारों ओर फैले **संकरी कथानक** को व्यापक बनाया जाए।

खंडित चिकित्सक ने **स्थानीय मानसिक स्वास्थ्य विशेषज्ञों** के साथ सहयोग शुरू किया,

ताकि **तथ्यात्मक अनुसंधान** को अपने **जागरूकता अभियानों** में पिरोया जा सके।

व्यक्तिगत गवाहियों और वैज्ञानिक अध्ययनों का यह मिश्रण
PTSD की वास्तविकता का एक **पूर्ण और संवेदनशील चित्र** प्रस्तुत करता था।

एक अध्ययन ने यह दिखाया कि

मस्तिष्क की **न्यूरोप्लास्टिसिटी (neuroplasticity)**
व्यक्ति को **आघात से उबरने** की क्षमता प्रदान करती है —

यह दर्शाते हुए कि **उपचार न केवल संभव है बल्कि वैज्ञानिक रूप से समर्थित भी है।**

यह खोज उस मिथक को तोड़ती है

कि PTSD एक "जीवनभर की सज़ा" है,

और इसके स्थान पर **आशा और पुनर्निर्माण** की नींव रखती है।

एक सामुदायिक प्रस्तुति के दौरान,

खंडित चिकित्सक ने कहा —

"**बहुत से लोग ऐसे जीते हैं मानो उपचार असंभव हो,**

लेकिन शोध यह दिखाता है कि **उपचार हमारी पहुँच के भीतर है।**
हम कथा को निराशा से संभावना की ओर मोड़ सकते हैं।"

उनके शब्दों ने श्रोताओं के हृदय को छू लिया,

और **चिकित्सा प्रथाओं व सामुदायिक सहयोग** पर समृद्ध चर्चाओं का मार्ग प्रशस्त

केया।

**ैज्ञानिक साक्ष्य (empirical data)** ने

**ावनात्मक सच्चाइयों** को एक ठोस आधार प्रदान किया,

जेससे वार्तालाप अब केवल **दर्द** के इर्द-गिर्द नहीं,

ल्कि **लचीलापन और पुनर्प्राप्ति** के इर्द-गिर्द भी घूमने लगे।

न्हीं चर्चाओं के बीच,

**ज्जन मार्गदर्शक (The Sage Mentor)** आगे आए और उपस्थित लोगों से बोले
"हर व्यक्ति की यात्रा अनोखी होती है," उन्होंने कहा,

"लेकिन जब हम **आघात को व्यक्तिगत और पेशेवर दोनों दृष्टिकोणों से** समझते
ैं,

ो हम **ऐसा वातावरण तैयार करते हैं जो उपचार को प्रोत्साहित करता है।**
में अपनी **पूर्वाग्रहों को चुनौती देनी होगी**

और अपने **हृदय और मस्तिष्क दोनों को खोलना होगा।**"

जैसे-जैसे भीड़ बढ़ती गई और संदेश दूर-दूर तक फैलने लगा,

**खंडित चिकित्सक (The Fractured Healer)** और उनके सहयोगियों ने

**स्वीकार्यता और सामूहिक उपचार** का एक ऐसा वातावरण तैयार किया

जहाँ हर व्यक्ति की आवाज़ को सुना और महत्व दिया जाने लगा।

व्यक्तिगत गवाहियाँ बढ़ती रहीं,

जो यह उजागर करती थीं कि **कमज़ोरी को स्वीकार करने में कितनी रूपांतरकारी शक्ति** छिपी है।

उन्होंने यह समझ लिया कि

**PTSD से जुड़ी गलतफ़हमियों को चुनौती देना किसी एक व्यक्ति की लड़ाई नहीं है,**

बल्कि यह एक **सामूहिक प्रयास** है

जो **कहानियों की परस्पर जुड़ाव** पर निर्भर करता है।

हर आवाज़ ने दूसरों को सशक्त किया,

एक ऐसा **लहर प्रभाव (ripple effect)** उत्पन्न किया

जिसने उनके समुदाय की सीमाओं से परे जाकर **धारणाओं को बदलना** शुरू किया।

एक अत्यंत भावनात्मक क्षण में,

एक सभा के दौरान एक **युवा महिला**

आँखों में चमकते आँसुओं के साथ **खंडित चिकित्सक** के पास आई।

"मुझे लगता था कि मैं इस सब में अकेली हूँ,"

उसने काँपती आवाज़ में कहा — उसकी संवेदनशीलता पूरे वातावरण में गूँज उठी

"इन सभी कहानियों को सुनकर मुझे लगता है कि मेरी भावनाएँ सही हैं।

अब मुझे समझ आता है कि मैं अपने अनुभवों के बारे में **बिना डर के बात कर सकती हूँ।**"

**खंडित चिकित्सक** ने आगे बढ़कर उसका हाथ थाम लिया

यह **एकजुटता और समझ का प्रतीकात्मक संकेत** था।

"**तुम अकेली नहीं हो,**" उन्होंने दृढ़ स्वर में कहा।

"जितना हम साझा करते हैं, उतना ही हम

**उन मिथकों और कलंकों को तोड़ते हैं जो हमें चुप कराना चाहते हैं।**"

सभा के समापन पर,

**सहायक पड़ोसी (The Supportive Neighbor)** ने चारों ओर देखा

उस रात बने गहरे संबंधों को महसूस करते हुए भावविभोर हो उठे।

"**यह सब देखना अविश्वसनीय है,**" उन्होंने कहा।

"हम मिलकर उन गलतफ़हमियों को चुनौती दे रहे हैं

जिन्होंने हमें बहुत लंबे समय तक कैद रखा था।

हम अपनी कहानियों को **फिर से अपना रहे हैं।**"

वातावरण में एक साझा संकल्प गूँज रहा था

**PTSD से जुड़ी भ्रांतियों को मिटाने**

और **अज्ञानता की जगह समझ को लाने** का संकल्प।

यह स्पष्ट हो गया कि

हालाँकि इन मिथकों को चुनौती देने की यात्रा जारी थी,

फिर भी यह बढ़ता हुआ समुदाय **आशा और समझ की किरण** प्रदान कर रहा था।

**सशक्तिकरण** अब **सामूहिक प्रयासों** से उपज रहा था

इस विश्वास से प्रेरित कि PTSD से जुड़ी गलत धारणाओं का सामना करना

सिर्फ **व्यक्तिगत उपचार** नहीं, बल्कि **सामाजिक परिवर्तन की दिशा में एक कदम** है।

हर आवाज़, हर साझा अनुभव में

**आघात की अंधकारमय छायाओं को उजाले में लाने की क्षमता** थी।

**खंडित चिकित्सक (The Fractured Healer)** ने अपने भीतर

एक **अटल दृढ़ता की लहर** महसूस की

एक ऐसी प्रेरणा जो केवल उनके **स्वयं के उपचार** के लिए नहीं,

बल्कि **उन सबके लिए थी जो उनके साथ खड़े थे।**

उन्होंने समझ लिया था कि

**गलतफ़हमियों को चुनौती देना**

सिर्फ़ व्यक्तिगत कहानियाँ साझा करने तक सीमित नहीं,

बल्कि यह **समाज की गहरी जड़ें जमाई पूर्वाग्रहों से संवाद करने**,

**समझ और करुणा को आमंत्रित करने**,

और **एक-एक कथा के माध्यम से कलंकों को तोड़ने** का प्रयास है।

अपने कार्य को आगे बढ़ाते हुए,

उन्होंने संकल्प लिया कि वे निरंतर

**जागरूकता फैलाते रहेंगे,**

और **हानिकारक रूढ़ियों** का सामना **सहानुभूति और दयालुता** से करेंगे।
उनकी हर कहानी, हर अनुभव की पुनर्कथा

**एक प्रतिरोध का कार्य बन गई** —

**साहस का प्रतीक**,

और **कलंक की मद्धम होती शक्ति के विरुद्ध एक दृढ़ घोषणा।**

**साझा उद्देश्य से एकजुट होकर,**

वे अपने समुदाय के साथ इस **अन्वेषण और रूपांतरण की यात्रा** पर निकल पड़े —

जहाँ वे **आशा जगाते** और

**आघात झेलने वालों की आवाज़ों को सशक्त** करते रहे।

उनका उद्देश्य केवल PTSD से जुड़ी

**गलत धारणाओं को चुनौती देना** नहीं था,

बल्कि एक ऐसा **सुरक्षित वातावरण बनाना** था

जहाँ **उपचार, समझ और जुड़ाव** पनप सके।

और यहीं,

**साझा कहानियों और पुनर्जीवित आशा से बुने इस जीवंत ताने-बाने में,**

उन्होंने यह खोजा कि

**आघात की वास्तविक शक्ति उसकी सीमाओं से परे है** —

वह सभी के लिए **चिकित्सा और पुनर्जन्म के मार्ग** को प्रकाशित करती

## आघात के अप्रत्याशित उपहार

ूफ़ान के बाद छाई हुई परछाइयाँ धीरे-धीरे छँटने लगीं,

और पीड़ा और भ्रम की धुंध के बीच से

ख़ंडित चिकित्सक (The Fractured Healer) को धीरे-धीरे स्पष्टता मिलने लगी।
यह नई समझ अचानक नहीं आई थी —

यह असंख्य आत्ममंथन के क्षणों,

और उस टूटी-फूटी, बोझिल वास्तविकता से जूझने के अनुभव से जन्मी थी।
परंतु जैसे-जैसे आघात की परतें उतरती गईं,

वैसे-वैसे कुछ और गहरा प्रकट हुआ —

एक ऐसी चिकित्सा की गवाही,

जो केवल पीड़ा के अभाव तक सीमित नहीं थी,

बल्कि स्वयं की गहन समझ और

अनुभवों व संबंधों से बुने एक समृद्ध जीवन ताने-बाने का प्रतीक थी।

ख़ंडित चिकित्सक के लिए,

आघात के उपहारों को पहचानने की यात्रा

मौन और आत्मचिंतन के क्षणों से आरंभ हुई।

स्थिरता में बैठकर,

असुविधा को स्वीकार करना — उससे भागने के बजाय —

उन्हें हानि और निराशा के मलबे में से सार खोजने की शक्ति देने लगा।
इन्हीं क्षणों में स्पष्ट और गहन शिक्षाएँ उभरीं,

जो अराजकता की पृष्ठभूमि पर

क्रिस्टल जैसी चमकदार स्पष्टता के साथ प्रकट हुईं।

वे दर्दनाक अनुभव,

जिन्हें पहले केवल बोझ समझा गया था,

अब कीमती शिक्षकों के रूप में देखे जाने लगे —

ऐसे शिक्षक, जो केवल वे सबक सिखा सकते थे

जो किसी और तरह संभव नहीं थे।

जब खंडित चिकित्सक ने

आघात को शत्रु नहीं बल्कि साथी के रूप में स्वीकार किया,

तो उन्होंने नई अंतर्निहित शक्तियाँ खोजीं।

वह लचीलापन (Resilience),

जो पहले भयभीत करने वाला प्रतीत होता था,

अब शोक के अंधेरे में भी मार्ग प्रकाशित करने वाला प्रकाश बन गया।
यह लचीलापन कोई जन्मजात गुण नहीं था,

बल्कि कठिनाइयों के बीच अर्जित किया गया साहस था —

संघर्ष और पीड़ा की अग्नि में तपकर निर्मित एक धैर्य का कवच।

ऐसा प्रतीत होता था मानो यह लचीलापन

एक मांसपेशी की तरह है —

जो हर चुनौती के साथ और अधिक मजबूत होती जा रही थी।

खंडित चिकित्सक की यात्रा
यह एक ऐसी यात्रा थी जो नाजुकता (vulnerability) पर चिंतन से भरी हुई थी —

उस विरोधाभास पर, जो इसके भीतर छिपा था।

कमज़ोरी को स्वीकार करने के कार्य में,

स्वयं को नाजुक क्षणों में देखे जाने की अनुमति देने में ही

सच्ची शक्ति खिलने लगी थी।

चिकित्सक ने सीखा कि नाजुकता कमज़ोरी का द्वार नहीं,

बल्कि सच्चे संबंधों का प्रवेशद्वार है।

जब उन्होंने अपने संघर्ष साझा किए,

तो उन्होंने दूसरों को भी ऐसा करने के लिए आमंत्रित किया —

और इस तरह एक ऐसा वातावरण बनाया

जहाँ साहस का स्वागत सहानुभूति से

और खुलेपन का सम्मान समझ से किया जाने लगा।

व्यक्तिगत विकास की इस खोज के बीच,

चिकित्सक ने देखा कि विपत्ति ने उनकी पहचान को नया आकार दिया।

हर नील, हर दाग़ उनके विकसित होते

बल, लचीलापन और अंतर्दृष्टि की कहानी का एक अध्याय बन गया।

चिकित्सक ने महसूस किया कि ये अनुभव

अलग-अलग घटनाएँ नहीं थे —

बल्कि उनके जीवन की उस बड़ी कहानी के निर्णायक क्षण थे

जो संघर्ष और परिवर्तन की शक्ति का प्रमाण थी।

यही वह सार था, जो आघात के उपहारों में निहित था —

यह समझ कि विपत्ति गहन विकास का मार्ग प्रशस्त कर सकती है।

दर्द के साझा अनुभवों से बने संबंध

इस परिवर्तनकारी यात्रा की आधारशिला बन गए।

खंडित चिकित्सक ने अन्य बचे हुए लोगों के समुदाय में सांत्वना पाई —

जहाँ आवाज़ें मिलकर साझा बुद्धि की एक सिम्फनी बन गईं।

इन संवादों में चिकित्सक ने जाना कि

वे अपने संघर्षों में अकेले नहीं हैं।

हर कहानी एक धागा थी,

जो मिलकर सामूहिक लचीलेपन के वस्त्र में बुन रही थी।

समुदाय की सुंदरता इसी में थी कि वह पोषण करता है,

वह एक दर्पण की तरह कार्य करता है —

जो संघर्ष और शक्ति दोनों को प्रतिबिंबित करता है।

साझा हँसी, आँसू और नाजुक क्षणों ने

संबंधों की उपचारात्मक शक्ति की

गहरी समझ को जन्म दिया।

सज्जन मार्गदर्शक (The Sage Mentor) —

जो सदा एक प्रेरणादायक मार्गदर्शक रहे —

उन्होंने इस लचीलेपन की कथा में

गहरी अंतर्दृष्टियाँ जोड़ीं।

उन्होंने कहा,

“हम सब अपने यात्रा-पथ के नक्शानवीस हैं,

जो अपने अनुभवों के जटिल भू-दृश्यों का मानचित्र बनाते हैं।

और जब हम उस पूरे मानचित्र को स्वीकार करते हैं —

आनंद की चोटियों और निराशा की घाटियों सहित —

तभी हम अपनी सच्ची शक्ति का सार पाते हैं।”

इस दृष्टिकोण ने खंडित चिकित्सक को यह याद दिलाया

कि वे केवल परिस्थितियों के शिकार नहीं,

बल्कि अपने कथानक के सक्रिय निर्माता हैं।

जैसे-जैसे चिकित्सक ने अपने भीतर की शक्तियों को स्वीकारना सीखा,

सशक्तिकरण (empowerment) भीतर से प्रस्फुटित होने लगा —

वे गुण जिन्हें आघात के भार ने दबा दिया था,

अब प्रकाश में आने लगे।

उदाहरण धीरे-धीरे स्पष्ट हुए —

दूसरों के प्रति गहरी सहानुभूति रखने की क्षमता,

जीवन के प्रति नवीन सराहना का भाव,

और विपत्ति के सामने प्रज्वलित हुई अडिग दृढ़ता।

चिकित्सक ने समझा कि हर व्यक्ति की यात्रा

अद्वितीय कौशलों और शक्तियों का संग्रह होती है —

जो बस फिर से पहचाने और पुनः प्राप्त किए जाने की प्रतीक्षा में हैं।

इन उपहारों का उत्सव मनाते हुए

एक परिवर्तनकारी बदलाव आया —

आघात को केवल एक अभाव के रूप में देखने से हटकर

उसे विकास के अनिवार्य तत्व के रूप में अपनाने तक।

यह कथा स्वाभाविक रूप से आत्मचिंतन को प्रोत्साहित करती है —

पाठकों को अपने अनुभवों पर विचार करने के लिए आमंत्रित करती है।

चिंतन का कार्य ही उपचार प्रक्रिया का अभिन्न हिस्सा बन गया

जो स्पष्टता और गहरी अंतर्दृष्टि लाता है।

चिकित्सक ने दूसरों को भी अपने भीतर झाँकने के लिए प्रेरित किया —

अपनी यात्रा से उभरे उपहारों को पहचानने और मनाने के लिए।

दर्द के रास्तों को फिर से चलते हुए

उन्होंने जाना कि कैसे संघर्षों से सीखे सबक

अब उनके अस्तित्व का अभिन्न अंग बन चुके हैं।

दूसरों को इस चिंतनशील अभ्यास के माध्यम से मार्गदर्शन करते हुए, फ्रैक्चर्ड हील ने एक सूची प्रस्तावित की — एक आमंत्रण अपने विचारों को संजोने का, यह लिखन का कि आघात ने कौन से अप्रत्याशित उपहार प्रदान किए हैं। शायद यह जीवन क क्षणभंगुर सुंदरता के प्रति एक नई सराहना थी, या पहले कभी न पहचानी ग आंतरिक शक्ति की अनुभूति। यह शायद एक उन्नत सहानुभूति की भावना क विकास था, रिश्तों को प्रामाणिकता के साथ संभालने की क्षमता, या उन लोगों क लिए खड़े होने की प्रतिबद्धता, जो अंधकार में ठोकर खा गए थे।

इन शब्दों को लिखने का कार्य, उन्हें रूप और सार देने का प्रयास, एक मुक्तिदायक अभ्यास बन गया। यह इस बात की मूर्त स्वीकृति थी कि आघात हमें तोड़ सकता है परंतु वह हमें परिभाषित नहीं करता। “ये उपहार हमारे हिस्से हैं,” हीलर ने निष्क निकाला, “वे हमारी पहचान और अभिव्यक्ति में बुने गए हैं, यह आकार देते हुए कि हम दुनिया के साथ कैसे जुड़ते हैं।” इस द्वैत को पहचानना — दर्द का उत्सव मनात हुए, साथ ही यह स्वीकारना कि उसने हमारे विकास को कैसे आकार दिया — उपचार की कथा का एक केंद्रीय भाग बन गया।

जैसे-जैसे यह उप-अध्याय आगे बढ़ा, यह और अधिक स्पष्ट होता गया कि आघात के उपहारों को पहचानने के लिए जटिलता को अपनाने की इच्छा आवश्यक है। फ्रैक्च

हीलर ने इस सच्चाई को उजागर किया कि जीवन अक्सर एक साथ सुंदर और पीड़ादायक दोनों हो सकता है। इस द्वैत को स्वीकार करते हुए, पाठकों को अपनी कहानियों की गहरी समझ विकसित करने के लिए आमंत्रित किया गया, यह पहचानते हुए कि उपचार रैखिक नहीं होता। इस यात्रा को — उसकी समस्त अव्यवस्था के साथ — अपनाना, अपने अतीत के दर्द के साथ संबंधों को बदलने के लिए अत्यंत आवश्यक था।

अंतिम चिंतन मात्र एक अभ्यास नहीं था, बल्कि एक संवाद का आमंत्रण था — ऐसा संवाद जो असुरक्षा, संबंध और सशक्त लचीलापन के रास्ते खोलता है। फ्रैक्चर्ड हीलर ने इस बात को और दृढ़ किया कि हर कहानी का अपना मूल्य है, और जब व्यक्ति अपने-अपने रास्तों पर चलते हैं, तो ये कथाएँ आपस में गुंथकर सत्य और शक्ति का एक बड़ा ताना-बाना रचती हैं। उनके जीवन की दरारें केवल घाव नहीं थीं; वे लचीलेपन के प्रतीक थे, लड़ी गई और जीती गई लड़ाइयों के निशान।

इन उपहारों का उत्सव मनाते हुए, हम पाते हैं कि आघात ने हमें अपनी नियति गढ़ने का अवसर दिया है। अब परिवर्तित हो चुके फ्रैक्चर्ड हीलर आशा का प्रतीक बन खड़े थे — यह याद दिलाते हुए कि उपचार एकांत में नहीं, बल्कि संबंध, चिंतन और जीवन की अनेक जटिलताओं के उत्सव के माध्यम से फलता-फूलता है। जैसे-जैसे यह उप-अध्याय समाप्ति की ओर बढ़ा, एक स्वप्न आकार लेने लगा — ऐसी दुनिया का दृष्टिकोण जहाँ आघात की कहानियाँ मौन में नहीं छिपी होतीं, बल्कि सामुदायिक अनुभव के जीवंत ताने-बाने में बुनी होती हैं — एक साझा यात्रा, पूर्णता और लचीलेपन की ओर।

पाठको, जब आप अपनी यात्रा पर विचार करें, तो मैं आपको प्रोत्साहित करता हूँ कि स्वयं से पूछें — आघात ने आपको कौन से उपहार दिए हैं? निराशा की गहराइयों से कौन-से सबक उभरे हैं? उन्हें लिखें, ज़ोर से कहें, और अपनी दृढ़ता का उत्सव मनाएँ, जब आप अपनी कहानी की मूल्यवान जटिलता को अपनाते हैं। प्रत्येक उपहार एक

धागा है, जो आपके बनने की प्रक्रिया के ताने-बाने में बुना गया है — और इन धागो का उत्सव मनाते हुए, आप केवल अपना ही मार्ग नहीं प्रकाशित करते, बल्कि उन अन्य लोगों के रास्तों को भी रोशन करते हैं, जो उपचार के इस जटिल नृत्य से गुजर रहे हैं।

कृतज्ञता से भरे हृदय और आशा से परिपूर्ण आत्मा के साथ, फ्रैक्चर्ड हीलर आपको प्रेरित करते हैं कि आप उन अप्रत्याशित उपहारों को संजोएं, सम्मान दें और घोषित करें — वे गहन स्मरण जो दर्शाते हैं कि प्रतिकूलता सौंदर्य, शक्ति और अटूट आत्मा को जन्म दे सकती है।

# अध्याय 3: जागरूकता का संध्या क्षेत्र

## सतह के नीचे

अब मेरे आस-पास की दुनिया कुछ अलग महसूस होती है — जैसे किसी कैनवास पर नए रंग बिखेर दिए गए हों। मैं उन्हीं परिचित गलियों से गुजरता हूँ, लेकिन हर क़दम में अब एक जीवंत कंपन है, एक ऐसी धुन जो पहले सुन्नता की परतों के नीचे छिपी हुई थी। पेड़ों की हरीतिमा पहले से अधिक गहरी और सजीव लगती है, जैसे उसमें स्वयं जीवन की लय धड़क रही हो। ऊपर आसमान एक अंतहीन नीले सागर की तरह फैला है, जो अनंत संभावनाओं का वादा करता है। हर वह विवरण, जिसे मैं पहले अनदेखा कर देता था, अब अर्थ, भावना और एक ऐसी सुंदरता से नाच उठता है जिसे मैं अभी समझना शुरू ही कर रहा हूँ।

अजीब है यह संवेदनाओं का तूफ़ान; मैं अक्सर ठहर जाता हूँ, सूर्य की गर्मी को अपने चारों ओर ऐसे महसूस करता हूँ जैसे कोई सुकूनभरी बाँहों में भर ले। मेरी त्वचा सिहर उठती है, हर किरण के स्पर्श से जागरूक। हर सांस में सुगंधों का एक ऑर्केस्ट्रा है — खिले फूलों की मधुर खुशबू, गीली मिट्टी की सोंधी महक, और हवा में हल्की सी लकड़ी के धुएँ की गंध। हर श्वास एक याद दिलाती है कि मैं जीवित हूँ — संसार की जीवंतता का एक प्रमाण। यह बढ़ी हुई जागरूकता, जो आघात से जन्मी है, मेरे अनुभव को पुनर्गठित कर चुकी है — एक ऐसे अस्तित्व में ढाल दिया है जो मुझे एक साथ चकित भी करता है और भयभीत भी।

जब मैं उस पार्क में टहलता हूँ जहाँ मैं अनगिनत बार आ चुका हूँ, तो पास खेलते बच्चों की हँसी पर मेरा ध्यान जाता है — उनकी खुशी मेरे भीतर भूली-बिसरी स्मृतियों का सैलाब ला देती है। हर चीख और खिलखिलाहट के साथ मैं “प्रतिबिंब बालक” को देखता हूँ — अपने ही खोए हुए मासूमपन का क्षणिक प्रतिबिंब — दर्द से अछूती खुशी की कोमल याद। मेरा हृदय उस समय के लिए तड़प उठता है, फिर भी इस

पल के लिए कृतज्ञता से भर जाता है। हर बच्चे की हँसी हवा को चीरती है, मेरे चेतन में तरंगें भेजती है जो स्मृतियों की चमक के साथ झिलमिलाती हैं।

मैं एक बेंच पर बैठता हूँ, गहरी साँसें लेता और छोड़ता हूँ, खुद को इस अलौकिक वास्तविकता में स्थिर करता हूँ। मैं पल भर के लिए अपनी आँखें बंद कर लेता हूँ, अपने चारों ओर की ध्वनियों के कोलाहल में स्वयं को समर्पित करते हुए। पत्तों की सरसराहट पेड़ों से रहस्य फुसफुसाती है, जबकि दूर की बातचीत की धीमी गुनगुनाहट एक सुकूनभरी धुन में बदल जाती है। ध्वनियों की यह जटिल परतें एक लय बनाती हैं, और मैं अनजाने ही उसके साथ झूमने लगता हूँ — जैसे ब्रह्मांड स्वयं एक दिव्य ऑर्केस्ट्रा का संचालन कर रहा हो, और मुझे उसकी धुन पर नृत्य के लिए आमंत्रित कर रहा हो।

जब मैं फिर से अपनी आँखें खोलता हूँ, तो मेरी नज़र एक महिला पर पड़ती है जो अपने कुत्ते को टहला रही है — उसकी उपस्थिति अपनी सादगी में ही उल्लेखनीय है। गोल्डन रिट्रीवर आगे की ओर उछलता है, जीभ बाहर निकले हुए, अनियंत्रित खुशी में झूमता हुआ। उस क्षण, मैं उनके आनंद की उस छवि में खो जाता हूँ — एक स्पष्ट प्रमाण उस मासूमियत का, जो अब भी संसार की कठोरता से अछूती है। साधारण में भी सुंदरता है, और यह अनुभूति मुझ पर गहरी स्पष्टता के साथ उतरती है। मुझे वे दिन याद आते हैं जब मैं जीवन की रफ्तार में इतना खोया रहता था कि अस्तित्व के हर कोने में छिपे चमत्कारों को देख ही नहीं पाता था। अब, जब मैं इस नई जागरूकता को अपनाता हूँ, तो मैं अंततः अपने भीतर और अपने बाहर की दुनिया को एकाकार होते हुए महसूस कर सकता हूँ।

प्रकृति की सूक्ष्म गतियाँ एक रहस्यमयी ताना-बाना बुनती हैं। पत्ते धूप से भरे आकाश की पृष्ठभूमि पर नाजुक पैटर्न बनाते हैं, जैसे किसी कोमल हवा से पन्ने पलटते किसी किताब के पृष्ठ हों। यहाँ तक कि ज़मीन पर पड़ने वाली परछाइयाँ भी एक अर्थ से भरी लगती हैं — मानो याद दिला रही हों कि प्रकाश अंधकार के बिना नहीं हो सकता।

और दोनों ही एक-दूसरे के लिए अनिवार्य सत्य समेटे हुए हैं। मैं इस जुड़ाव को महसूस कर सकता हूँ — अस्तित्व की आपसी बुनावट को — जो हर अनुभवशील क्षण में जीवन का संचार करती है।

मेरे विचार और गहराई में उतरते हैं, परत दर परत खुलते हुए — प्रत्येक परत में इतनी गहराई और बनावट है कि वे मुझे और आगे खोजने के लिए प्रेरित करती हैं। इन संवेदनात्मक अनुभवों की सतह के नीचे एक ऐसी दुनिया है जहाँ मेरा आघात अब एक शिक्षक बन गया है। जो कभी मुझे तोड़ देता था, वही अब जागरूकता का उत्प्रेरक बन रहा है — एक ऐसा जागरण जो मेरे स्वयं और मेरे आस-पास के लोगों के प्रति व्यापक समझ का संकेत देता है। मैं हल्के से मुस्कुराता हूँ — यह सोचकर कि शायद आघात, भले ही पीड़ादायक हो, संवेदनशीलता की एक जटिल राह भी हो सकता है — जो मुझे वह बुद्धिमत्ता दे गया है जिसका मुझे कभी अंदाज़ा भी नहीं था।

अपनी तीव्र इंद्रियों के साथ मैं इस जागरण में और गहराई तक उतरने का प्रयास करता हूँ। मैं देखता हूँ कि कैसे सूरज की किरणें पेड़ों की छत्रछाया से छनकर धरती पर सुनहरी आभा के धब्बे बनाती हैं, जो छायाओं के साथ ऐसे खेलती हैं जैसे कोई बच्चा खोज की खुशी में मग्न हो। हर सुनहरी किरण मानो पुनर्जन्म की पुष्टि फुसफुसाती है, और मैं धरती की खुशबू को अपने फेफड़ों में भर लेता हूँ — एक ऐसी सुगंध जो प्रकृति की सजीव ऊर्जा से भरी है।

क्षण भर के लिए मैं अपने भीतर झाँकता हूँ। मैंने पहले यह सब कैसे नहीं देखा? जिस तरह साधारण क्षण असाधारण अनुभवों में बदल जाते हैं — यह अनुभव भयभीत भी करता है और मुक्त भी। मेरे अतीत के निराशा भरे पल अब इस नई समझ की चमक के सामने स्पष्ट विरोध में खड़े हैं। मैं अपने अस्तित्व के इस गाढ़े होते ताने-बाने को थामे हुए हूँ — जो बीते दर्द के धागों से बुना है, और पीड़ा से अर्जित नई अंतर्दृष्टि के रंगों से फिर से गढ़ा गया है

प्रतिबिंब बालक की आवाज़ मेरे भीतर से पुकारती है — एक कोमल स्मरण, उर
आनंद की खोज का जो कभी बुझनी नहीं चाहिए थी। मुझे वे धूप भरे दिन याद आं
हैं जो दोस्तों के साथ हँसी-मज़ाक में बीते — जहाँ मासूमियत किसी झरने क
कलकल की तरह बहती थी। वे दिन मुझसे खोए नहीं थे, बल्कि अनुभवों के मलबे वे
नीचे दबे थे — वही अनुभव जिन्होंने मेरे हृदय को कठोर बना दिया था। अब, इर
विकसित जागरूकता की दृष्टि से, मैं अपने अतीत की उन चमकती झिलमिलाहट
को खोज रहा हूँ — कभी धुंधली यादों को प्रेम और मित्रता के सजीव चित्रों ग
रूपांतरित करते हुए।

मैं फूलों की क्यारियों के पास टहलने लगता हूँ, अपनी इंद्रियों को और गहराई र
संलग्न करने के उत्साह में। पंखुड़ियाँ मेरी उंगलियों के नीचे कोमल हैं, और जब ग
उन्हें छूता हूँ, तो रंगों की वास्तविकता मुझे फिर से विस्मित कर देती है — हर आभ
चकाचौंध भरी रोशनी में और भी जीवंत लगती है।

बकाइन (लाइलेक) की खुशबू हवा में घुलती है — एक ऐसी मिठास के साथ जो बहुर
पहले दबी हुई भावनाओं को फिर से जगा देती है, उस कोमलता और गर्माहट क
पुनः बुलाती है जिसे मैंने बहुत पहले मुरझा गया समझ लिया था। अचानक, मैं अपन
बचपन की दोपहरों में पहुँच जाता हूँ — जब हम फूलों के मुकुट गूंथते थे, हँसी औ
धूप से घिरे हुए।

यह मुझे झकझोरता है — ये गहरे जागरण दोहरा उद्देश्य रखते हैं। ये मुझे सुंदरत
के क्षणों में स्थिर रखते हैं और साथ ही मेरे भीतर के अंधेरे कोनों पर भी रोशनी डालत
हैं। ये मेरी इंद्रियों के मार्गदर्शक हैं — जो मुझे मेरे आघात की भूलभुलैया में उतरन
को आमंत्रित करते हैं; उन स्मृतियों और भावनाओं में झाँकने को जो मुझे बहुत लंब
समय से बंदी बनाए हुए थीं। ये फुसफुसाकर स्वीकार करना सिखाते हैं कि भले ह
आघात मन को गढ़ता है, पर आत्मा पर उसका शासन नहीं होता।

विरोधाभास मुझे भीतर से खींचता है — वही अराजकता जिसे मैं कभी अपनी खुशी का चोर समझता था, अब चेतना के विस्तार का कारण बन गई है, जिसने मुझे इस संसार से नए सिरे से जोड़ दिया है। मेरा शरीर अब एक मंदिर भी है और एक पात्र भी; मेरी इंद्रियों के माध्यम से ही मैं अब ब्रह्मांड की संगीत को ग्रहण करता हूँ। मैं गहरी साँस लेता हूँ, ऊर्जा की एक लहर को अपनी नसों में बहता महसूस करता हूँ — मानो एक नया जागरण हो रहा हो।

मैं घास पर बैठ जाता हूँ, स्वयं को इस संवेदनात्मक अनुभव में और गहराई तक डुबोते हुए। मेरे नीचे की ठंडी धरती मुझे एक प्राचीन स्थिरता से जोड़ती है। मैं उन फुसफुसाती हवाओं को महसूस करता हूँ जो मेरे चारों ओर किसी प्रेमी की बाँहों की तरह लिपटती हैं — सुनती हुई, देखती हुई, प्रतीक्षा करती हुई कि मैं इस जादुई संसार में अपने अस्तित्व की पुष्टि कर दूँ। इस आत्मसमर्पण के क्षण में मुझे उस अस्तित्व की याद आती है जो मुझे चंगा होने और विकसित होने के लिए स्थान प्रदान करता है।

इस खोज के भीतर एक संवेदनात्मक अभ्यास छिपा है — एक ऐसा आमंत्रण जो दूसरों के लिए जुड़ाव और आत्म-चिंतन का द्वार खोलने की आशा रखता है, उन्हें मेरे साथ इस गहन जागरूकता की यात्रा में शामिल होने के लिए बुलाता है।

अपनी आँखें बंद करें — मैं पाठकों से कहना चाहता हूँ — और एक गहरी साँस लें। स्वयं को यह महसूस करने दें कि कैसे हवा आपके फेफड़ों में भरती है, उस अनुभूति को पहचानें।

जब आप श्वास अंदर लें, तो चार तक गिनें — एक, दो, तीन, चार। उसे रोकें। अब धीरे-धीरे साँस छोड़ें, और जैसे ही आप ऐसा करें, अपने भीतर के बोझ या तनाव को भी छोड़ दें। उसे हवा में विलीन हो जाने दें। अपनी श्वास के रंगों को बदलते और धड़कते हुए महसूस करें; उन गहरे रंगों की कल्पना करें जो आपमें समा रहे हैं और फिर बाहर बह रहे हैं।

अब अपनी आँखें खोलें। अपने आस-पास दृष्टि डालें, हर विवरण को ध्यान से देखें — पास रखे किसी कुशन के कपड़े का पैटर्न, किसी पेड़ की छाल की समृद्ध बनावट, या पानी की लहर पर सूरज की किरणों की चमक। हर अवलोकन को आपको वर्तमान क्षण में और गहराई तक खींचने दें — न केवल अपने परिवेश के प्रति जागरूकता को बढ़ाने के लिए, बल्कि अपनी साँस, अपनी धड़कन और अपने अस्तित्व के प्रति भी।

ध्यान से सुनें। आपके आस-पास कौन-सी ध्वनियाँ धड़क रही हैं? उनकी परतों को पहचानें — जैसे पत्तों की सरसराहट जो हर हवा के झोंके के साथ नाचती है, दूर से आती लयबद्ध हँसी की आवाज़ें, और राहगीरों के एक-दूसरे का अभिवादन करने की निरंतर लय। कौन-सी धुनें उभरकर सामने आती हैं? क्या स्थिरता के बीच कोई फुसफुसाहट है?

स्वयं को यहीं ठहरने दें — हर बनावट, हर ध्वनि, हर रंग की पहचान के लिए दरवाज़ा खोलते हुए। जब आप इन संवेदनाओं से जुड़ते हैं, तो अपने शरीर में जो महसूस हो, उसे ध्यान से देखें। शायद आपको हल्कापन महसूस हो; शायद दुनिया का बोझ इन तीव्र जागरूकता के क्षणों में थोड़ा कम हो जाए — और आपकी वास्तविकता को देखने का ढंग बदल जाए।

यह अभ्यास आपको सतह से परे जाने का आमंत्रण देता है — उस दुनिया में उतरने का, जहाँ हर क्षण जीवन से भरा हुआ है। अपनी यात्रा जारी रखते हुए, स्वयं से पूछें कि आप इस बढ़ी हुई जागरूकता को अपने जीवन में और नियमित रूप से कैसे विकसित कर सकते हैं। साधारण में सुंदरता खोजें, उन छोटे-छोटे जीवन के क्षणों में आनंद को फिर से खोजें जो मिलकर आपके अस्तित्व की आत्मा बनाते हैं।

जब मैं इंद्रियों के इस विशाल खेल-मैदान में अपनी खोज को पूर्ण करता हूँ, तो मैं इस पर विचार करता हूँ कि मैं कितनी दूर आ चुका हूँ। मेरे भीतर का "प्रतिबिंब बालक"

अब उज्ज्वलता से दमक रहा है — उस शक्ति को प्रसारित करते हुए जो अपने आघात को स्वीकारने और अपनी इंद्रियों को पुनः जोड़ने से उत्पन्न हुई है। इस जागरण के माध्यम से, मैं धीरे-धीरे केवल जीवित रहने से आगे बढ़ रहा हूँ — एक सुंदर जीवन जीने और उसे नए सिरे से खोजने की ओर।

## अराजकता में अर्थ खोजना

“विक्षिप्त चिकित्सक” (The Fractured Healer) एक गहरे लाल रंग के सूर्यास्त के किनारे बैठा था, जिसकी आभा परिदृश्य पर ऐसे बिखर रही थी जैसे किसी लापरवाह कलाकार की कूची से रंग टपक गए हों। वह हवा में कंपन करती अराजकता का भार महसूस कर सकता था — एक कच्ची, अनियंत्रित ऊर्जा, जो उसकी आत्मा की हलचलों के साथ गूंज रही थी। हर बेचैनी की लहर उसके मन में उमड़ते विचारों का प्रतिबिंब थी — स्मृतियों, भावनाओं और संवेदनाओं का एक तूफ़ान, जो एक साथ परिचित भी था और अजनबी भी। अराजकता अब उसकी स्थायी साथी बन चुकी थी — उसके जीवन के हर पहलू में उलझी हुई। फिर भी, यहाँ, संध्या की बाँहों में, एक नया आमंत्रण महसूस हो रहा था — कुछ नया गढ़ने का।

स्थिरता के उस पल में, “ज्ञानी गुरु” (The Sage Mentor) छायाओं से उभरे — एक ऐसा व्यक्तित्व जो आसपास के गोधूलि जैसे शांत था। एक समझदार मुस्कान के साथ वे “विक्षिप्त चिकित्सक” के बगल में आकर बैठे, सतह के नीचे छिपे हुए उसके अशांत मन को भाँपते हुए।
“क्या तुम उसे सुन सकते हो?” ज्ञानी गुरु ने पूछा, उनकी आवाज़ शांत और सुकूनभरी थी।

“अराजकता — तुम्हारे अशांति का संगीत — असंगत भी है और सुरमय भी। यह तुम्हें एक अवसर देता है — अपने जीवन के छिपे हुए रंगों को फिर से खोजने का, यदि तुम उसे समझने का साहस कर सको।”

"विक्षिप्त चिकित्सक" ने डूबते सूरज की ओर देखा, उन शब्दों में छिपे सत्य से जूझते हुए। अराजकता अक्सर एक घुसपैठिये की तरह महसूस होती थी — एक दुष्ट शक्ति, जो उसके अस्तित्व में उथल-पुथल मचाती थी। लेकिन अब, उसके चेतन के किनारों पर एक संभावना की फुसफुसाहट थी — क्या यह अशांति, यह भीतर उठता अनवरत तूफ़ान, उसकी सृजनशीलता के लिए एक कैनवास बन सकता है? यह प्रश्न हवा में लटक गया — भारी भी और उत्तेजक भी।

"आघात के बाद का जीवन, प्रकाश और छाया के बीच का एक नृत्य है," ज्ञानी गुरु ने क्षणिक मौन को तोड़ते हुए कहा। "हर अराजक क्षण में रूपांतरण की संभावना छिपी होती है। यह ऐसे है जैसे अंधकार के वस्त्र में सुनहरे धागे को खोजना; तुम्हारा कार्य है उस धागे को निकालना और उसे अपनी कहानी में बुन देना।"

हर वाक्य के साथ ज्ञानी गुरु अराजकता के बीच आशा की एक दृष्टि गढ़ रहे थे, जो "विक्षिप्त चिकित्सक" के भीतर जिज्ञासा की चिंगारियाँ जगा रही थी। क्या उनके अनुभवों के मलबे में कोई अर्थ छिपा हो सकता था जो उजागर होने की प्रतीक्षा कर रहा था? क्या इस तूफ़ान से गुज़रने की यात्रा आत्म-जागरण तक ले जा सकती थी?

"तुम्हारा आघात तुम्हारी पहचान नहीं है," ज्ञानी गुरु ने धीरे से दोहराया। "बल्कि यह तुम्हें ऐसे दृष्टिकोण प्रदान करता है जो पहले अकल्पनीय थे — तुम्हारे भीतर सुप्त पड़ी सृजनात्मक गहराइयों का अन्वेषण करने का निमंत्रण। इसे शाप की तरह मत देखो, बल्कि अपने मन के अनजाने प्रदेशों की ओर खुलने वाले एक द्वार के रूप में देखो।"

"विक्षिप्त चिकित्सक" ने स्पष्टता की एक गर्म लहर को अपने भीतर महसूस किया — वह लहर जो उन अंधेरे कोनों को आलोकित कर रही थी जहाँ अब तक संदेह पनपता रहा था। उन्होंने अपने आघात को एक तूलिका के रूप में देखना शुरू किया — जो उनके जीवन के कैनवास पर साहसिक स्ट्रोक्स खींच रही थी। यही अराजकता

— पीड़ा, हानि और भ्रम का बवंडर — अब गहरी समझ, करुणा और सृजनशीलता की नई परतों को जन्म दे रही थी। भीतर एक हल्की उत्तेजना की चिंगारी भड़की; शायद वे इन पीड़ा के टुकड़ों से कुछ रच सकते थे।

जैसे-जैसे रात ने उन्हें अपने आगोश में लिया, ज्ञानी गुरु ने "विक्षिप्त चिकित्सक" को एक पुरानी, मौसम की मार झेल चुकी नोटबुक थमाई — जिसके पन्ने उम्र की वजह से पीले पड़ चुके थे।

"यह लो," उन्होंने कहा, "यह तुम्हारे अन्वेषण का साधन है। यह नोटबुक तुम्हारे लिए वह पात्र बनेगी जिसमें तुम अराजकता को पकड़ सकोगे — उसे सुंदर और अर्थपूर्ण रूप में ढाल सकोगे। लिखो, चित्र बनाओ, रचो — और अपनी आत्मा को इसके पन्नों के माध्यम से बोलने दो। हर पंक्ति तुम्हारी व्यक्तिगत यात्रा की समझ की ओर एक कदम है।"

"विक्षिप्त चिकित्सक" ने गहरी साँस लेते हुए नोटबुक को थामा — उसके भार को महसूस किया, जो अब उनके संकल्प का मूर्त प्रतीक बन चुका था। उसी क्षण, उनके भीतर कृतज्ञता की एक लहर उमड़ पड़ी; अब उनके पास अवसर था — उथल-पुथल को कला में बदलने का, भ्रम को कहानियों में ढालने का, और अराजकता को जुड़ाव में परिवर्तित करने का। लेकिन इसके लिए पहले उन्हें अपनी अराजकता का सामना करना था — उसे अपने जीवन की कथा में आमंत्रित करना था।

उनकी यात्रा की शुरुआत हुई — अपने अनुभवों के अंधेरे कोनों में उतरकर, उन पर प्रकाश डालते हुए, उन्हें आत्म-चिंतन में खिलते देखना। "विक्षिप्त चिकित्सक" ने अपनी स्मृतियों पर गहनता से विचार किया, यह व्यक्त करते हुए कि अराजकता ने कैसे रूप लिया था। उन्हें वह अशांत रात याद आई जब उनका जीवन बदल गया — घबराहट की गूँजता हुआ दिल, मन में उठती आवाज़ों का शोर जो उन्हें भागने को कह रहा था, और त्याग की तीखी ठंडक जो उनके ऊपर छा गई थी। हर स्मृति उनके

चेतन के कैनवास पर एक तूलिका का स्ट्रोक थी — विशिष्ट और कच्ची, फिर भी एक बड़े चित्र का अभिन्न हिस्सा।

उन्होंने महसूस करना शुरू किया कि अपने भीतर के तूफ़ान में लौटने के इस प्रयास में पहले कभी न देखे गए रंग छिपे थे — दृढ़ता का विद्युत-नीला, जुनून का अग्नि लाल, और संभावना का जीवंत पीला। हर स्मृति एक प्रिज़्म बन गई, जिसके माध्यम से उन्होंने अपने रूपांतरणों का उत्सव मनाया — यह स्वीकारते हुए कि प्रत्येक अराजक क्षण विकास के लिए एक प्रेरणा था। धीरे-धीरे, अराजकता अब कोई शत्रु नहीं रही, बल्कि एक शक्तिशाली ऊर्जा बन गई जो खोज और आत्म-अन्वेषण को प्रेरित करती थी।

"विक्षिप्त चिकित्सक" ने इस अराजक ऊर्जा से और गहराई से जुड़ने का प्रयास किया, अपने अतीत की प्रतिध्वनियों में अटके प्रश्नों को सामने लाते हुए। अराजकता से कौन-सी सृजनशीलता फूटी थी? अंधकार के बीच उन्होंने प्रकाश कहाँ पाया था? इन प्रश्नों पर विचार करते हुए शब्द स्वयं उनकी नोटबुक के पन्नों पर उतरने लगे — ऐसे वाक्यों में ढलते हुए जो नयी समझ के साथ नाच रहे थे। हर उद्घाटन स्वयं में एक कला का टुकड़ा बन गया — अस्तित्व का प्रमाण, जिसे उन्होंने अपनी सच्ची आवाज़ में लिखा था।

दिन हफ्तों में बदल गए, और "विक्षिप्त चिकित्सक" पूरी तरह अपने सृजन में डूब गए — अराजकता और कला के परस्पर खेल में डूबते हुए। उन्होंने कविताएँ लिखीं जो असुरक्षा की कच्ची सच्चाई को झकझोर देने वाली थीं; उन्होंने अमूर्त चित्र बनाए जो उन भावनाओं को व्यक्त कर रहे थे जिन्हें शब्द बाँध नहीं सकते थे; और उन्होंने धुनें रचीं जो उनके भीतर की उथल-पुथल के साथ गूँज रही थीं। सृजन की यह प्रक्रिया एक पवित्र स्थान बन गई — एक ऐसा आश्रय जहाँ अराजकता का स्वागत होता था, उससे प्रश्न किए जाते थे, और अंततः उसे रूपांतरित किया जाता था।

इसी अराजकता के बीच, उन्होंने असुरक्षा के जादू को खोजा — एक अप्रत्याशित उपहार जिसने उनके गले की जकड़न को खोल दिया और रचनात्मकता को प्रवाहित होने दिया। "विक्षिप्त चिकित्सक" को अपनी कला साझा करने में सुकून मिला — उन्होंने इसे कुछ विश्वसनीय साथियों के साथ बाँटा। जब उनके शब्द दीवारों से टकराकर गूँजे, उन्होंने अपने भय का सामना किया — और दर्शकों में बहती आँसुओं और हँसी की लहरों को देखा। हर प्रतिक्रिया एक सेतु बन गई, जो उन्हें दूसरों से जोड़ती गई — उन सब से जो अपने-अपने अराजक जल में रास्ता खोज रहे थे।

साझा सृजनशीलता के इस दृष्टिकोण से जुड़ाव की एक नई कली फूटी। "विक्षिप्त चिकित्सक" ने देखना शुरू किया कि अर्थ केवल व्यक्तिगत संघर्षों से नहीं जन्मता, बल्कि सामूहिक अनुभवों में भी आकार पाता है। कहानियाँ आपस में गुंथने लगीं, और हर साझा कथा के साथ समझ का विस्तार होता गया। आघात का ताना-बाना अब एक सामूहिक कला रूप में बदल गया — जहाँ हर आवाज़ ने अपनी विशिष्ट डोर जोड़कर इस व्यापक कथा को और समृद्ध कर दिया।

"ज्ञानी गुरु" की शिक्षाओं से प्रेरित होकर, उन्होंने सृजन की रूपांतरकारी शक्ति का और गहन अन्वेषण किया। उन्होंने समान विचारधारा वाले लोगों को एकत्र किया, एक ऐसा स्थान बनाया जहाँ कला, अनुभव और चिंतन को अराजकता के बीच साझा किया जा सके। यह विचार धीरे-धीरे एक सामूहिक सभा — एक चिकित्सकीय कार्यशाला — के रूप में विकसित हुआ, जिसने आघात की मौन कहानियों को आवाज़ दी।

इन कार्यशालाओं में, प्रतिभागियों को विभिन्न माध्यमों — चित्रकला, लेखन, नृत्य और कहानी कहने — के माध्यम से अपनी अराजकता को उजागर करने के लिए प्रोत्साहित किया गया। मिलकर उन्होंने एक सहायक समुदाय का निर्माण किया, जहाँ कच्ची अभिव्यक्ति का उत्सव मनाया जाता था, जिससे प्रत्येक सदस्य को अपने विविध अनुभवों में जुड़ाव और अपनापन महसूस हुआ।

"विक्षिप्त चिकित्सक" ने देखा कि कैसे दीवारें ढहने लगीं — और उन टूटनों के भीतर साझा असुरक्षा की सुंदरता उजागर हुई।

दूसरों के साथ घुलते-मिलते हुए, "विक्षिप्त चिकित्सक" ने एक स्पंदित ऊर्जा महसूस की — विद्युतमय, गूंजती हुई, और प्रबल — जो प्रतिभागियों के बीच बह रही थी। उनकी अराजकता में एक एकता थी, एक मौन समझ कि जिन विघटनकारी लहरों से वे गुज़रे थे, उन्होंने ही उन्हें अस्तित्व की गहरी परतों तक पहुँचाया था। धीरे-धीरे यह एहसास उभर आया — *अराजकता रचनात्मकता की उत्प्रेरक है।* यह आगे बढ़ने की प्रेरणा देती है, विकास को बाध्य करती है, और नयी विचारधाराओं व अभिव्यक्तियों की खोज के लिए प्रेरित करती है।

इन सभाओं में उत्पन्न संवादों से प्रेरित और ऊर्जावान होकर, "विक्षिप्त चिकित्सक" ने देखा कि उनकी अराजकता और अधिक रूपांतरित हो रही है — वह प्रदर्शन कला के माध्यम से खोजे जाने वाले विषयों में खिलने लगी। एक सामूहिक परियोजना आकार लेने लगी — एक नाट्य प्रस्तुति, उनकी कहानियों का जीवंत चित्रण, जो रूपक और गहन प्रतीकों में लिपटा हुआ था। उन्होंने मिलकर काम किया, अपने अनुभवों को परत-दर-परत गढ़ते हुए — ठीक उसी जटिल भावनात्मक जाल की तरह, जिसने उन्हें एक-दूसरे से बाँध रखा था।

जब प्रदर्शन का दिन आया, तो वातावरण में बिजली सी ऊर्जा व्याप्त थी। प्रतिभागियों ने अपने कलात्मक अभिव्यक्तियों के माध्यम से अराजकता की व्याख्या साझा की — आनंद, जो दुःख से गुँथा था, हँसी, जो आँसुओं के साथ जुड़ी हुई थी। दर्शक उस अभिव्यक्तियों की बहुरंगी गूंज के साक्षी बने, जहाँ प्रत्येक प्रस्तुति ने दूसरों को अपनी कहानियों पर चिंतन करने के लिए आमंत्रित किया।

उस स्थान में, **टूटा हुआ चिकित्सक (The Fractured Healer)** यह समझ गया कि हर अराजक क्षण में परिवर्तन की संभावना छिपी है — एक ऐसा रहस्योद्घाटन

जिसने उस अंधकार को आलोकित किया जो अक्सर उनकी दृष्टि को धूमिल करता था। उन्होंने सीखा कि **आघात (Trauma)** भी कला का उपकरण बन सकता है, जो आत्म-खोज और संबंधों के लिए नए मार्ग बुनता है। वह अराजकता, जो कभी असहनीय लगती थी, अब एक शक्तिशाली बल में परिवर्तित हो गई थी, जो उन्हें सृजन, जुड़ाव और अन्वेषण की ओर प्रेरित कर रही थी।

प्रदर्शन **संघर्ष में छिपी सुंदरता और अस्तित्व के उत्सव** में बदल गया — उनके जीवन की रूपांतरण यात्रा का उज्ज्वल चित्रण। जब अंतिम प्रणाम किया गया, तो उन्होंने चेहरों पर बहते आँसू, हँसी में झलकती प्रसन्नता, और कमरे में बहती नव-प्रेरित जुड़ाव की धड़कन देखी। **टूटा हुआ चिकित्सक** ने महसूस किया कि वे अपनी अराजकता में अकेले नहीं हैं। अन्य लोग भी अपनी आँधियों के साथ नृत्य कर रहे थे, अपने तूफ़ानों को साहसपूर्वक सुंदरता और मित्रता में बदल रहे थे।

आने वाले दिनों में, अपनी यात्रा और उसके सामुदायिक प्रभाव से प्रेरित होकर, **टूटा हुआ चिकित्सक** ने अपने जीवन में इस रचनात्मक स्थान को विकसित करने का संकल्प लिया। उन्होंने महसूस किया कि अराजकता एक **विकसित होती हुई मोज़ेक (Mosaic)** है — यह सुंदर, जीवंत और प्राणवान हो सकती है यदि उसे सच्चे भाव से अपनाया जाए। उन्होंने एक स्थानीय पत्रिका के लिए नियमित कॉलम लिखना शुरू किया, जहाँ वे अपनी यात्रा की झलकियाँ साझा करते और दूसरों को अपनी अराजक अनुभूतियों को खोजने के लिए आमंत्रित करते। प्रत्येक लेख संवेदनशीलता के ताने-बाने से बुना हुआ एक धागा था — आत्मचिंतन, सृजन और जुड़ाव के लिए निमंत्रण।

उन्होंने समझा कि अराजकता अब कोई अवरोध नहीं रही। यह एक **परखने की भट्टी (Crucible)** बन गई थी, जिसने उनकी पहचान को परिवर्तित कर दिया और उनकी चेतना की सीमाएँ विस्तृत कीं। आघात के कभी नुकीले किनारे अब नरम पड़ चुके थे, जिससे नई दृष्टिकोणों और संसार के साथ गहरे संवादों के लिए स्थान बना।

**टूटा हुआ चिकित्सक** ने इस स्वीकृति में समृद्धि पाई, अपने निरंतर विकसित होते सफर से सीखते हुए।

जब उन्होंने अपने नोटबुक में अंतिम विचार लिखे, तो क्षितिज पर उगते सूर्य की किरणें फैल गईं, अपनी सुनहरी आभा बिखेरती हुई। उन्होंने भविष्य की ओर देखा — अब वह संभावनाओं से भरा था, जो उनके संघर्षों से आकार ले चुका था। अब अराजकता की बेड़ियों से मुक्त, **टूटा हुआ चिकित्सक** सशक्त था — दुनिया से संवाद करने के लिए तैयार, जीवन का एक कलाकार, जो आघात की पृष्ठभूमि पर सृजनशीलता का ब्रश चला रहा था।

इस नई जागरूकता में, उन्होंने पाठकों को अपनी अराजकता के अन्वेषण में शामिल होने के लिए आमंत्रित किया — उनसे आग्रह किया कि वे एक क्षण रुककर उसकी धड़कन को महसूस करें। भीतर उठने वाले तूफ़ान का यह संवेदन अनुभव एक आमंत्रण था — शोर के बीच से अर्थ निकालने, और अपने तूफ़ान से कला रचने का अवसर। उन्होंने लेखन अभ्यास और रचनात्मक गतिविधियाँ साझा कीं, जो पाठकों को अपनी अराजकता को कलात्मक दृष्टिकोण से देखने के लिए प्रेरित करती थीं।

"अपनी भावनाओं को पन्नों पर बहने दो," उन्होंने कहा, "उस अराजकता को अपनाओ जो तुम्हारे अनुभवों में गुँथी है, और उसे अर्थ व संबंधों में ढालो। इस खोज में, तुम्हें वह सुनहरी डोर मिल सकती है जो तुम्हारी कहानी को दृढ़ता और सुंदरता के रूप में रूपांतरित करती है।"

और इसके साथ ही, टूटा हुआ चिकित्सक ने दूसरों के लिए मंच तैयार किया — ताकि वे भी सृजन और संबंध के इस साझा नृत्य में भाग ले सकें। उनकी सामूहिक अनुभूति की ऊर्जा में, उन्होंने उपचार और रूपांतरण की उस वास्तविक संभावना को देखा जो दीपस्तंभ की भाँति चमक रही थी — मार्ग आलोकित करती हुई, न केवल उनके लिए, बल्कि उन सभी के लिए जो अपनी यात्रा की अराजक लहरों में शरण खोज रहे

ो।

## ाधारण का जादू

ुनिया अक्सर जटिलता की छाया में नृत्य करती है, जहाँ अराजकता शासन करती है और जीवन की दौड़ में क्षण अनदेखे रह जाते हैं। फिर भी, हमारे दैनिक अस्तित्व की सतह के नीचे एक आमंत्रण छिपा है — उस अद्‌भुत जादू को खोजने का जो ाधारण में बसता है। यही वह पाठ है जो टूटा हुआ चिकित्सक (The Fractured Iealer) अपने उपचार और जागरूकता की यात्रा के दौरान सीखता है। यह उप-अध्याय सरल सुखों में छिपी गहन सुंदरता को उजागर करता है, और एक ऐसी कथा ुनता है जो सजीव चित्रों और मनन, उपस्थिति तथा जुड़ाव की शक्ति पर प्रेरक वेचारों से समृद्ध है — वे तत्व जो दृढ़ता को पोषित करते हैं।

जैसे-जैसे टूटा हुआ चिकित्सक अपने दिनों से गुजरता है, वह दुनिया को देखने का ्क नया दृष्टिकोण विकसित करता है — ऐसा दृष्टिकोण जो साधारण को असाधारण ामक के साथ प्रस्तुत करता है। खिड़की पर टपकती हल्की बारिश अब जीवन की ड़कन जैसी एक लयबद्ध सिम्फनी बन जाती है। फूल की पंखुड़ियाँ ओस की बूँदों े भार से झुकती हैं, और हर बूँद धूप को छोटे हीरों की तरह पकड़ लेती है। हवा में त्तों की सरसराहट एक कहानी कहती है, हर ध्वनि उन्हें उस क्षण में और गहराई े डुबो देती है। इन्हीं सूक्ष्म विवरणों में टूटा हुआ चिकित्सक जीवन की सरलता के ति नई सराहना खोजता है।

्क सुबह, जब पहली सूर्य किरणें उनकी रसोई में फैलती हैं, टूटा हुआ चिकित्सक अपने हाथों में गर्म कैमोमाइल चाय का प्याला थामे बैठता है। वह भाप को देखता है, ो धीरे-धीरे उठती और आँखों के सामने नृत्य करती हुई हवा में विलीन हो जाती है। ह सरल अनुष्ठान, जो पहले बस एक आदत भर था, अब ध्यान (Meditation) का अनुभव बन जाता है। चाय की गर्माहट उनके हथेलियों में उतरती है और पूरे शरीर

में फैल जाती है, उन्हें वर्तमान में स्थिर करती हुई। हर घूंट अब एक क्षण बन जाता है — उपस्थित रहने, ठहरने और स्वाद व सुगंध को महसूस करने की एक कोमल याद।

चाय बनाने का कार्य, जो कभी एक दायित्व या दिनचर्या लगता था, अब स्वयं के प्रति प्रेम का एक प्रतीक बन जाता है — एक छोटा किंतु महत्वपूर्ण अनुष्ठान जो अराजकता और शांति के बीच पुल बनाता है। यह वर्तमान से जुड़ने का अवसर है साधारण में सुंदरता देखने का निमंत्रण। इस अभ्यास के माध्यम से टूटा हुआ चिकित्सक यह समझने लगता है कि ये क्षण केवल व्यस्त जीवन के बीच रुकावट नहीं हैं, बल्कि जीवन का सार हैं — एक ऐसा जादू जो शक्तिशाली, रूपांतरणकारी और उपचारात्मक है।

पवित्र अनुष्ठानों के माध्यम से समय को चिह्नित करना टूटा हुआ चिकित्सक की यात्रा में एक और परत खोलता है। जब दोपहर की सैर में उनके पैर घास को छूते हैं, तो वे महसूस करते हैं कि ठंडी पत्तियाँ उनके तलवों को गले लगा रही हैं — उन्हें ज़मीन से जोड़ रही हैं। हर कदम धरती के साथ एक संवाद बन जाता है, जो उनके अस्तित्व में जागरूकता की लहरें भेजता है। हवा में ताज़ा कटी घास की सुगंध घुली है, जो खिले चमेली के मीठे महक के साथ मिल रही है। प्रकृति में बिताया हर पल टूटा हुआ चिकित्सक को जीवन की जटिल परतों का साक्षी बनाता है — कीटों का नृत्य, पक्षियों की फड़फड़ाहट, और हर तत्व का अस्तित्व के ताने-बाने में गुंथा होना। यह प्रकृति के साथ संवाद (Communion) उनके भीतर उन अंतर्दृष्टियों के मार्ग खोलता है जो आघात के भार तले लंबे समय से दबे थे।

दयालुता और समझदारी का प्रतीक बने सहायक पड़ोसी (The Supportive Neighbor) की उपस्थिति में, आनंद को फिर से खोजने की यात्रा आगे बढ़ती है दोनों धूप से भरे बरामदे में कॉफी के प्यालों पर हँसी साझा करते हैं — एक ऐसा स्थान जहाँ कमज़ोरी (vulnerability) शक्ति का स्रोत बन जाती है। पड़ोसी, अपनी

स्वयं की यात्रा पर विचार करते हुए, तूफानों के बीच आनंद खोजने की कहानियाँ बाँटता है।
"आनंद हमेशा बड़े-बड़े कार्यों में नहीं मिलता," वह समझाते हैं।
"कभी-कभी यह उस क्षण में होता है जब आप किसी बच्चे की हँसी सुनते हैं, जब सूरज खेतों पर सुनहरी चमक बिखेरता है, या जब एक आलिंगन कुछ पल ज़्यादा देर तक ठहर जाता है — वही है साधारण का जादू।"

इन वार्तालापों के माध्यम से, टूटा हुआ चिकित्सक (The Fractured Healer) की उपचार यात्रा पर समुदाय (community) के गहरे प्रभाव का एहसास होता है। इन आत्मीय क्षणों के साझा करने से अपनापन पनपता है, जो दोनों में दृढ़ता (resilience) को पोषित करता है। वे मिलकर यह खोज करते हैं कि आनंद और जुड़ाव केवल असाधारण अनुभवों में ही नहीं, बल्कि उन छोटे-छोटे दैनिक पलों में भी निहित हैं जो जीवन को अर्थपूर्ण बनाते हैं। उनके नीचे की लकड़ी की फर्श चरमराती है, हवा पेड़ों के बीच रहस्य फुसफुसाती है — उन्हें यह याद दिलाते हुए कि साझा अनुभवों की सादगी में भी सुंदरता बसी है।

जब वे साथ बैठते हैं, तो शोक का घनत्व धीरे-धीरे हल्का होने लगता है, भले ही कुछ क्षणों के लिए ही सही। उनके बीच साझा की गई देखभाल और सहानुभूति (empathy) उनके परिवेश को प्रकाशित कर देती है। साझा हँसी की गूँज आत्माओं में उतरती है, गर्मजोशी और समझ के तरंगें पैदा करती हुई। ऐसे आदान-प्रदान टूटा हुआ चिकित्सक को समुदाय में छिपी उपचार शक्ति की याद दिलाते हैं — यह स्मरण कराते हुए कि उनकी यात्रा अकेली नहीं है, बल्कि उन लोगों की ऊर्जा से गुँथी हुई है जो आनंद और विपत्ति दोनों में उनके साथ चलते हैं।

सजगता (mindfulness) और उपस्थिति (presence), टूटा हुआ चिकित्सक की यात्रा के स्तंभ बन जाते हैं, जो उन्हें अपने आस-पास की सुंदरता की नई सराहना की ओर मार्गदर्शन करते हैं। यह रूपांतरण यह दिखाता है कि कैसे आघात (trauma) भी उन

गहरी अंतर्दृष्टियों के द्वार खोल सकता है जो हमारी आँखों के सामने होते हुए भी अनदेखी रह जाती हैं। वे अपने परिवेश में पूरी तरह डूब जाने का अभ्यास करने लगते हैं — इंद्रियों के माध्यम से अनुभव को समृद्ध बनाते हुए। यह एक दैनिक अनुष्ठान बन जाता है, एक सचेत निर्णय — अपने चारों ओर के चमत्कारों को देखने और महसूस करने का: पत्तों के बीच से छनती धूप की झिलमिलाहट, चट्टानों से टकराती लहरों की आवाज़, या पैरों तले चरमराती पतझड़ की सूखी पत्तियाँ।

इस जागृत दृष्टिकोण के माध्यम से, जो कभी साधारण लगता था, वह अब रंगीन संभावनाओं का कैनवास बन जाता है। बर्तन धोने का कार्य भी एक नृत्य जैसी लय धारण कर लेता है — बुलबुले उठते हैं और नाचते हैं, जब पानी बहता हुआ एक सरल लोरी-सी धुन रचता है। इन दैनिक कार्यों में सजगता से सम्मिलित होकर, टूटा हुआ चिकित्सक प्रवाह (flow) को अपनाना सीखता है — वर्तमान क्षण के सामने समर्पित होकर, साधारण को रूपांतरणकारी अनुभव में बदल देता है।

सजगता की कला धीरे-धीरे उनके लेखन में भी जगह बना लेती है। टूटा हुआ चिकित्सक अक्सर अपने जर्नल में ऐसे अनुभवों को दर्ज करता है — दैनिक जीवन के रंगीन दृश्यों को उकेरते हुए: अस्त होते सूरज के विपरीत रंग, बेकरी से आती ताज़े ब्रेड की खुशबू, या किसी मित्र के साथ साझा की गई हँसी की गूँज। यह लेखन धीरे-धीरे कृतज्ञता (gratitude) की एक खोज में बदल जाता है — एक ऐसा अभ्यास जो उन्हें दुनिया से गहराई से जोड़ता है, जीवन के प्रति उस गहन सराहना को पोषित करता है जो हर धड़कन के साथ खुलती जाती है।

दैनिक जीवन के ताने-बाने में बुने हुए क्षणों में, टूटा हुआ चिकित्सक (The Fractured Healer) गहन सच्चाइयों को पहचानता है। वह समझने लगता है कि जीवन के सबसे सुंदर क्षण भव्य या असाधारण में नहीं, बल्कि साधारण में निहित हैं — उन क्षणों में जो उन्हें गर्मजोशी और सुकून से घेर लेते हैं। सजग श्वास (mindful breathing) के माध्यम से संसार से फिर से जुड़ना, इंद्रियों को जागृत करना, और जुड़ाव को पोषित

करना — इन्हीं के माध्यम से उपचार और रूपांतरण का मार्ग खुलता है।

जैसे-जैसे यह अध्याय खुलता है, टूटा हुआ चिकित्सक पाठकों को इस सजगता (mindfulness) के अभ्यास में शामिल होने का आमंत्रण देता है — उन्हें अपने छोटे-छोटे चमत्कारिक पलों को अपनाने के लिए प्रोत्साहित करता है, चाहे वे कितने ही सूक्ष्म क्यों न हों। एक चिंतनशील अभ्यास (reflective exercise) उन्हें रुकने और साधारण में छिपी सुंदरता को खोजने के लिए प्रेरित करता है। मौन में, पाठकों से आग्रह किया जाता है कि वे अपने परिवेश का अवलोकन करें —

वे कौन-से रंग देख रहे हैं?

कौन-सी आवाज़ें उन्हें घेरे हुए हैं?

कौन-से स्पर्श उनकी त्वचा को महसूस होते हैं?

यह अवलोकन का कार्य उन्हें हर अनुभव को गहराई से आत्मसात करने के लिए प्रेरित करता है, जीवन के उस ताने-बाने के प्रति कृतज्ञता की चिंगारी जगाता है जो प्रतिदिन खुलता जाता है।

इस अभ्यास को आगे बढ़ाने के लिए, टूटा हुआ चिकित्सक उन्हें अपने आस-पास की प्रकृति से जुड़ने के लिए आमंत्रित करता है। शायद वे बाहर निकलें — घास या पत्तियों की बनावट को महसूस करें, या किसी पेड़ की छाल को छूएँ — और इस स्पर्श के माध्यम से धरती से अपने संबंध को गहरा करें। यह अभ्यास एक निमंत्रण बन जाता है — साँस लेने, वर्तमान में रहने, सभी इंद्रियों को संलग्न करने, और अस्तित्व की सादगी में छिपी गहन सुंदरता का स्वागत करने का।

हर पकड़ा गया क्षण एक उपहार है — जो उनके अस्तित्व के मूल में गूँजता है। यह चिंतनशील अभ्यास पाठकों को प्रेरित करता है कि वे साधारण में आनंद खोजें —

किसी बच्चे की हँसी, किसी मित्र की मुस्कान, या अपने पसंदीदा भोजन के स्वाद में छिपा उल्लास। यह उन्हें याद दिलाता है कि जीवन के ये छोटे-छोटे अंश वास्तव में अनमोल खज़ाने हैं, जिन्हें बस महसूस किए जाने की प्रतीक्षा है।

अध्याय के समापन पर, टूटा हुआ चिकित्सक स्वीकार करता है कि साधारण को अपनाने की यह यात्रा निरंतर चलने वाली है — एक ऐसी खोज जो अभ्यास और संकल्प के साथ गहराती जाती है। प्रत्येक दिन एक अवसर बन जाता है — फिर से खोजने का, उस जादू को जो किसी कॉफी की चुस्की में, किसी मुस्कान के आदान-प्रदान में, या प्रकृति में बिताए एक शांत पल में छिपा है। प्रत्येक सजग कदम उस दृढ़ता (resilience) को पोषित करता है, जो कभी आघात (trauma) से धूमिल हुई दुनिया को अब नए अर्थ से भर देता है।

जैसे-जैसे यात्रा आगे बढ़ती है, टूटा हुआ चिकित्सक इस सच्चाई का प्रमाण बन जाता है कि जब साधारण को सजगता और उपस्थिति के साथ देखा जाए, तो वह असाधारण में बदल जाता है। यह एक कैनवास बन जाता है — जो कृतज्ञता के रंगों से रंगा हुआ है — और उस पर जीवन की धड़कन गूँजती है, यह याद दिलाते हुए कि सबसे साधारण क्षणों में भी वह जादू छिपा है जो कभी असंभव प्रतीत होने वाले घावों को भी भर सकता है।
साधारण हमें जीवन का उत्सव मनाने का निमंत्रण देता है, यह प्रकट करते हुए कि आनंद केवल असाधारण अनुभवों में नहीं, बल्कि उन रंगीन स्पर्शों में भी मौजूद है जो हमें हर दिन घेरे रहते हैं — बस आवश्यकता है, उन्हें देखने क

# अध्याय 4: छायाओं के माध्यम से मार्गदर्शन

## यक्तिगत प्रसंग

क छोटे, हल्के अंधेरे में डूबे कैफ़े के शांत कोनों में कुछ लोग इकट्ठा हुए थे — हर केसी के पास अपनी कहानियाँ थीं, जिन्हें वे अपने दिल के करीब थामे हुए थे। कॉफी कपों की हल्की खनक और धीमी बातचीतों की ध्वनि उस स्थान को एक आत्मीय गाहौल में घेर रही थी, जहाँ नाजुकता (vulnerability) का स्वागत किया जा रहा था। ह बैठक, द फ्रैक्चर्ड हीलर द्वारा आयोजित, व्यक्तिगत प्रसंगों को साझा करने के लेए एक पवित्र स्थल थी — आघात और उपचार की कहानियाँ, इस स्वीकारोक्ति के ाथ कि छायाओं में छिपी हुई एक साझा मानवता मौजूद है, जो हम सबको जोड़ती ै।

करोलाइन, गर्म भूरी आँखों और कोमल मुस्कान वाली मध्यम आयु की महिला, गोलने वालों में पहली थी। उसकी आवाज़ हल्की काँप रही थी जब उसने अपने बेटे को एक दुखद दुर्घटना में खोने का अनुभव साझा किया।
ऐसा लगा मानो दुनिया अचानक रुक गई हो," उसने शुरू किया, उसकी आँखें अधूरी आँसुओं से चमक उठीं।
एक पल वो था... और अगले ही पल, वो चला गया।"

करोलाइन ने उस गहन शोक का वर्णन किया जिसने उसे घेर लिया था — एक सर्वग्रासी अंधकार जिसने उससे उसकी खुशी और उद्देश्य छीन लिया था। दिन और ात आपस में घुल गए, हर पल उस असहनीय पीड़ा से चिह्नित था जिसे पार करना असंभव लगता था।

लेकिन अपने दुःख के बीच, कैरोलाइन ने प्रकाश पाया — अपनी समुदाय के रूप में।

दोस्त और पड़ोसी आगे आए, भोजन लाए, प्रेम भरे संदेश भेजे, और बस *मौजूद* रहे
"मैंने सीखा कि दूसरों पर भरोसा करना ठीक है," उसने कहा, उसके शब्दों में दृढ़त
की एक झलक उभर आई।
"उन निराशा के क्षणों में, मैंने जुड़ाव के महत्व को जाना। उनकी करुणा के माध्यम
से ही मैं धीरे-धीरे ठीक होने लगी।"

जब उसने स्वीकृति और स्मरण की अपनी यात्रा साझा की, तो समूह के अन्य सदस
ध्यान से सुनते रहे। वह साझा मौन — सहानुभूति की शक्ति का एक सशक्त प्रमाण
बन गया।

इसके बाद लियम, लगभग तीस वर्ष का एक पूर्व सैनिक, ने गहरी साँस ली औ
अपनी कहानी साझा की।
"जब मैं ड्यूटी से घर लौटा, तो मुझे लगा था कि राहत महसूस होगी। लेकिन उसकी
जगह यादों की एक लहर ने मुझे जकड़ लिया, जो जाने का नाम नहीं लेती थी।"
उसकी आवाज़ हल्की सी टूट गई जब उसने उन रातों का ज़िक्र किया जो नींद रहित
थीं, और जिन्हें फ्लैशबैक और चिंता ने भर दिया था।
"मुझे लगता था कि मैं अपनी ही त्वचा में एक अजनबी बन गया हूँ, अपने आसपास
की दुनिया से कटा हुआ।"

लियम की PTSD से लड़ाई ने उसे एकांत के रास्ते पर धकेल दिया, जहाँ बाहर कदम
रखने का साधारण प्रयास भी घबराहट की लहरें उठा देता था।

थेरेपी और सहायता समूहों के माध्यम से, उसने धीरे-धीरे अपने मन की उथल-पुथल
भरी लहरों में रास्ता बनाना सीखा।

"उन्हीं समूहों में, जब मैंने दूसरों को अपनी संघर्ष की कहानियाँ साझा करते सुना, तो
मुझे एहसास हुआ कि मैं अकेला नहीं हूँ," उसने कहा, उसकी मुद्रा एक शांत शक्ति

में बदल गई।

लियम ने *कमज़ोरी में छिपी ताकत* — यानी असुरक्षा (vulnerability) की शक्ति — के बारे में बात की,

कि कैसे अपने डर और अनुभवों को अन्य पूर्व-सैनिकों के साथ साझा करने से अलगाव की खाई धीरे-धीरे पाटी जाने लगी।

"हमने अपने साझा संघर्षों में सुकून पाया," उसने आगे कहा,
"और मुझे एहसास हुआ कि निराशा की गहराइयों में भी, समझ और सहानुभूति से भरा एक समुदाय मौजूद है।"

उसकी कहानी की गूंज पूरे समूह में फैल गई, यह उजागर करते हुए कि दर्द को स्वीकार करने और दूसरों की ओर हाथ बढ़ाने से ही *लचीलापन* जन्म लेता है।

जैसे-जैसे दोपहर ढलने लगी, परंपरागत दीवारें टूटने लगीं,

और बातचीत में और भी आवाज़ें शामिल हुईं।

**माया**, एक जीवंत युवा कलाकार, ने अपनी *रचनात्मकता के माध्यम से उपचार* की यात्रा साझा की।

"जब शब्दों ने मेरा साथ छोड़ दिया, तब कला मेरी भाषा बन गई," उसने कहा, उसकी मुस्कान ने पूरे कमरे को रोशन कर दिया।

"माता-पिता के तलाक के बाद, मैंने अपनी आवाज़ खो दी थी — एक अंतरंगता जो गुस्से और गलतफहमियों से चकनाचूर हो गई थी।"

माया ने उस अशांत समय में महसूस की गई *चिंता और आत्म-संदेह* को याद किया

— ऐसी भावनाएँ जिन्होंने लगभग उसकी आत्मा को घुटन में डाल दिया था।

कला के विभिन्न रूपों को खोजते हुए, उसने शुरुआत में इसे एक *भागने का साधन* बनाया,

लेकिन जल्द ही उसने महसूस किया कि यह उसकी भावनाओं को *समझने और व्यक्त करने* का एक सशक्त माध्यम है।

"चित्रकारी के माध्यम से, मैंने अपने वे हिस्से दोबारा खोजे जिन्हें मैं खो चुकी थी," उसने कहा,

उसके हाथ अपने विचारों को जीवंत रूप में समझा रहे थे।

जब उसने बताया कि कैसे उसने अपने दर्द को चमकीले रंगों और भावनात्मक चित्रों में बदल दिया,

तो समूह में प्रेरणा की एक नई लहर दौड़ गई।

"हर ब्रशस्ट्रोक मेरी कहानी पर मेरे स्वामित्व की पुनः प्राप्ति थी —

यह स्वीकार करने का तरीका कि *उपचार भी दर्द से जन्म ले सकता है*।"

उसके शब्द गहराई से गूँजे, और उस सभा में एक नई ऊर्जा भर दी।

उसके बाद, **सैमुअल**, जो कोने में शांत बैठा था, ने अपनी कहानी एक संयत शांति के साथ साझा की।

उसने एक दर्दनाक संबंध-विच्छेद के बाद *अवसाद से जूझने* की अपनी कहानी सुनाई —

एक ऐसी सच्चाई जिसने वहाँ मौजूद हर व्यक्ति के दिल को छू लिया।

"मुझे ऐसा लगता था जैसे मैं किसी धुंध में फँस गया हूँ,

जहाँ से स्पष्टता और खुशी की ओर लौटने का कोई रास्ता नहीं था," उसने कहा।

"हर दिन एक पहाड़ चढ़ने जैसा था — और मैं उसे चढ़ने के लिए बहुत थका हुआ महसूस करता था।"

सैमुअल ने वह क्षण याद किया जब वह पूरी तरह टूट चुका था —

अपने अंधेरे कमरे में अकेला बैठा, निराशा में डूबा हुआ।

लेकिन, कैरोलाइन, लियम और माया की तरह,

**सैमुअल को भी जीवनरेखा मिली — थेरेपी के रूप में।**

"समय लगा, लेकिन धीरे-धीरे मैंने समझा कि मदद माँगना कमजोरी नहीं है;

यह *साहस का कार्य* है," उसने कहा।

उसने बताया कि कैसे छोटे-छोटे दैनिक अभ्यास —

जैसे *जर्नल लिखना* और *माइंडफुलनेस का अभ्यास करना* —

उसके पुनर्प्राप्ति (recovery) की दिशा में *पहले कदम* बने।

"मैंने समझा कि उपचार सीधा रास्ता नहीं होता," उसने आगे कहा,

"और यह बिल्कुल ठीक है कि हम चीज़ों को *एक-एक दिन करके* सँभालें।"

उसकी आवाज़ में दृढ़ता आ गई जब उसने सीमाएँ तय करने और 'ना' कहना सीखने की बात की —

अपने जीवन में अपने *स्थान* और *ऊर्जा* को पुनः प्राप्त करने की दिशा में यह एक महत्वपूर्ण मोड़ था।

जब आवाज़ें कच्ची भावनाओं के साथ आपस में घुलने लगीं, तो "द फ्रैक्चर्ड हीलर" ने उनकी कहानियों में बुनी समानताओं पर विचार किया। "आप में से हर एक ने विपत्ति के सामने असाधारण शक्ति दिखाई है। यह हमें याद दिलाता है कि जहाँ आघात हमें तोड़ सकता है, वहीं यह हमें सबसे गहरे तरीकों से जोड़ने की क्षमता भी रखता है।" समूह ने सहमति में सिर हिलाया, उसकी बातों में छिपे सत्य को पहचानते हुए।

टेबल के उस पार, लिंडा, एक बुजुर्ग महिला जिसके चेहरे पर हँसी की रेखाएँ उभरी हुई थीं, ने अपनी दृढ़ता की कहानी साझा की, यह बताते हुए कि कैसे एक असाध्य बीमारी के अप्रत्याशित निदान ने उसके जीवन के दृष्टिकोण को बदल दिया। "मैंने अपना जीवन भविष्य की योजना बनाते हुए बिताया था, लेकिन अचानक सब कुछ बदल गया," उसने सोचा। उस निदान ने, जैसा उसने बताया, ऐसा महसूस कराया जैसे किसी चोर ने उसकी प्रिय चीज़ें चुरा ली हों—उसका नियंत्रण का अहसास और उसके जीवन के उत्तरार्ध के लिए संजोए सपने।

लेकिन निराशा में डूबने के बजाय, लिंडा ने वर्तमान को गले लगाने का निर्णय लिया। "हर दिन एक उपहार बन गया," उसने दृढ़ और स्थिर आवाज़ में कहा। "मैंने अपने प्रियजनों को पत्र लिखना शुरू किया, अपने दिल की बातें उन शब्दों में उड़ेल दीं जिन्हें कहने का शायद कभी अवसर नहीं मिलता।" दूसरों के प्रति आभार और प्रेम व्यक्त करने पर उसका ज़ोर समूह के साथ गहराई से जुड़ गया, जिसने उसकी आत्मा की गर्माहट को महसूस किया। "अपनी संवेदनशीलता को साझा करते हुए, मैंने पाया

के मेरे रिश्ते सुंदर और अप्रत्याशित तरीकों से गहरे हो रहे हैं।" लिंडा की कहानी राजय की नहीं थी; यह जीवन के क्षणभंगुर पलों का आनंद लेने की सुंदरता का माण थी।

जैसे-जैसे कैफ़े कहानियों से भरता गया, प्रत्येक व्यक्ति ने अपनी अनोखी डोर को मुदाय के ताने-बाने में बुन दिया, जिससे उनके अतीत की परछाइयाँ कुछ जीवंत और रचनात्मक में बदल गईं। उनकी कहानियों ने केवल पीड़ा ही नहीं, बल्कि उपचार, सहयोग और सबसे महत्वपूर्ण — आशा — को भी समाहित किया। "द क्क्चर्ड हीलर" ने उनकी आपसी जुड़ाव को देखा और इस सामूहिक समझ की यात्रा का हिस्सा बनकर खुद को सम्मानित महसूस किया।

जैसे ही सभा समाप्ति की ओर बढ़ी, "द सेज मेंटर" ने एक चिंतनशील अभ्यास प्रस्तुत किया। "आइए कुछ पल लें ताकि हम अपनी कहानियों और विकसित की गई दृढ़ता का सम्मान कर सकें," उन्होंने सुझाव दिया, सभी को प्रोत्साहित करते हुए कि वे अपने सफ़र से अब तक सीखा गया एक सबक लिखें। जैसे ही लोगों ने रुककर अपने भीतर हुए परिवर्तनों पर विचार किया, कागज़ की हल्की सरसराहट से वातावरण भर गया।

जब वे फिर से एकत्र हुए, तो प्रत्येक व्यक्ति ने अपने विचार साझा किए, जिससे समूह की सामूहिक बुद्धिमत्ता और भी मज़बूत हो गई। कैरोलाइन ने दूसरों पर निर्भर रहने के महत्व पर बात की, जबकि लियम ने अपने साथियों से जुड़ने में संवेदनशीलता के मूल्य को दोहराया। माया ने आत्म-अभिव्यक्ति की शक्ति पर ज़ोर दिया, और सैमुअल ने उपचार के एक आवश्यक हिस्से के रूप में आत्म-देखभाल की आवश्यकता पर प्रकाश डाला। लिंडा ने ज्ञान साझा किया, समूह को हर दिन को संजोने और वर्तमान क्षण को गले लगाने की याद दिलाई।

जैसे ही बैठक समाप्त हुई, पीछे एक स्पष्ट सौहार्द और समझ की भावना छोड़ते हुए,

"द फ्रैक्चर्ड हीलर" ने अपने भीतर कृतज्ञता की लहर महसूस की। वे परछाइयाँ जिनसे वे गुज़रे थे, गहरी और बहुआयामी थीं, प्रत्येक अनुभव ने उनकी साझ मानवता के ताने-बाने में जीवंतता जोड़ दी।

संग्रहित व्यक्ति, "द फ्रैक्चर्ड हीलर" और "द सेज मेंटर" के साथ, अपनी कहानिय से सशक्त होकर दुनिया में बाहर निकले। उन्होंने समझ लिया कि यद्यपि आघात की परछाइयाँ कभी पूरी तरह मिट नहीं सकतीं, वे उपचार, जुड़ाव और दृढ़ता की रा को प्रकाशित कर सकती हैं। और उसी क्षण, उन्हें एहसास हुआ कि साथ मिलकर वे और भी मज़बूत हैं।

हर व्यक्तिगत अनुभव को साझा करते हुए, उन्होंने ऐसे बंधन बनाए जो पीड़ा से प थे — यह एक शक्तिशाली अनुस्मारक था कि अंधकार के हृदय में भी, हम साझ अनुभवों की रोशनी और सामूहिक उपचार की यात्रा को पा सकते हैं।

## आशा का मार्ग

सूरज क्षितिज के पार डूब गया, अपनी सुनहरी आभा से परिदृश्य को नहला गया और खेतों को रोशन कर गया जो शाम की ठंडी हवा में हल्के-हल्के लहरा रहे थे "द फ्रैक्चर्ड हीलर" एक घास के मैदान के किनारे खड़ी थी, हवा में जंगली फूलों औ ताज़ी मिट्टी की महक घुली हुई थी। इसी शांत क्षण में उन्होंने पहली बार वास्तव मे कहानी कहने की गहरी शक्ति को महसूस किया। जो कभी उनकी आत्मा की गहराइयों में दबी एक फुसफुसाहट थी, अब वह एक गूंज बनकर उभरी—अपनी कहानी साझा करने का आह्वान, अभिव्यक्ति की कला के माध्यम से उपचार की एक खोज।

जैसे ही वे अपने मन के परिदृश्यों में आगे बढ़ीं, यादें उनके चारों ओर खिले फूलों की तरह खिलने लगीं। हर पंखुड़ी, कोमल और नाज़ुक, उनकी कहानी का एक अंश

समेटे हुए थी। पीड़ा, विजय, और निराशा के पल — जो दृढ़ता की चमक के साथ गुँथे हुए थे — उनके अस्तित्व का एक चित्र बना रहे थे। अपने सफ़र की गहराई को समझना अत्यधिक था, लेकिन उसी जटिलता में आशा का बीज छिपा था — यह विश्वास कि यदि वे अपने अनुभवों को साझा करें, तो वे उन लोगों के लिए राह रोशन कर सकती हैं जो आघात की अंधेरी छायाओं में भटक रहे हैं।

एक समय था जब "द फ्रैक्चर्ड हीलर" ने अपनी कहानी को कसकर अपने भीतर बंद रखा था, दुनिया को अपने अस्तित्व के कच्चे पहलू दिखाने से डरते हुए। वर्षों तक, आघात उनके मन में एक निरंतर, झकझोर देने वाली ध्वनि की तरह गूंजता रहा। एकाकीपन का अहसास एक भारी चादर बन गया, जिसने उन्हें मौन में लपेट लिया। आँसू सूख गए, शब्द अधर में रह गए, और वे भ्रम के सागर में डूब गए। लेकिन उनके दिल में एक सच्चाई जागी — कि उनका सफ़र केवल उनका नहीं था; यह मानवता के ताने-बाने में बुना हुआ एक साझा अनुभव था, जो असंख्य अन्य आत्माओं के साथ गूंजता था।

"द फ्रैक्चर्ड हीलर" ने कहानी कहने के विभिन्न रूपों की खोज शुरू की — डायरी लेखन, चित्रकला, संगीत, और विश्वसनीय आत्माओं के साथ सरल संवाद। हर माध्यम ने उनकी भावनाओं को व्यक्त करने का एक अलग तरीका दिया, लेकिन लेखन के माध्यम से उन्होंने अपनी सच्ची अभिव्यक्ति पाई। कलम हाथ में लेकर, वे अपने मन के गहराई तक उतर सकती थीं, उन स्मृतियों को उजाले में ला सकती थीं जिन्हें प्रकाश की आवश्यकता थी। शब्द कागज़ पर बहने लगे — कच्चे, अनगढ़ — जो उनके भीतर के अराजकता और शांति दोनों को समेटे हुए थे।

एक शाम, जब गोधूलि रात में बदल रही थी, "द फ्रैक्चर्ड हीलर" अपनी लेखन-स्थली में बैठी थीं। आसपास टिमटिमाती मोमबत्तियाँ मंद रोशनी फैला रही थीं। उन्होंने आघात से जूझने के शुरुआती पलों को याद किया — वह दिन जब दुनिया का बोझ असहनीय लग रहा था। उस जीवंत स्मृति ने जैसे ही कलम कागज़ को छुआ, शब्दों

के रूप में बाहर आना शुरू कर दिया।

"मुझे याद है, मैं अपने बिस्तर के किनारे बैठी थी, उन छायाओं से घिरी हुई जो मेरी निस्सारता की फुसफुसाहट कर रही थीं। दोपहर की धूप परदों से छनकर कमरे में एक हल्की, गर्म रोशनी फैला रही थी, फिर भी चारों ओर एक ठंडक और खालीपन महसूस हो रहा था। मैंने आँखें बंद कर लीं, इस उम्मीद में कि दर्द गायब हो जाए, लेकिन उस इच्छा के साथ एक और गहरी निराशा ने जन्म लिया। मेरे विचार अंधकार में डूब गए, जहाँ आत्म-संदेह और भय ने मुझे कैद कर रखा था।"

जैसे-जैसे उनकी उंगलियाँ कीबोर्ड पर नृत्य कर रही थीं, "द फ्रैक्चर्ड हीलर" ने अपने भीतर कुछ बदलता हुआ महसूस किया। हर लिखा गया वाक्य एक शुद्धिकरण की तरह था, जो उस बोझ का एक हिस्सा मुक्त कर रहा था जिसे वे वर्षों से ढो रही थीं। यादें लौट आईं—सिर्फ़ घावों के रूप में नहीं, बल्कि गहरे पाठों के रूप में। हर निशान अस्तित्व का एक प्रमाण था। यह कहानी कहने का रूपांतरणकारी कार्य समझ और स्वीकृति की दिशा में एक मार्ग बनता जा रहा था।

हर कार्यशाला, सामुदायिक मिलन या मित्रों के छोटे समूहों में साझा की गई हर कहानी के साथ, "द फ्रैक्चर्ड हीलर" ने उन सच्चाइयों की परतें उजागर कीं जो पहले भीतर चुपचाप छिपी थीं। उनकी संवेदनशीलता ने एक जुड़ाव को जन्म दिया — स्वयं और उन लोगों के बीच एक पुल, जिन्होंने समान संघर्षों को झेला था। वे कहने लगीं, "मैं आपको आमंत्रित करती हूँ अपनी कहानी साझा करने के लिए, क्योंकि ऐसा करने से हम आघात के एकांत को सुलझा सकते हैं," हर प्रेरणादायक फुसफुसाहट के साथ उनका ज्ञान और गहराता गया।

कहानी कहने का यह कार्य एक पवित्र अनुष्ठान बन गया — केवल "द फ्रैक्चर्ड हीलर" के लिए ही नहीं, बल्कि उन सभी के लिए जो सुन रहे थे। हर मुलाकात एक रसायन विद्या की तरह महसूस होती थी, जो पीड़ा को सामूहिक उपचार में बदल

देती थी। जैसे-जैसे उनकी आवाज़ उन स्थानों में गूंजती गई, उन्होंने दूसरों के भीतर भी भार कम होते देखा — वह राहत जो पहले मौन पीड़ा से भरे चेहरों पर अब शांति का भाव बनकर उभर रही थी।

एक दोपहर, एक कहानी कहने की कार्यशाला के दौरान, "द फ्रैक्चर्ड हीलर" ने अपने जीवन के एक अत्यंत मार्मिक अध्याय को साझा किया। उन्होंने भावनाओं को व्यक्त करने की कठिनाई के बारे में बताया; कैसे वर्षों तक वे शर्म के एक अदृश्य कारावास में फंसी रहीं। जैसे-जैसे वे इस अध्याय में गहराई तक उतरीं, परित्याग और हीनता की भावनाओं को साझा करते हुए, उन्होंने देखा कि श्रोता उनकी आवाज़ की लय के साथ साँसें मिला रहे थे। उन्होंने कमरे में सहानुभूति की एक सामूहिक धड़कन को महसूस किया, जो भीतर गहराई तक गूंज रही थी।

जब "द फ्रैक्चर्ड हीलर" ने अपनी कहानी समाप्त की, तो पूरे स्थान में एक गहरी शांति फैल गई। झिझकते हुए हाथ उठने लगे — प्रतिभागी अपनी कहानियाँ साझा करने के लिए उत्सुक थे, अपने कमजोर पहलुओं को उजागर करने के लिए तैयार। यह मिलन एक आदान-प्रदान में बदल गया — एक सुरक्षित ठिकाना, जहाँ यादें और आँसू दोनों स्वतंत्र रूप से बहने लगे। यह उस शक्तिशाली रसायन विद्या का प्रमाण था जो तब जन्म लेती है जब इंसान अपनी सच्चाई को निडर होकर उजागर करता है।

"आपकी कहानी साझा करने के लिए धन्यवाद," एक प्रतिभागी ने कहा, उसकी आवाज़ भावनाओं के बोझ से काँप रही थी। "मुझे लगा था कि मैं अपनी भावनाओं में अकेली हूँ, लेकिन आपको सुनकर एहसास हुआ कि हम सब अपने अतीत के कुछ हिस्से साथ लेकर चलते हैं।"

यह सरल स्वीकृति "द फ्रैक्चर्ड हीलर" के भीतर आत्मचिंतन की एक लहर लेकर आई। उन्होंने महसूस किया कि हर साझा की गई कहानी उन सभी के लिए विकास

की लहरें उत्पन्न कर रही थी — एक ऐसा वातावरण तैयार कर रही थी जहाँ संघर्ष सतह पर आ सकते थे और उपचार अपने आप खुल सकता था। यहीं निहित थी कहानी कहने की परिवर्तनकारी शक्ति — यह याद दिलाने की क्षमता कि हम सब परस्पर जुड़े हैं, सहानुभूति को पोषित करने की शक्ति, और व्यक्तियों को अपनी शक्ति पुनः प्राप्त करने का साहस देने की क्षमता।

इस सामूहिक संवेदनशीलता से प्रेरित होकर, "द फ्रैक्चर्ड हीलर" ने प्रतिभागियों को अपनी कहानियों पर विचार करने के लिए कुछ अभ्यासों का परिचय कराया। उन्होंने कहा, "आइए, हम सब एक कलम उठाएँ या एक आरामदायक जगह खोजें," उन्होंने उस अवसर के लिए तैयार सामग्रियों की ओर ध्यान दिलाते हुए कहा। "हम उन कहानियों की खोज करेंगे जो हमारे भीतर ठहरी हुई हैं, वे पल जिन्होंने हमारी दृष्टि को आकार दिया है। आपने क्या पार किया है? आपके आघातों के भीतर कौन-से सबक छिपे हुए हैं?"

जैसे ही उंगलियाँ खाली पन्नों पर चलने लगीं, सन्नाटा बीच-बीच में सोच के स्वर, कागज़ की हल्की सरसराहट, कलम की खरोंच और कभी-कभी राहत की साँसों से टूटता रहा। प्रतिभागियों ने अपने दिलों को शब्दों में उंडेल दिया, दृढ़ता और आत्म-खोज की समय-रेखाओं को एक साथ बुनते हुए। "द फ्रैक्चर्ड हीलर" उनके बीच घूमते रहे प्रोत्साहन के फुसफुसाते शब्द कहते हुए, एक ऐसा पोषणकारी वातावरण बनाते हुए जहाँ कहानियाँ साँस ले सकें।

एक युवा महिला, सारा, ने धीरे से अपनी रचनाएँ साझा कीं। उसके शब्द पीड़ा से भरे हुए थे, उस एकांत को बयान करते हुए जो उसने अपनी चिंता के संघर्षों के दौरान महसूस किया था। "मुझे हमेशा ऐसा लगा जैसे मेरे सिर पर एक काला बादल मंडरा रहा हो," उसने स्वीकार किया। "लेकिन जब मैंने अपने विचारों को लिखना शुरू किया, तो देखा कि मैं कितनी दूर आ चुकी हूँ। मैंने उन उजालों की झलकें देखीं जो बीच-बीच में चमक उठती थीं — भले ही मुझे लगता था कि तूफ़ान कभी थमेगा

हीं।"

ह आत्मबोध का क्षण "द फ्रैक्चर्ड हीलर" के भीतर गहराई से गूँज उठा। यह अपने ी अनुभवों पर चिंतन करने की उपचार शक्ति का प्रमाण था — एक ऐसा मार्ग जो न अंतर्दृष्टियों तक ले जाता है जो अन्यथा छिपी रह जातीं। "जो आपने साझा किया , वह हमें याद दिलाता है कि अंधकार के बीच भी, हम आशा की खूबसूरत किरणें ब्रोज सकते हैं," "द फ्रैक्चर्ड हीलर" ने उत्तर दिया, अपने साथी कहानीकारों की आँखों में सशक्तिकरण की चमक को बढ़ते हुए देखते हुए।

स सामूहिक कहानी कहने के कार्य के माध्यम से, दीवारें धीरे-धीरे पिघलने लगीं। लोग जो कभी अपने अनुभवों से अलग-थलग महसूस करते थे, अब अपनी साझा ानवता में शक्ति खोजने लगे। उनकी अपूर्णताओं में भी एक अनोखी सुंदरता थी, और हर बोले गए सत्य ने आशा के बीज बो दिए जो आगे चलकर फलेंगे-फूलेंगे। "द क्चर्ड हीलर" ने अपने भीतर एक नई ऊर्जा महसूस की, जब उन्होंने देखा कि लोग अपने अतीत की पीड़ाओं को शक्ति के स्रोतों में बदलते हुए, अपनी कहानियों पर फेर से अधिकार हासिल कर रहे थे।

गातार जुड़ाव की आवश्यकता को पहचानते हुए, "द फ्रैक्चर्ड हीलर" ने तिभागियों को इस सभा से आगे जाकर गहराई से चिंतन करने के लिए प्रेरित किया। न्होंने कहा, "इस सप्ताह अपने सफ़र पर और गहराई से विचार करें," उनकी आवाज़ में आत्मनिर्भरता का एक कोमल बीज बोया जा रहा था। "आप अपनी आवाज़ को अपनी कहानियों में कैसे शामिल कर सकते हैं? साझा करने का यह कार्य आपको आगे कैसे बढ़ा सकता है?"

आने वाले दिनों में प्रतिभागियों ने विभिन्न रचनात्मक अभिव्यक्तियों के रूप अपनाए — अपने अतीत के स्वयं को पत्र लिखना, बोले गए शब्दों में कविताएँ रिकॉर्ड करना, ा उन पलों की तस्वीरें लेना जो स्मृतियों को जगाती थीं। "द फ्रैक्चर्ड हीलर" ने इस

खिलती हुई रूपांतरण प्रक्रिया को देखा और उत्सुकता से प्रतीक्षा करने लगे कि ये अभ्यास किस तरह उनकी अपनी सशक्तिकरण की कहानियों में बुने जाएँगे। उन्होंने समझा कि जो कहानियाँ हम कहते हैं, और जिन तरीकों से हम एक-दूसरे से जुड़ते हैं, वे उपचार के रास्तों को प्रकाशित कर सकती हैं।

एक सप्ताह बाद, "द फ्रैक्चर्ड हीलर" ने समूह को फिर एकत्र किया, उन अनुभवों को साझा करने के लिए जो इस बीच विकसित हुए थे। कमरा उत्साहपूर्ण वार्तालापों से भर गया — लोग अपने विचारों, जीतों और आत्मचिंतन के क्षणों का आदान-प्रदान कर रहे थे।

जैसे-जैसे कहानियाँ खुलती गईं, वे साझा अनुभवों में खिलने लगीं — दृढ़ता और आशा के साक्ष्य, जो कभी मौन अंधेरे के कोनों को रोशन कर रहे थे। व्यक्तिगत राक्षसों से लड़ाई की कहानियों से लेकर पारिवारिक आघात से मेल-मिलाप की कहानियों तक, हर कथा अलग थी, फिर भी हर एक में साझा मानवता की प्रतिध्वनि थी। "द फ्रैक्चर्ड हीलर" हर कहानी की गहराई से पुनर्जीवित महसूस कर रहे थे, सत्य की शक्ति सभा में गूँज रही थी, उनके सामूहिक सफ़र में प्राण फूंक रही थी।

सारा एक बार फिर खड़ी हुई, इस बार उसकी आवाज़ स्थिर थी। उसने साझा किया कि इस प्रक्रिया ने उसकी चिंता को देखने का नज़रिया कैसे बदल दिया। "सालों तक मुझे लगा कि मेरी चिंता मेरी कमजोरी है, कुछ ऐसा जो मुझे परिभाषित करता है। लेकिन कहानी कहने के ज़रिए, मैंने इसे अपनी कहानी का हिस्सा देखना सीखा है — एक ऐसा अध्याय जो मेरे अंत को निर्धारित नहीं करता।" उसके शब्दों में आशा की एक तरंग थी, जो वहाँ मौजूद हर व्यक्ति के दिल में गूँज रही थी।

हर प्रतिभागी ने मान्यता का उपहार प्राप्त किया, यह देखते हुए कि उनकी कहानियाँ कैसे दूसरों में साहस और आत्मचिंतन को जन्म दे रही थीं। प्रेरक विचार फैलते गए — प्रतिभागी लेखन चुनौतियों में भाग लेने लगे, अपनी रचनाएँ और कविताएँ एक

दूसरे के साथ साझा करने लगे, हर शब्द में एक-दूसरे को उठाते हुए।

"द फ्रैक्चर्ड हीलर" ने इस कहानी कहने की भावना को पोषित करने को प्राथमिकता दी, अपना समय दूसरों का मार्गदर्शन करने में समर्पित किया ताकि वे अपनी कला को इस सभा की दीवारों से परे साझा कर सकें। जितना अधिक उन्होंने साझा किया, उतना ही स्पष्ट होता गया कि यह कहानी कहने की प्रक्रिया व्यक्तिगत कथाओं से परे थी — यह एक सामूहिक अनुभव बन गई थी, जो वक्ताओं और श्रोताओं दोनों के लिए सतत पोषण का स्रोत थी।

ऐसा करते हुए, "द फ्रैक्चर्ड हीलर" ने खुद को और अधिक प्रेरित पाया — समुदायों, संगठनों और सहायता समूहों की तलाश में, जो इस संवाद को आगे बढ़ाने के लिए उत्सुक थे। रात दर रात, उन्होंने कहानीकार, दीपवाहक की भूमिका निभाई — उन लोगों के रास्ते रोशन करते हुए जो अब भी अपनी छायाओं में खोए हुए थे, उपचार को प्रोत्साहित करने के अपने मिशन में निडर थे।

कहानी कहने की यह अवधारणा आशा के एक दीपक के रूप में उभर आई — यह दृढ़ घोषणा कि कोई भी अकेला नहीं है। इसने संवेदनशीलता के अर्थ को बदल दिया, उसे शक्ति के रूप में पुनर्परिभाषित किया। प्रतिभागियों ने अपनी कहानियों का स्वामित्व गहराई और सुंदरता से लेना शुरू किया — उनकी कला ने उनके सफ़र को प्रतिबिंबित किया, उनकी भावनाओं को सामूहिक दृढ़ता में पिरोया।

"द फ्रैक्चर्ड हीलर" के लिए, अब यह केवल अपनी कहानी बताने तक सीमित नहीं रहा; यह आवाज़ों के संगम और साझा अनुभवों की मधुर बुनावट के बारे में था। दूसरों को सशक्त बनाकर उन्होंने आशा का एक ऐसा सहारा तंत्र बनाया जहाँ कभी एकाकीपन की धारणाएँ रहती थीं। प्रत्येक व्यक्ति एक मशालवाहक बन गया — अंधकार में अपने साथियों का मार्गदर्शन करते हुए, अपनी स्वयं की उपचार यात्रा के समर्थक के रूप में।

जब वे अपनी सभाओं के अगले चरण की ओर बढ़े, तो “द फ्रैक्चर्ड हीलर” ने एक नया अभ्यास प्रस्तुत किया:

“आइए हम एक सामूहिक कहानी बनाते हैं — एक ऐसी रचना जो हमारी जीत, संघर्ष और विकास का प्रतीक हो।”

उत्साह स्पष्ट रूप से महसूस किया जा सकता था; हर व्यक्ति ने अपनी व्यक्तिगत भागीदारी और अपने अनुभवों की एकता, दोनों पर गर्व महसूस किया।

उन्होंने मिलकर एक कहानी गढ़नी शुरू की — जहाँ व्यक्तिगत प्रसंग सहजता से एक सुसंगत ताने-बाने में जुड़ते चले गए, सामूहिक संवेदनशीलता में निहित शक्ति का एक सशक्त प्रमाण बनते हुए। सहयोग की यह प्रक्रिया उपचार की एक और परत को उजागर कर रही थी, और “द फ्रैक्चर्ड हीलर” साझा कथाओं की इस सुंदरता से विस्मित थे। इस अनुभव ने भविष्य की सभाओं की इच्छा को और प्रज्वलित कर दिया, जहाँ वे अपनी साझा कहानियों की जटिल परतों को बुनना जारी रख सकें।

जब सभा अपने अंत की ओर बढ़ी, “द फ्रैक्चर्ड हीलर” ने प्रतिभागियों को अपने सफ़र पर विचार करने के लिए आमंत्रित किया:
“हम अपनी कहानियों से क्या सीख सकते हैं, और हमारे आपसी संबंध हमें आशा की ओर कैसे ले जा सकते हैं?”
हर व्यक्ति ने अपने विचार लिखे — दृढ़ता और विकास के वादों को शब्दों में समेटते हुए।

सामूहिक श्वास के उस क्षण में, वे सब एक साथ उठ खड़े हुए — शारीरिक और आत्मिक रूप से एकजुट, साझा अनुभव की शक्ति से बंधे हुए। यह एक जीवंत स्मरण था कि हर आवाज़ मायने रखती है।

कहानी कहने के इस कार्य ने न केवल व्यक्तिगत अनुभवों को रूपांतरित किया,

बल्कि सहानुभूति और समझ से बुनी एक समुदाय की रचना भी की।

साझा कथाओं की इस यात्रा के माध्यम से, "द फ्रैक्चर्ड हीलर" ने खोजा कि संवेदनशीलता कमजोरी नहीं है — यह प्रकाश की ओर जाने का एक द्वार है।

इस सत्य को अपनाते हुए, उन्होंने कहानियों में निहित गहन संभावनाओं को समझा — कि जब उन्हें साझा किया जाता है, तो वे बिखरे हुए दिलों को जोड़ सकती हैं और दूसरों को आशा की ओर मार्गदर्शन कर सकती हैं।

जब वे सभा से विदा हुए, "द फ्रैक्चर्ड हीलर" ने अपने सीने में दृढ़ता की एक लहर महसूस की — उपचार का एक वादा, जो उनके समुदाय में निरंतर चक्र की तरह गूंजता रहेगा।

गूंजती कहानियाँ उन उपचार पथों को आलोकित कर रही थीं, जिन्हें उन्होंने उजागर किया था।

आने वाले हर संवाद में वे एक साथ छात्र और शिक्षक बने रहे — लगातार सीखते हुए, और दूसरों को इस परिवर्तनकारी उपचार यात्रा में शामिल होने के लिए आमंत्रित करते हुए — कहानी कहने की कला के माध्यम से।

## सामूहिक दृढ़ता

संध्या का सूरज कमरे में सुनहरी आभा बिखेर रहा था। उसकी किरणें हल्की झिलमिल पर्दों के बीच से अंदर झाँक रही थीं, जिससे वातावरण में शांति और आशा का एक सुंदर मिश्रण उत्पन्न हो रहा था।

यही वह स्थान था — आत्मीय, फिर भी विस्तृत — जहाँ "द फ्रैक्चर्ड हीलर" अपने साथियों के साथ एकत्र हुए थे; उन लोगों के साथ जिन्होंने साझा आघात से गुज़रकर एक सहयोगी समूह का निर्माण किया था।

यह एक ऐसा आश्रय था जहाँ संवेदनशीलता हँसी के साथ घुलमिल जाती थी, और दुःख सुकून के साथ नृत्य करता था। यहाँ दिल खुलते थे और उपचार जड़ें पकड़ता था।

"द फ्रैक्चर्ड हीलर" ने परिचित चेहरों के घेरे की ओर देखा — हर चेहरे पर अपनी कहानी की लकीरें दर्ज थीं।
"द सपोर्टिव नेबर", जो हमेशा साझा करने के लिए घर का बना हुआ व्यंजन लाती थी, और "द आर्टफुल सीकर", जिसकी शांत बुद्धिमत्ता अक्सर कविता के शब्दों में झलकती थी — प्रत्येक व्यक्ति ने उनके सामूहिक अनुभव के ताने-बाने में अपनी अनूठी डोर जोड़ी थी।
ये संबंध एक रंगीन और सजीव मोज़ेक की तरह थे, जो सामूहिक दृढ़ता के सार को मूर्त रूप देते थे।

सभा में संवाद एक धीमी धारा की तरह बह रहा था, जिसमें समझ और अपनापन घुला हुआ था।

"द फ्रैक्चर्ड हीलर" गहरी रुचि से सुन रहे थे, जब दूसरे लोग अपने आघातों की धुंधली यात्राओं के बारे में बोल रहे थे

हर कहानी उन संघर्षों का प्रमाण थी जिनका उन्होंने सामना किया, और साथ ही यह घोषणा भी कि उन्होंने हार नहीं मानी।

व्यक्तिगत किस्सों ने वातावरण को भर दिया — अकेलेपन, निराशा और अडिग आशा की भावनाओं से।

"जानते हो, जब मैं पहली बार यहाँ आई थी, तो ऐसा लगता था जैसे मेरे कंधों पर एक बहुत बड़ा पत्थर रखा हो,"

"द सपोर्टिव नेबर" ने कहा, उसकी आवाज़ कोमल लेकिन दृढ़ थी।
"मुझे लगता था कि कोई भी मेरी स्थिति को समझ नहीं सकता। लेकिन इस घेरे का हिस्सा बनना — अकेले सबकुछ झेलने की बजाय — मेरे लिए सबकुछ बदल गया। ऐसा लगा जैसे किसी ने मेरे बोझ को हल्का करने में साथ दिया।"

समूह में सहमति के भाव से सिर हिलाए गए, जब सबने अपने-अपने अनुभव साझा किए।

"द फ्रैक्चर्ड हीलर" सहजता से आगे झुके, मानो उस सामूहिक संघर्ष का बोझ खुद महसूस कर रहे हों।

उन्हें अहसास हुआ कि ये केवल दर्द के टुकड़े नहीं थे — ये तो उपचार की ओर ले जाने वाले पत्थर थे।

उन्होंने समझा कि आघात से उबरने की यात्रा केवल अकेले लड़ी गई लड़ाइयों की बात नहीं है — यह तो एक सामूहिक विकास है, जो समुदाय में पनपता है।

'यही तो इसकी खूबसूरती है," उन्होंने बीच में कहा, उनकी अपनी आवाज़ हल्की सी काँप रही थी, लेकिन उसमें दृढ़ विश्वास झलक रहा था।

'हम साथ में अधिक मज़बूत हैं। हर बार जब हम अपनी बातें साझा करते हैं, तो हम अपने दिल के बिखरे हुए टुकड़ों को फिर से जोड़ते हैं।

यह समझने की बात है कि हमें यह रास्ता अकेले तय नहीं करना पड़ता।"

जब "द फ्रैक्चर्ड हीलर" बोल रहे थे, उन्होंने कमरे में एक बिजली सी लहर महसूस की — एकजुटता की।

अपनी संवेदनशीलता साझा करते हुए उन्होंने देखा कि बाकी सब लोग थोड़ा और

करीब झुक आए, इस जुड़ाव के माहौल को अपनाने को उत्सुक।

वृत्त के केंद्र में रखी मोमबत्ती धीरे-धीरे टिमटिमा रही थी, उसकी रोशनी उनके चेहरों पर पड़ रही थी — उन चेहरों पर, जो भीतर छिपी अनकही शक्ति को उजागर कर रहे थे।

पूरी शाम कहानियाँ फूल की पंखुड़ियों की तरह खुलती गईं — हर परत में वह दृढ़ता झलक रही थी जो समुदाय में पनपी थी।

एक-एक करके सदस्यों ने वे क्षण साझा किए जब दूसरों की छोटी-छोटी दयालुताओं ने उनके भीतर आशा की एक नई लौ जलाई थी।

कभी यह एक साधारण संदेश था जो ठीक समय पर मिला, तो कभी एक गर्मजोशी भरा आलिंगन जिसने तूफ़ान के बीच उन्हें सुकून दिया।

ये साझा अनुभव उनके चारों ओर सामूहिक दृढ़ता की रजाई की तरह फैल गए — हर कहानी एक धागा, जो सबको जोड़ रहा था।

"द आर्टफुल सीकर", जिसकी शर्ट पर रंगों के छींटे सजे थे, धीरे-धीरे खड़े हुए। उनकी आँखें अनकहे आँसुओं से चमक रही थीं।

"जब मैं चित्र बनाता हूँ," उन्होंने कहा, "तो ऐसा लगता है जैसे मैं अपने भीतर के अंधकार और प्रकाश दोनों को बाहर ला रहा हूँ।

लेकिन मैंने कुछ गहरा महसूस किया — जब मैं अपनी कला साझा करता हूँ, तो वह केवल मेरे दर्द को नहीं बदलती, बल्कि उन लोगों से भी जुड़ती है जो मेरे अनुभव से सामंजस्य महसूस करते हैं।

ऐसा लगता है जैसे हम सब मिलकर एक महाकृति (masterpiece) बना रहे हैं — दर्द

का हर स्ट्रोक समझ के एक स्ट्रोक से मिलता है।"

समूह में सहमति की एक सामूहिक गुनगुनाहट फैल गई।

ये जुड़ाव और सृजन के पल उनके उपचार का अहम हिस्सा थे।

वे अब समुद्र में खोए हुए द्वीप नहीं थे, बल्कि एक सामूहिक द्वीपसमूह (archipelago) के हिस्से थे — हर एक अनोखा, पर सब आपस में जुड़ा हुआ।

"द फ्रैक्चर्ड हीलर" ने महसूस किया कि सामूहिक सहयोग के ज़रिए वे अपनी कहानियों को फिर से परिभाषित कर सकते हैं,

जहाँ सहानुभूति से भरे लोग उनके साथ खड़े थे।

रात बढ़ती गई, और बातचीत ज्वार-भाटे की तरह ebb और flow करती रही।

हँसी की गूंज वातावरण में भर गई, जब विजय की कहानियाँ संवेदनशील पलों के साथ साझा की जा रही थीं।

वे एक-दूसरे के दर्पण बन गए — जो केवल घाव नहीं, बल्कि भीतर छिपे साहस को भी प्रतिबिंबित कर रहे थे।

और यहीं, हँसी और आँसुओं के बीच, उन्होंने एक गहरा सत्य सीखा —

कि संवेदनशीलता में असीम शक्ति है,

और साझा अनुभव आत्मा की दरारों को भर सकते हैं, उन्हें चंगा कर सकते हैं।

इन्हीं साझा पलों में से एक के दौरान समूह ने यह विचार करना शुरू किया कि वे

अपनी समुदाय को इस घेरे से आगे कैसे बढ़ा सकते हैं।

“हमारे अनुभव और हमारी दृढ़ता केवल इन दीवारों के भीतर ही सीमित नहीं रहनी चाहिए,”

‘द सपोर्टिव नेबर’ ने सुझाव दिया, उनकी आवाज़ गंभीर थी, परंतु प्रेरणादायक भी।

“क्यों न हम एक खुला आयोजन करें — उनके लिए जो संघर्ष कर रहे हैं?

हम अपनी कहानियाँ साझा कर सकते हैं, कला रच सकते हैं, और साथ में उपचार पा सकते हैं।”

एक उत्साह की लहर पूरे कमरे में दौड़ गई,

जिसने ‘द फ्रैक्चर्ड हीलर’ के हृदय में उद्देश्य की एक नई चिंगारी जला दी।

उन्होंने महसूस किया कि सामूहिक ऊर्जा की गर्माहट पूरे माहौल में फैल गई है — आशा और एकजुटता की एक गहराती धारा भीतर बह रही थी।

स्पष्ट था कि यह समुदाय केवल स्वयं के उपचार के लिए नहीं था,

बल्कि उस उपचार को दुनिया तक पहुँचाने का एक माध्यम बन गया था।

उस वृत्त में बैठे प्रत्येक व्यक्ति के पास एक अनोखा उपहार था —

कोई व्यक्तिगत दृष्टिकोण, कोई कौशल, या कोई कहानी जो साझा होने की प्रतीक्षा कर रही थी।

साथ आकर वे ऐसे संबंध बना सकते थे जो अपने आप से आगे बढ़कर,

उन लोगों तक पहुँच सकते थे जो अपनी पीड़ा के कारण खुद को अकेला महसूस कर रहे थे।

संभावनाएँ असीम थीं।

जैसे-जैसे विचार प्रवाहित होते गए,
उन्होंने केवल एक आयोजन नहीं, बल्कि एक आंदोलन की कल्पना की —

जहाँ दर्द से मौन पड़े स्वरों को जुड़ाव की शक्ति के माध्यम से गूँजने का अवसर मिले।

'द फ्रैक्चर्ड हीलर' ने उस भविष्य की झलक देखी जहाँ उपचार समुदाय में फैलता जा रहा था,

दया और सहानुभूति के कार्यों से उत्पन्न लहरें विभाजन को मिटातीं और समझ को बढ़ातीं।

यही वह दृष्टि थी जिसमें 'द फ्रैक्चर्ड हीलर' को अपने ही उथल-पुथल भरे विचारों से राहत मिली।

पहली बार उन्होंने अपना रास्ता उद्देश्य की रोशनी में प्रकाशित देखा —

अब वे केवल अपने दर्द से उबरना नहीं चाहते थे,

बल्कि उसे दूसरों को सशक्त बनाने के स्रोत में बदलना चाहते थे।

उन्होंने महसूस किया कि उनकी यात्रा अब और भी समृद्ध हो गई है —

हर चुनौती अब सामूहिक उपचार की ओर एक सीढ़ी बन गई थी।

जैसे ही शाम समाप्ति की ओर बढ़ी और उनका मिलन धीरे-धीरे शांत हुआ,

'द फ्रैक्चर्ड हीलर' ने अपने भीतर कृतज्ञता की गहरी लहर महसूस की।

उस साझा गर्माहट से भरे वातावरण में उन्होंने यह पहचाना

कि विपत्ति की आग में गढ़े गए संबंधों में संपूर्णता को पुनर्स्थापित करने की शक्ति होती है।

यह केवल आघात को पार करने की बात नहीं थी —

बल्कि दृढ़ता की एक बुनावट रचने की थी,

धागे से धागा,

दिल से दिल जोड़ने की।

जाने से पहले, उन्होंने सभी को यह सोचने के लिए आमंत्रित किया कि उनके समर्थन तंत्र (support systems) क्या हैं — और वे अपनी समुदायों में संबंधों को कैसे मजबूत कर सकते हैं।

'द फ्रैक्चर्ड हीलर' ने एक ऐसे संसार की कल्पना की जहाँ कोई भी अकेले पीड़ा न सहे।

क्षितिज पर उगते सूरज की तरह एक मृदु आशा की फुसफुसाहट उठने लगी — एक नए दिन का वादा करती हुई, संभावनाओं से भरी हुई।

"आइए एक पल रुकें," उन्होंने सुझाव दिया,

किसी ऐसे व्यक्ति के बारे में सोचें जो हमारे जीवन में है

ौर जिसे इस प्रकार के जुड़ाव से लाभ मिल सकता है —

ोई मित्र, कोई परिवार का सदस्य, या कोई ऐसा जिसे थोड़े सहारे की आवश्यकता
।

म अपने हाथों और दिलों को इस कमरे से परे कैसे बढ़ा सकते हैं?"

त्त में गहरी शांति छा गई,

सिर्फ खिड़की के बाहर पत्तों की हल्की सरसराहट सुनाई दे रही थी।

स मौन चिंतन के क्षण में,

द फ्रैक्चर्ड हीलर' ने देखा कि

ामूहिक दृढ़ता की चिंगारियाँ प्रत्येक व्यक्ति के भीतर धीरे-धीरे जलने लगी थीं।

स शाम जब वे बाहर निकले,

धूरी रोशनी में कदम रखते हुए,

त्येक सदस्य अपने साथ केवल अपनी उपचार यात्रा का भार ही नहीं,

ल्कि संबंध और समर्थन का वादा भी लेकर चला गया।

ातावरण में नई शुरुआतों की ऊर्जा, साझा उम्मीदों और एक साथ बुने सपनों की
ज थी।

‘द फ्रैक्चर्ड हीलर’ ने अपने भीतर एक अपनापन महसूस किया —

यह समझते हुए कि उपचार एक सामूहिक ताना-बाना है,

जो कई लोगों की बुद्धि और दृढ़ता के धागों से बुना गया है।

अगले सप्ताह ने उस मिलन की पहल को वास्तविक रूप दिया।

‘द फ्रैक्चर्ड हीलर’, अपने सहयोगियों के समर्थन से प्रेरित होकर,

एक खुला सामुदायिक आयोजन आयोजित किया —

कहानियों, कला, और समझ से भरी एक शाम।

शब्द बहने लगे, गीत गाए गए,

और दिल उस तरह खुले जैसे कोई गहरी आत्मा की परत उजागर हो रही हो।

हर प्रतिभागी को अपनी कहानी साझा करने का अवसर मिला,

जिसने सहानुभूति से गूँजती आवाज़ों की एक सिम्फनी रच दी।

जीवन के हर क्षेत्र से लोग वहाँ आए —

कुछ अपनी लड़ाइयों से थके हुए,

कुछ बस जुड़ाव की तलाश में।
जैसे-जैसे कहानियाँ साझा होती गईं,

हाथ आगे बढ़े,

ऐसी आत्माओं के टुकड़े एक-दूसरे से जुड़े

जो दर्द और भय को जानती थीं,

फिर भी उपचार की खोज में एकजुट खड़ी थीं।

वातावरण समझ की गहराई से भरा हुआ था,

एक ऐसी ऊर्जा से जो इस कहावत को जीवंत कर रही थी —

"हम साथ हैं, इसलिए मजबूत हैं।"

वह शाम परिवर्तनकारी सिद्ध हुई।

'द फ्रैक्चर्ड हीलर' और उनके सहयोगियों ने

केवल दूसरों के लिए उपचार का मार्ग नहीं बनाया,

बल्कि स्वयं भी अप्रत्याशित शांति और नवीनीकरण का अनुभव किया।

धीरे-धीरे यह स्पष्ट होता गया कि

दूसरों की कहानियों को स्थान देने में,

वे अपनी ही घावों को सुनने और सम्मान देने की अनुमति भी पा रहे थे।

समुदाय के भीतर लोगों को साझा करने के लिए प्रोत्साहित करके, they ने अपने सामूहिक वर्णन को समृद्ध किया, मानव अनुभव का एक मोज़ेक बनाया जो कच्चा और सुंदर दोनों था। रात ने इस तथ्य को उजागर किया कि उपचार कभी भी एक सीधी यात्रा नहीं होती; यह मुड़ती, घूमती है और मनोहर आश्चर्यों से भरी होती है।

जब सभा अपने अंत की ओर बढ़ी, The Fractured Healer साझा की गई हंसी और आँसुओं के अवशेषों के बीच खड़े थे। यहाँ, उतार-चढ़ाव के बीच, they ने सामूहिक दृढ़ता की शक्ति को अपने सबसे सच्चे रूप में समझना शुरू किया। यह केवल आघात को पार करने के बारे में नहीं था; यह व्यक्तिगत पीड़ा से परे संबंधों को बनाने के बारे में था, एक ऐसे स्थान को पोषित करने के बारे में था जो असुरक्षा, सहानुभूति और करुणा का स्वागत करता था।

आने वाले हफ्तों में, their पहल ने जड़ें जमा लीं, एक साप्ताहिक सभा में विकसित हो गई जो समुदाय में एक परंपरा बन गई, सामूहिक दृढ़ता की शक्ति का एक जीवंत प्रमाण। प्रत्येक बैठक साझा करने, सृजन और उपचार के लिए एक मंच बन गई, जहाँ व्यक्ति एक साथ अपनी कहानियाँ बुनने के लिए एकत्र हुए, समर्थन और प्रोत्साहन का वातावरण बनाते हुए।

The Fractured Healer अक्सर इस बात पर आश्चर्यचकित होते थे कि अनुभव साझा करने जैसी सरल चीज़ जीवन को कैसे बदल सकती है। अब वे केवल जीवित बचे नहीं थे; वे अब आशा के योद्धा थे, अपनी कहानियों को तलवारों की तरह थामे हुए, कलंक का सामना करते हुए और उन गलत धारणाओं को चुनौती देते हुए जो अक्सर आघात को घेरे रहती थीं।

इस विकसित होती उपचार की कथा में, they ने समुदाय के महत्व को समझा: प्रत्येक व्यक्ति की महत्वपूर्ण भूमिका, जिसमें The Supportive Neighbor और The Artful Seeker शामिल थे, जो इस आपस में जुड़े दृढ़ता के जाल में भूमिका निभाते थे। यह एक सुंदर स्मरण था कि कैसे उपचार की यात्राएँ संबंधों के प्रयासों से समृद्ध होती हैं, एक साधारण भोजन पर साझा हँसी से, समझ से भरे मौन के क्षणों से, और एक आत्मा से दूसरी आत्मा तक प्रज्वलित होती सहानुभूति की अग्नि से।
जब उनकी सभाओं की पहली वर्षगांठ नजदीक आई, The Fractured Healer ने खुद को संबंध के दर्शन पर ध्यान केंद्रित करते पाया; they ने स्वयं को केवल एक

चेकित्सक के रूप में नहीं बल्कि दूसरों के लिए एक माध्यम के रूप में कल्पना की, ताकि वे भी ठीक हो सकें जब they अपने ही साए पर पड़े प्रकाश को साझा करते हैं।

"आइए हम एक-दूसरे के लिए आशा की फुसफुसाहट बने रहें," they ने एक सभा में घोषणा की, उनके शब्दों में एक नई दृढ़ता झलक रही थी। "आइए अपनी कहानियाँ साझा करें, अपने समुदाय को बनाते रहें, और सबसे बढ़कर, यह याद रखें कि हम इस यात्रा पर साथ चल रहे हैं।"

जब they ने निष्कर्ष निकाला, तो उन्होंने समूह को आमंत्रित किया कि वे इस पर विचार करें कि वे न केवल व्यक्तिगत उपचार बल्कि रचनात्मक अभिव्यक्तियों को भी कैसे पोषित कर सकते हैं, जो उनके सामूहिक वर्णन को बुनते रहने में मदद करेंगी। प्रत्येक सत्र एक अन्वेषण बन गया — कला, गीत, नृत्य, या साझा चिंतन की एक यात्रा — जब तक कि समुदाय का सार एक अटूट एकजुटता के बंधन में परिवर्तित नहीं हो गया।

उस घेरे में बने हर संबंध में, The Fractured Healer ने सामूहिक दृढ़ता की जीवंतता को प्रतिध्वनित होते हुए महसूस किया, उन रास्तों को प्रकाशित करते हुए जो कभी अंधकारमय और भयावह लगते थे। they ने छाया और प्रकाश दोनों को समान रूप से अपनाना सीखा, यह समझते हुए कि उपचार अक्सर उन स्थानों से आता है जो बीच में होते हैं — जहाँ सामुदायिक एकजुटता व्यक्तियों को नए क्षितिजों की ओर अग्रसर करती है।

The Fractured Healer का हृदय कृतज्ञता से भर गया जब they ने उन पवित्र दीवारों के भीतर किए गए उस पावन कार्य पर चिंतन किया — वह कार्य जिसने उन्हें असुरक्षा के भीतर सच्ची शक्ति की खोज तक पहुँचाया, न केवल अपनी बल्कि उन अनेक ज़िंदगियों की भी जिन्हें they ने छुआ था। प्रत्येक साझा की गई कहानी, बहाया गया

हर आँसू, और गूँजी हर हँसी, उपचार का एक आधारस्तंभ बन गया, उस विशाल मोज़ेक में जो वे सब मिलकर बारीकी से बुन रहे थे।

इस दृढ़ता की यात्रा में, The Fractured Healer ने सीखा कि उपचार केवल एक गंतव्य नहीं है, बल्कि एक जटिल, विकसित होती राह है — जो विकास, संबंध और गहरी समझ से परिपूर्ण है। इस एहसास ने उनके भीतर एक अग्नि प्रज्वलित की — यह अडिग विश्वास कि सामूहिक दृढ़ता की शक्ति आने वाले वर्षों तक उनके और अनगिनत अन्य लोगों के जीवन में गूँजती और प्रतिध्वनित होती रहेगी।

# अध्याय 5: संवेदी परिदृश्य: आघात से परे

## सक्रिय सहभागिता अभ्यास

जब आप इस संवेदनात्मक अन्वेषण की यात्रा पर निकलें, तो एक शांत स्थान खोजें जहाँ आप पूरी तरह से अनुभव में डूब सकें। सुनिश्चित करें कि आप आरामदायक स्थिति में हैं, अपने शरीर को रिलैक्स करने दें और अपने मन को शांति में बसने दें। आप बैठ सकते हैं या लेट सकते हैं, जो भी आपको सही लगे। जब आप स्थिर हो जाएँ, तो धीरे-धीरे अपनी आँखें बंद करें। अपनी नाक से गहरी साँस लें और धीरे-धीरे अपने मुँह से छोड़ें। किसी भी तनाव को छोड़ दें और अपनी साँस की लय पर ध्यान केंद्रित करें।

अब, एक शांत दृश्य की कल्पना करें, एक ऐसा स्थान जो आपको सुरक्षित और सुखद लगता हो। यह एक शांत समुद्र तट, हरा-भरा जंगल, या शांत पहाड़ी शिखर हो सकता है। इस वातावरण के हर विवरण की कल्पना करें।

अपने चारों ओर के रंगों से शुरुआत करें। आकाश के नीले रंगों या आपके आसपास की हरियाली के रंगों की छाया को देखें। आप कौन-कौन से रंग पहचान सकते हैं? क्या वहाँ गर्म पीले या ठंडे बैंगनी रंग हैं जो गहराई जोड़ते हैं? अपने आप को इन रंगों की खोज करने दें। अपनी कल्पना के साथ जुड़ते हुए, महसूस करें कि प्रत्येक रंग आपके भीतर कौन-सा भाव पैदा करता है। क्या सूर्य की गर्म चमक आपको शांत करती है, या समुद्र का गहरा नीला रंग आपको शांति का अनुभव कराता है? इन भावनाओं को अपनाएँ जब वे आपके ऊपर बहें।

गहरी साँस लेते हुए, अपने चारों ओर की ध्वनियों पर ध्यान केंद्रित करने का प्रयास करें। इस सुरक्षित स्थान में, आप क्या सुन सकते हैं? किनारे पर लहरों की हल्की थपथपाहट? हवा में पत्तियों की सरसराहट? ध्वनियों की विभिन्न परतों को नोट करें। क्या आप दूर से पक्षियों की पुकार सुन सकते हैं? शायद हवा की धीमी फुसफुसाहट? इन ध्वनियों पर ध्यान केंद्रित करें, और हर ध्वनि को एक गर्म कंबल की तरह अपने

आप में समेटें। प्रत्येक ध्वनि शांति की याद दिला सकती है, आपके उपचार यात्रा के संगीत का एक स्वर।

अब, अपने ध्यान को इस दृश्य में मौजूद बनावटों की ओर मोड़ें। यदि आप समुद्र तट पर हैं, तो अपने नीचे रेत की गर्मी महसूस करें, अपनी उंगलियों के बीच की खुरदरी बनावट। यदि आप पेड़ों से घिरे हैं, तो कल्पना करें कि छाल की खुरदरी सतह या जंगल की जमीन पर नरम काई जैसी चादर। अपनी कल्पना में अपनी उंगलियों से इन बनावटों को महसूस करें। क्या आप इन्हें छूने की कल्पना कर सकते हैं? महसूस करें कि ये बनावटें सुरक्षा और स्थिरता का संचार करती हैं, आपको आपकी उपचार यात्रा में एंकर करती हैं।

अब, इस अनुभव पर एक पल के लिए विचार करें। विभिन्न संवेदनात्मक तत्वों के साथ जुड़ते समय कौन-कौन सी भावनाएँ और विचार उत्पन्न हुए? इन भावनाओं को अपने उपचार यात्रा के खजाने, स्मृति चिन्ह के रूप में कैप्चर करें। यह याद रखना महत्वपूर्ण है कि ये अनुभव केवल अभ्यास नहीं हैं; ये आपके इन्द्रियों और आंतरिक आत्मा के साथ पुनः जुड़ने के लिए निमंत्रण हैं।

अगले अभ्यास में जाने के लिए, जब आप तैयार हों, तो धीरे-धीरे अपनी आँखें खोलें। अपने आस-पास के वातावरण में वापस आने के लिए कुछ पल लें, जबकि अपने चारों ओर की जीवंत दुनिया के प्रति जागरूकता बनाए रखें। इसके बाद अपने विचार और अनुभव नोट करना सहायक होता है, किसी जर्नल में अपनी भावनाएँ और अवलोकन लिखें। आत्म-चिंतन इस प्रक्रिया का एक महत्वपूर्ण हिस्सा है।

अगले अभ्यास में, आइए संगीत के साथ जुड़ें, एक ऐसा कला रूप जो भाषा से परे जाकर सीधे हमारी भावनाओं तक पहुँचता है। कोई ऐसा संगीत चुनें जो आपके साथ प्रतिध्वनित हो, जो भावनात्मक प्रतिक्रिया उत्पन्न करे, चाहे वह खुशी हो, स्मरणीयता, दुःख, या शांति।

जब आप उस संगीत को सुनें, तो फिर से अपनी आँखें बंद करने का प्रयास करें और संगीत को अपने ऊपर बहने दें। ध्यान दें कि प्रत्येक सुर आपकी भावनाओं के साथ कैसे प्रतिक्रिया करता है। उस संगीत की गतिशीलता का अन्वेषण करें: वे क्रेशेंडो

जो आपको उठाते हैं, वे नरम क्षण जो आपको अंतर्मुखी बनाते हैं। विभिन्न वाद्य यंत्रों को सुनकर आप कैसा महसूस करते हैं? क्या आप आँखें बंद करके उन वाद्य यंत्रों की कल्पना कर सकते हैं जो बज रहे हैं? स्ट्रिंग्स, पर्कशन, ब्रास, वुडविंड्स की कल्पना करें और देखें कि वे आपके अनुभव में सामूहिक रूप से कैसे योगदान करते हैं।

इस माधुर्यपूर्ण अन्वेषण में, अपनी कल्पना को ध्वनि के साथ चित्रित करने दें। प्रत्येक सुर को एक रंग के रूप में, प्रत्येक ताल को एक बनावट के रूप में देखें। जैसे-जैसे संगीत विभिन्न भावनाओं को जगाता है, उन स्थानों की पहचान करें जहाँ ये भावनाएँ उत्पन्न होती हैं। क्या ये कोई स्मृति जगाते हैं? कोई खुशी, भय, या आशा का क्षण? उस स्मृति के साथ बैठें और उसे खुलने दें।

जैसे ही आप इस संवेदी अनुभव में गहराई से डूबते हैं, ध्यान दें कि क्या कोई आघात या दर्द के विचार उभरते हैं। इन विचारों के साथ उपस्थित रहें, बिना किसी निर्णय के उनकी उपस्थिति को स्वीकार करें। याद रखें, यह एक सुरक्षित स्थान है; आप तय करते हैं कि इन भावनाओं के साथ कितनी देर रहना है।

संगीत समाप्त होने के बाद, अपने अनुभव के बारे में जर्नल में लिखने के लिए एक क्षण लें। आपने कौन-सी संवेदनाएँ महसूस कीं? कौन-से रंग आपके मन में आए? इस अभ्यास ने आपकी भावनात्मक परिदृश्य के कौन-से पहलू उजागर करने में मदद की? स्वतंत्र रूप से लिखें, अपने विचारों को बिना किसी रोक-टोक के बहने दें।

अगले संवेदी अभ्यास के लिए, चलिए अपना ध्यान स्पर्श संबंधी अनुभव पर केंद्रित करते हैं। विभिन्न बनावट वाले वस्तुएँ एकत्र करें, जैसे एक मुलायम कंबल, एक खुरदरी पत्थर, एक चिकना कांच का टुकड़ा, या एक सुगंधित मोमबत्ती। इन वस्तुओं को अपने हाथों में पकड़ें, फिर से अपनी आँखें बंद करें, और उनके द्वारा उत्पन्न भावनाओं, संवेदनाओं और स्मृतियों के प्रति ध्यान दें।

सबसे पहले, मुलायम कंबल से शुरू करें। अपनी उंगलियों को इसकी सतह पर

घुमाएँ, और इसकी गर्माहट और आराम को महसूस करें। उस समय को याद करें जब आप सुरक्षित और आरामदायक महसूस कर रहे थे। शायद आप बर्फीले दिन में कंबल के अंदर लिपटे हुए थे या किसी प्रियजन की बाहों में सुरक्षित महसूस कर रहे थे। उन स्मृतियों को अपनी आत्मा में गर्माहट भरने दें।

इसके बाद, अपना हाथ खुरदरे पत्थर पर रखें। महसूस करें कि असमान सतह आपकी त्वचा के खिलाफ कैसी लगती है। लचीलापन (resilience) के विचार पर ध्यान दें, जैसे पत्थर तत्वों और समय का सामना करता है। यह आपको आपके जीवन में किस चीज़ की याद दिलाता है? क्या कोई चुनौती है जिसने आपकी पहचान को आकार दिया? क्या धैर्य और शक्ति में कोई सबक निहित है?

अब, चिकने कांच के टुकड़े की ओर बढ़ें। अपनी हथेली पर इसकी ठंडक महसूस करें। इसकी पारदर्शिता की कल्पना करें और देखें कि यह प्रकाश के साथ कैसे खेलती है। यह स्पष्टता और दृष्टिकोण (clarity and perspective) का प्रतीक हो सकता है, यह याद दिलाते हुए कि अंधकार में भी, रोशनी टूटकर प्रवेश कर सकती है। आपके मन में कौन-सी समझ या वास्तविकताएँ उभरती हैं? आप इस स्पष्टता का उपयोग कैसे कर सकते हैं ताकि पिछले आघात से आगे बढ़ सकें?

अंत में, सुगंधित मोमबत्ती जलाएँ, और उसकी खुशबू को महसूस करें जो हवा में फैलती है। इस सुगंध से स्मृतियाँ या भावनाएँ जाग सकती हैं। खुशबुएँ हमारे मस्तिष्क से गहराई से जुड़ी होती हैं और हमारी भावनात्मक अनुभवों के भूले हुए हिस्सों को खोल सकती हैं। यह सुगंध आपको किसकी याद दिलाती है? सुरक्षा, प्रेम, खुशी, या शायद दुःख भरे क्षण? इन अनुभवों को अपनी उपचार यात्रा का हिस्सा मानें।

जैसा कि पहले किया, अब अपने विचारों और अनुभवों को जर्नल में लिखने के लिए समय निकालें। यह देखें कि प्रत्येक संवेदना ने आपकी भावनात्मक स्थिति को कैसे प्रभावित किया। यह स्पर्श-संबंधी (tactile) अभ्यास मस्तिष्क को पुनःसंचालित करने

में मदद करता है, इसे आघात से खोज और मुक्ति की ओर ले जाता है।

अब, फिर से दृश्यांकन (visualization) की ओर जाएँ, इस बार प्रकृति को उपचारक तत्व के रूप में ध्यान में रखते हुए। एक आरामदायक स्थिति में बैठें और अपनी आँखें बंद करें। कल्पना करें कि आप एक जीवंत बगीचे में हैं, जो आपकी कल्पना की सारी सुंदरता से भरा है। फूलों की कल्पना करें; उनके कौन-कौन से रंग हैं? क्या वहाँ लाल, पीले, नारंगी या नीले रंग हैं? देखें कि वे हवा में कैसे नाचते हैं, और उनके हाव-भाव में खुशी कैसे झलकती है।

हर साँस के साथ, फूलों की खुशबू को अपनी फेफड़ों और आत्मा में भरें। हर साँस छोड़ते समय, किसी भी तनाव या नकारात्मक भावनाओं को बाहर निकालें जो आपके भीतर जड़ जमा चुकी हैं। इस आदान-प्रदान को एक शुद्धिकरण (purification) अनुष्ठान के रूप में महसूस करें, जो हृदय और मस्तिष्क को साफ करता है।

अब, अपने ध्यान को बगीचे की ध्वनियों की ओर केंद्रित करें। क्या आप मधुमक्खियों की भिनभिनाहट, पक्षियों की चहचहाहट, या पत्तियों की सरसराहट सुन सकते हैं? प्रत्येक ध्वनि जीवन की सिम्फनी में योगदान देती है, सामंजस्य की अनुभूति पैदा करती है। इन ध्वनियों को अपने ऊपर बहने दें, और अपने बेचैन मन को शांति दें।

यहाँ, आप पेड़ों से लटके जीवंत फलों की कल्पना कर सकते हैं। उन्हें छूने की कल्पना करें, प्रत्येक का अपना अलग बनावट और खुशबू है। अपनी उंगलियों को चिकनी सेब या खुरदरी संतरे पर चलाएँ; महसूस करें कि प्रत्येक फल आपको कैसी संवेदनात्मक खुशी प्रदान करता है। सोचें कि ये पोषण (nourishment) आपको जीवन में अच्छाई की याद दिलाते हैं, भले ही आप चुनौतियों का सामना कर रहे हों।

जब आप धीरे-धीरे इस दृश्यांकन (visualization) से लौटें, तो उस बगीचे में पैदा हुई

भावनाओं को अपने साथ ले जाना न भूलें। प्रत्येक सत्र के बारे में जर्नल में लिखना आपको अपनी प्रगति और परिवर्तन को ट्रैक करने की अनुमति देता है। देखें कि प्रकृति के तत्व आपकी भावनात्मक चिकित्सा (emotional healing) के साथ कैसे प्रतिध्वनित होते हैं। प्रकृति की संवेदनाओं में डूबने से आपके दृष्टिकोण में आघात (trauma) के प्रति क्या बदलाव आया?

हमारे अंतिम संवेदनापूर्ण (sensory-rich) अभ्यास के लिए, चलने-फिरने और गति को अपनी प्रैक्टिस में शामिल करें। यदि आप सक्षम हैं, तो खड़े होकर अपनी टांगों के नीचे की जमीन को महसूस करें। धीरे-धीरे अपने शरीर को हलके से हिलाएँ, बाएँ-दाएँ झूलें या धीरे-धीरे अपने हाथों को घुमाएँ। फिर से अपनी आँखें बंद करें और अपने शारीरिक संवेदनाओं (physical sensations) पर ध्यान दें।

जब आप झूल रहे हों, तो अपने चारों ओर ऊर्जा की कल्पना करें: जीवन का प्रवाह आपके अस्तित्व के चारों ओर घूम रहा है। कल्पना करें कि यह ऊर्जा आपके शरीर से होकर बह रही है, और आपके आघात से जुड़ी किसी भी दबाई हुई भावनाओं को छोड़ रही है। हर गति के साथ, अपने शरीर को उस भाव को व्यक्त करने दें जिसे शब्द व्यक्त नहीं कर सकते। क्या आपके शरीर में कोई तंगी या भारीपन महसूस होता है? इन्हें बिना निर्णय के देखें, और इस आंदोलन के माध्यम से उनके अस्तित्व का सम्मान करें।

अब अपने आंदोलनों में सांस को शामिल करें। जब आप अपने हाथों को सिर के ऊपर फैलाएँ, तो गहरी सांस लें। अपने सीने और फेफड़ों के फैलाव को महसूस करें। सांस छोड़ें और अपने हाथों को नीचे लाएँ, किसी भी बोझ को छोड़ते हुए। इस लयबद्ध (rhythmic) आंदोलन को, जो सांस और रिलीज़ का नृत्य है, अपनी आत्मा में गर्माहट और ऊर्जा लौटाने दें।

अपने शरीर को नेतृत्व करने दें, ऐसे तरीके से हिलें जो आपको प्राकृतिक और सुखद

गे। यह हलका झूलना, गहरी खिंचाई (stretch), या कोई और जोरदार गति हो सकती है। सुनें कि आपका शरीर क्या चाहता है। जैसे कोई नहीं देख रहा हो वैसे नृत्य करें, अपने हृदय की धुन को अपनी लय का मार्गदर्शन करने दें। यह आपके शरीर का उत्सव है, आपकी लचीलापन (resilience) का प्रमाण है।

जब आप इस गति अभ्यास को समाप्त करें, तो स्थिर हो जाएँ। कुछ गहरी सांसें लें और स्थिरता में लौटें। चिंतन करें कि कैसे गति और सांस मिलकर उपचार के लिए स्थान बनाते हैं। इस अनुभव के बारे में जर्नल में लिखना आपको अपने शारीरिक संवेदनाओं और भावनात्मक अवस्थाओं के बीच संबंधों को और अधिक गहराई से समझने की अनुमति देता है।

इन सभी संवेदनात्मक अभ्यासों (sensory engagement practices) ने आघात को पार करने (transcend trauma) का द्वार खोल दिया है, जो हमारे भीतर गहरे जुड़ाव के माध्यम से उपचार का निमंत्रण देते हैं। इस यात्रा के दौरान, आपने रंगों, ध्वनियों, बनावटों और आंदोलनों का अन्वेषण किया, और अपनी वास्तविकता की नई समझ को जागृत किया। जैसे-जैसे आप अपनी चिकित्सा यात्रा जारी रखते हैं, याद रखें कि ये अभ्यास केवल व्यायाम नहीं हैं, बल्कि आत्म-खोज और परिवर्तन के उपकरण हैं।

एक Fractured Healer के रूप में, आपके पास अपनी कहानी को फिर से आकार देने की सहज क्षमता है, आघात से प्रबोधन (enlightenment) की ओर रास्ते बनाने की। ये संवेदनात्मक अभ्यास आपकी यात्रा को प्रकाशित करते हैं, यह दिखाते हुए कि प्रत्येक भावना, प्रत्येक अनुभव, आपकी वृद्धि (growth) के ताने-बाने का अभिन्न हिस्सा है। इन अंतर्दृष्टियों (insights) को अपनी ओर मार्गदर्शन करने दें, जिससे आपका जीवन जागरूकता, सृजनात्मकता, और उद्देश्य से भरपूर हो। आपकी चिकित्सा यात्रा केवल व्यक्तिगत यात्रा नहीं है; यह उन सभी के लिए आशा का प्रकाशस्तंभ है जिन्होंने आघात की छायादार पथों से गुजरना अनुभव किया है। अपनी कहानी की सुंदरता, अपनी भावनाओं के बहुपक्षीय रंगों को अपनाएँ, और अपनी

यात्रा को लचीलापन और गरिमा की एक सिम्फनी में विकसित होने दें।

## सिंस्थेटिक अनुभवों की जागरूकता

हमारे चारों ओर की दुनिया अनकहे रंगों, ध्वनियों और बनावटों (textures) से गूंजत रहती है, फिर भी हम अक्सर इन्हें दिनचर्या और परिचित माहौल की धुंध में अनदेख कर देते हैं। जब आघात (trauma) आता है, तो यह उस परदा को खींच देता है ज साधारण और असाधारण के बीच है। यह हमारी संवेदनाओं की सीमाओं को तो देता है, हमें ऐसे सिंस्थेटिक अनुभवों (synesthetic experiences) के लिए खोल देत है जो साधारण को शानदार में बदल देते हैं। मेरे लिए, इस जागरूकता का अनुभ तब हुआ जब मैं अपनी स्वयं की उपचार यात्रा (healing journey) के तूफानी पान में नेविगेट कर रहा था, एक ऐसी यात्रा जिसने आघात के दर्द को बनावट वा अनुभवों के बगीचे में बदल दिया।

मुझे स्पष्ट रूप से याद है पहली बार जब मेरी इंद्रियाँ इस तरह टकराईं कि यह भ्रमि करने वाला और उत्साहजनक दोनों लगा। मैं पार्क में एक शांत बेंच पर बैठा था, चार ओर पक्षियों की चहचहाहट और पत्तियों की सरसराहट सुनाई दे रही थी। पक्षियों क हर धुन के साथ, मैंने ऐसा स्वाद अनुभव किया जिसे मैं केवल मीठे, उबलते शहद क रूप में वर्णित कर सकता था। घास का हरा रंग गहराई में बदल गया, एक समृ पन्ना जैसा जो गर्माहट फैला रहा था, जबकि आकाश, एकदम नीला, शांति की कहान सुनाता प्रतीत हो रहा था। मेरी इंद्रियों का यह अप्रत्याशित संगम केवल ए असामान्यता नहीं था; यह आघात के अराजकता से जन्मा एक उपहार था, जो मु ऐसे पल देता था जहां वास्तविकता जीवंत और ऊर्जा से भरपूर महसूस होती थी।

जैसे ही मैं वहां बैठा रहा, मुझे दुनिया की मिठास अपने भीतर बहती हुई महसूस हु उन छायाओं को उजागर करती हुई जो आघात ने पहले मेरे मन पर डाली थीं। मैं देखा कि ये सिंस्थेटिक अनुभव केवल दर्द से ध्यान हटाने वाले माध्यम नहीं हैं, बल्कि

मेरे अपने अस्तित्व की परतों में गहराई तक जाने का निमंत्रण हैं। फ्लेवर, रंग और ध्वनि को इस नए तरीके से अनुभव करने का हर सामना उस सिम्फनी की प्रतिध्वनि जैसा था जिसे मैं लंबे समय से भूल चुका था।

इस दृष्टिकोण के माध्यम से, मैंने साधारण में सुंदरता को फिर से खोजा: कैसे धूप ओस से भरे पत्तों पर पड़ती है, घास पर चमक पैदा करती है जो आशा की फुसफुसाहट की तरह महसूस होती है। प्रकृति की बनावट बेहद जीवंत हो गई: पेड़ की खुरदरी छाल मेरी उंगलियों के नीचे संगीत की लय में बदल गई, जबकि पंखुड़ियों की रेशमी मुलायमियत प्रेमी की हल्की छुअन जैसी गूंजती थी। मेरा उपचार इन संवेदनाओं की खोज बन गया, एक ठोस मार्ग जिससे मैं अपने आघात के टुकड़ों को समृद्ध और गहन अनुभवों के माध्यम से समझ और संसाधित कर सकता था।

मेरे भीतर का फ्रैक्चर्ड हीलर (The Fractured Healer) इन संवेदी अनुभवों (sensory experiences) को समझ के कैनवास में बुनने लगा। मेरी आंतरिक संवाद increasingly elaborate हो गई, जैसे कि मैं एक ऐसी भाषा बोल रहा हूँ जिसे केवल दिल ही समझता हो। मैं अपनी आँखें बंद करता और घूमते हुए रंगों की कल्पना करता, उनके टोन मेरे भीतर की भावनात्मक तरंगों (emotional vibrations) के साथ गूँजते। हर साँस के साथ, मैंने अपने अस्तित्व की सूक्ष्मताओं (subtleties) की सराहना करना सीखा, जैसे खुशी चमकीले पीले रंगों में नाचती है और दुख गहरे इंडिगो (indigo) तूफ़ान की तरह मुझ पर छा जाता है।

शहर में एक सैर भी एक भव्य संवेदी दावत (sensory feast) में बदल गई। हॉर्न की आवाज़ें और भुने हुए कॉफी की खुशबू आपस में घुलमिलकर एक स्वादिष्ट धुन बनातीं, जो मेरे आत्मा को गर्माहट से भर देती। मैं लाल और नारंगी रंगों से जगमगाते किसी म्यूरल (mural) के सामने रुक जाता, महसूस करता कि उसके रंगों की गर्मी मेरे शरीर में जुनून और जीवन शक्ति (vitality) भर देती है। और जब मैं इन अनुभवों की जटिलताओं का आनंद लेता, तो मुझे एहसास हुआ कि हीलिंग केवल सामान्यता

की ओर धीरे-धीरे लौटना नहीं है; यह एक क्रांतिकारी जागृति (revolutionary awakening) है, चेतना का विस्तार (expansion of consciousness) जो हर साँस मे असीम संभावनाओं (limitless possibilities) का संचार करता है।

ये सिंस्थेटिक अनुभव मुझे उस विशिष्टता (uniqueness) को अपनाने के लिए प्रोत्साहित करते जो आघात ने उजागर की थी। उच्च संवेदनाओं (heightened senses) के साथ मेरी मुठभेड़ों को अजीब व्यवधान (bizarre interruptions) के रूप में देखने के बजाय, मैंने उन्हें एक विविध भावनात्मक भाषा (diverse emotional language) का हिस्सा मानना सीखा, जो सामान्य धारणा (typical perception) की तार्किक सीमाओं को चुनौती देती है। मानसिकता में यह बदलाव मेरी हीलिंग की आधारशिला बन गया, जिससे मैं अपने संघर्षों के साथ जुड़े उपहारों को स्वीकार कर सका।

इन अनुभवों को अपनाने की कुंजी है उन्हें पूरी तरह से अपनाना। मैंने ऐसी प्रथाओं (practices) को विकसित करना शुरू किया जो मेरी संवेदनशीलता (sensitivity) को पोषित करतीं। माइंडफुलनेस (mindfulness) मेरी यात्रा का एक महत्वपूर्ण हिस्सा बन गया, जो मुझे वर्तमान में रहने और अपने चारों ओर की दुनिया के प्रति सचेत रहने के लिए प्रेरित करता। मैं अपने बगीचे में शांत बैठता, आँखें बंद करके खुशबू और आवाज़ों को अपने ऊपर बहने देता। पत्तियों की सरसराहट आश्वासन की नरम फुसफुसाहट बनती, जबकि मधुमक्खियों की भिनभिनाहट हवा में परिश्रम के जटिल सुर (intricate notes of diligence) चित्रित करती। हर माइंडफुल क्षण ने मेरे संवेदी अनुभवों से जुड़ाव को गहरा किया, जिससे सहजबुद्धि (intuition) और रचनात्मकता (creativity) को पंख लगने लगे।

जैसे ही मैं अपनी यात्रा पर विचार करता हूँ, मैं दूसरों से आग्रह करता हूँ कि वे अपनी संवेदी विशिष्टता (sensory uniqueness) का अन्वेषण करें। हम में से प्रत्येक के पास दुनिया को देखने का अलग तरीका है, और आघात अक्सर इस पहलू को अप्रत्याशित

तरीकों से बढ़ा देता है। हमें इन भिन्नताओं को अपनाना चाहिए, क्योंकि ये हमारे भावनात्मक परिदृश्यों (emotional landscapes) की अंतर्दृष्टि प्रदान करती हैं। जब हम अपने दर्द से उत्पन्न होने वाली सुंदरता की सराहना करते हैं, तो हम गहरी समझ और परिवर्तनकारी विकास (transformative growth) के अवसर पैदा करते हैं।

इस अन्वेषण (exploration) के मार्ग पर आपको प्रोत्साहित करने के लिए, मैं आपको कुछ संवेदी अभ्यासों (sensory exercises) में भाग लेने के लिए आमंत्रित करता हूँ, जिन्हें आपकी रचनात्मक संवेदनाओं (creative perceptions) को जाग्रत करने के लिए डिज़ाइन किया गया है। ये अभ्यास आपके संवेदी अनुभवों की छिपी परतों (hidden layers) को उजागर करने का उद्देश्य रखते हैं, और आपके भीतर खोजे जाने वाले सिंस्थेटिक जादू (synesthetic magic) को जागृत करते हैं।

सबसे पहले, एक शांत, आरामदायक स्थान खोजें जहाँ आप थोड़े समय के लिए अकेले में डूब सकें। अपनी आँखें बंद करें और एक गहरी साँस लें, हर साँस के साथ अपने शरीर को आराम देने दें। अपने संवेदी अनुभवों (senses) को जागरूक करते हुए, अपने चारों ओर की ध्वनियों (sounds) पर ध्यान केंद्रित करें। ध्वनियों की परतों (layering) को महसूस करें, शायद बच्चों की दूर की हँसी, पंखे की हल्की गूँज, या पत्तियों की धीमी सरसराहट। इन ध्वनियों को अपने भीतर समेटें, और सुनते समय, कल्पना करें कि हर ध्वनि एक जीवंत रंग में बदल रही है। हँसी को चमकीले पीले रंग की तरह, पंखे की गूँज को शांत नीले रंग की तरह, और पत्तियों की सरसराहट को हरियाली की कोमल छुअन के रूप में देखें। इन रंगों को अपने भीतर रखें और उन्हें अपने आंतरिक परिदृश्य (inner landscape) को चित्रित करने दें।

इसके बाद, बाहर जाएँ और प्रकृति की बनावटों (textures) को महसूस करें। किसी पत्तेदार पौधे या फूल को चुनें। अपनी आँखें बंद करें और अपनी उंगलियों को उसकी सतह पर चलाएँ। अपनी स्पर्श अनुभूति (sense of touch) को पूरी तरह से सक्रिय करें, पंखुड़ी की कोमलता या छाल की खुरदरी सतह को महसूस करें। इन बनावटों

का अन्वेषण करते समय, जो भी भावनाएँ उत्पन्न हों उन्हें भीतर महसूस करने दें। ये संवेदनाएँ आपको किस चीज़ की याद दिलाती हैं? कौन-सी यादें सतह पर आती हैं? इन भावनाओं को स्पर्श अनुभव (tactile exploration) के साथ सह-अस्तित्व में रहने दें, जिससे आपका संवेदी अनुभव और भी गहरा हो जाए।

अब, अपने चारों ओर की दुनिया को सुनें; प्रकृति की ध्वनियाँ आपको समृद्ध जागरूकता (enriched awareness) की ओर मार्गदर्शन करें। किसी प्राकृतिक जलाशय, जैसे किसी झरने या झील को खोजें। शांत बैठें, और बहते पानी की आवाज़ को अपने ऊपर बहने दें। सुनते समय, लय (rhythm) पर ध्यान दें और जल की सतह में रंगों के बुने जाने की मानसिक छवि (mental image) बनाएं। क्या पानी ठंडा, गर्म या सुखदायक लगता है? उन संवेदनाओं को भावनाओं के साथ जोड़ें और उन्हें अपने मन में पानी की गति की तरह फैलने दें।

अंत में, इन अनुभवों को मिलाकर एक कला का टुकड़ा (piece of art) बनाएं। ऐसी सामग्री इकट्ठा करें जो आपकी रचनात्मकता (creativity) को प्रज्वलित करे, जैसे रंगीन पेंसिल, वाटरकलर, या कोई भी माध्यम जो आपके साथ तालमेल खाता हो। उन सिंस्थेटिक संवेदनाओं (synesthetic sensations) पर विचार करें जिन्हें आपने अभ्यासों से अनुभव किया। भावनाओं को व्यक्त करने वाले जीवंत रंगों के साथ चित्र बनाएं या पेंट करें। वर्तमान में बने रहें, अपनी अंतर्दृष्टि (intuition) को नेतृत्व करने दें, और इस यात्रा के भीतर की सुंदरता को व्यक्त करें।

जब आप इन संवेदी अनुभवों (sensory experiences) का अन्वेषण करते हैं, तो याद रखें कि ये आपके लिए अद्वितीय हैं, आपके आघात (trauma) और उपचार (healing) की यात्रा का एक अभिव्यक्ति हैं। आपके सिंस्थेटिक अनुभव (synesthetic experiences) केवल साइड इफेक्ट्स नहीं हैं; ये ज्ञान और अंतर्दृष्टि (wisdom and insight) का एक गहरा स्रोत हैं। उन्हें अपना मार्गदर्शन करने दें जब आप आघात से परे जीवन में नेविगेट करें, अपने और दूसरों की गहरी समझ को बढ़ाते हुए।

स संवेदी अन्वेषण (sensory exploration) के कैनवास में, हम अपने अनुभव की र्णता को पुनः प्राप्त करते हैं, और उपचार की प्रक्रिया को दर्द से परे ले जाने देते । जागरूकता और सराहना (awareness and appreciation) के माध्यम से, हम पने संघर्षों को संवेदी संभावनाओं (sensory possibilities) की एक सिम्फनी में दल देते हैं। और इन अद्वितीय सच्चाइयों को अपनाकर, हम एक ऐसे जीवन में वेश करते हैं जो सुंदरता, करुणा (compassion), और संबंध (connection) से मृद्ध है। इसलिए एक पल लें, अपने चारों ओर की दुनिया की साँस लें, और अपनी न्द्रियों (senses) को उस जादू (magic) को जगाने दें जो सतह के ठीक नीचे छिपा आ है।

## ला की परिवर्तनकारी शक्ति

ला की दुनिया विशाल है, एक ऐसा स्थान जहाँ सीमाएँ गायब हो जाती हैं और ावनाएँ जीवंत रंगों, कोमल सुरों और गहन हाव-भावों के रूप में उभरती हैं। आघात rauma) के घुमावदार मार्गों में, कला के पास असाधारण क्षमता होती है—एक ोपस्तंभ की तरह—हमारी आत्माओं के उन अंधेरे कोनों को प्रकाशित करने की हाँ शब्द अक्सर असफल हो जाते हैं। द फ्रैक्चर्ड हीलर (The Fractured Healer), पने अनुभवों की उथल-पुथल में फँसा, यह पाता है कि सृजन उनके भीतर की मौन ीखों को आवाज़ देता है। ब्रश स्ट्रोक, सुर और आकृतियों के माध्यम से, वे उन ावनाओं को प्रकट करते हैं जो उनके हृदय में उलझी हुई हैं, कैनवास और वाद्ययंत्र फुसफुसाते हुए—दर्द, खुशी, अराजकता और सामंजस्य के बारे में जो उनके संसार में सह-अस्तित्व रखते हैं।

TSD (पोस्ट-ट्रॉमैटिक स्ट्रेस डिसऑर्डर) की भूलभुलैया में नेविगेट करते हुए, हमारे ायक पाते हैं कि पारंपरिक माध्यम अक्सर अपर्याप्त साबित होते हैं। “बस इसके ारे में बात करें” जैसी सरल सलाह उस समय असफल होती है जब हर शब्द भारी हसूस होता है, जैसे एक लंगर जो उन्हें निराशा की गहरी खाई में खींचता है। इसके

बजाय, वे कला की ओर मुड़ते हैं, वह कच्ची, सहज भाषा जो उनके अस्तित्व की गहराई से बहती है। इन सृजन क्षणों में, समय झुक जाता है और अव्यक्त भावना रंग, लय और रूप में एक सुरक्षित स्थान पाती हैं। इसी अन्वेषण के माध्यम से फ्रैक्चर हीलर कला की वास्तविक शक्ति को एक चिकित्सा (therapy) के रूप में समझन शुरू करते हैं।

पेंटिंग इस यात्रा में एक शुरुआती सहयोगी के रूप में उभरती है। फ्रैक्चर्ड हील अपने ईज़ल (easel) को एक छोटे नुक्कड़ में सेट करते हैं, जो बगीचे की ओर खुलत है, पेड़ों से छनकर आने वाली रोशनी स्वागत करने वाला उजाला प्रदान करती है जैसे ही वे अपने ब्रश को जीवंत रंगों में डुबोते हैं, वे उन भावनाओं का अनुवा कैनवास पर करते हैं जो भाषा के लिए बहुत जटिल होती हैं। प्रत्येक स्ट्रोक एक मुक्ति बन जाता है, उनके द्वारा उठाए गए आघात के बोझ का संवेदनात्मक उत्तर। ब्रश कैनवास के खिलाफ, वे केवल चित्र नहीं बनाते बल्कि अपने अनुभवों का सार भ चित्रित करते हैं, उस उथल-पुथल और सुंदरता को पकड़ते हैं जो उनके भीत विद्यमान है।

एक पेंटिंग की प्रगति उपचार की यात्रा के समान होती है; यह रैखिक नहीं है, बल्कि अनिश्चितता और प्रकटीकरण के क्षणों से भरी होती है। एक ऐसा परिदृश्य जो पहले भयावह लगता था, उनकी दृष्टि बदलने पर गर्माहट के पालने में परिवर्तित हो सकत है। फ्रैक्चर्ड हीलर प्रक्रिया को अपनाना सीखते हैं, यह समझते हुए कि गलतिय विकास के अवसरों में बदल जाती हैं। प्रत्येक रंग की परत उनके कला में बुनी ग दृढ़ता का प्रमाण बन जाती है, सतह के नीचे छिपी गहरी सच्चाइयों को प्रकट करत है। यह भावना का रासायनिक रूपांतरण है, दर्द को सुंदरता में बदलना, दुनिया को दिखाना कि सबसे भारी बोझ भी कुछ सार्थक सृजन की ओर ले जा सकता है।

फिर भी, यह केवल पेंटिंग तक सीमित नहीं रहता। संगीत एक और महत्वपूर्ण माध्यम बन जाता है भावनाओं के प्रकट होने का। फ्रैक्चर्ड हीलर ध्वनि के कैथार्टिक

(स्फूर्तिदायक) विमोचन की खोज करते हैं। हाथ में गिटार लिए, वे ऐसे कॉर्ड्स बजाते हैं जो उनके हृदय की लय के साथ प्रतिध्वनित होते हैं, और ऐसी धुनें रचते हैं जो उनकी चुनौतियों और सफलताओं का प्रतिबिंब हैं। प्रत्येक नोट उनके अस्तित्व के ताने-बाने में लहर की तरह फैलता है, जिससे वे उन अनुभवों को व्यक्त कर पाते हैं जो अन्यथा भीतर ही बंद रहते। संगीत उस मौन को भर देता है जो आघात (trauma) पैदा करता है, उन्हें चिंतन और जुड़ाव के क्षणों की ओर ले जाता है।

गीत लेखन एक डायरी में बदल जाता है, जहाँ बोल उनकी आत्मा का आईना बनते हैं। इन शब्दों को साझा करने के लिए आवश्यक संवेदनशीलता चुनौतीपूर्ण होती है, फिर भी यह उनके उपचार को मजबूत करने में मदद करती है। जब वे दिल टूटने और आशा के बारे में गाते हैं, तो वे दूसरों को अपनी यात्रा देखने के लिए आमंत्रित करते हैं, जिससे अलगाव और समुदाय के बीच की खाई पुलित होती है। इस साझा करने की क्रिया न केवल फ्रैक्चर्ड हीलर को मुक्त करती है बल्कि दूसरों के लिए भी उनके अनुभवों पर विचार करने के रास्ते खोलती है। साझा कहानियों की शक्ति स्पष्ट होती है; संगीत व्यक्तिगत दर्द से परे जाकर सामूहिक उपचार का माध्यम बन जाता है।

इन माध्यमों का अन्वेषण करते हुए, फ्रैक्चर्ड हीलर द सेज मेंटर (The Sage Mentor) के साथ हुई बातों को याद करते हैं, जो अक्सर कला को "आत्मा की पवित्र अभिव्यक्ति" के रूप में देखते थे। मेंटर इस बात पर जोर देते थे कि कला का सृजन निर्णय या आलोचना से मुक्त होना चाहिए। यह सशक्त विचार फ्रैक्चर्ड हीलर के भीतर गूंजता है। अपनी कलात्मक गतिविधियों में आत्म-आलोचना को हटाना महत्वपूर्ण है, ताकि रचनात्मकता स्वतंत्र रूप से बह सके। उन्हें एहसास होता है कि सृजन स्वयं लक्ष्य है, उत्कृष्ट कृति नहीं। बिना पूर्णता के भय के सृजन की अनुमति देना उनके अभ्यास का मूल सिद्धांत बन जाता है।

इस चिंतनशील यात्रा में, फ्रैक्चर्ड हीलर सामुदायिक कला कक्षाओं में बिताए गए क्षणों

को भी याद करते हैं, जहाँ उन्होंने देखा कि जब अन्य लोग भी रचनात्मक अभिव्यक्ति में संलग्न होते हैं, तो उपचार उभरता है। प्रत्येक प्रतिभागी अपनी अनूठी कहानी लेकर आता, और एक सहानुभूति और समझ से भरपूर वातावरण का पोषण करता। यहाँ सृजन की क्रिया सहयोगी बन जाती, एक साझा अनुष्ठान जो व्यक्तिगत संघर्षों से परे जाता, और कनेक्शन तथा समर्थन का नेटवर्क बनाता। दूसरों को कला के माध्यम से अपनी संवेदनशीलताओं को प्रकट करते देखना आघात के अलगाव को तोड़ देता है, और यह बताता है कि उपचार साझा अनुभवों में पनपता है।

ब्रश का प्रत्येक स्ट्रोक, प्रत्येक स्ट्रम की गई नोट, सामूहिक पीड़ा से निकलता है, और दर्द को एक जीवंत कोरस में बदल देता है जो सार्वभौमिक रूप से प्रतिध्वनित होता है। इन कक्षाओं के माध्यम से, फ्रैक्चर्ड हीलर यह सीखते हैं कि कला केवल एक अकेला प्रयास नहीं है, बल्कि एक सामूहिक क्रिया है। वे समझते हैं कि उपचार अक्सर एक मोज़ेक (mosaic) की तरह होता है, जहाँ व्यक्तिगत टुकड़ों को जोड़कर दृढ़ता की अधिक सुसंगत तस्वीर बनाई जाती है।

साझा अनुभवों को पढ़ते हुए, वे प्रदर्शन कला (performance art) में गहरी उपचारात्मक क्षमता को भी पहचानते हैं। फ्रैक्चर्ड हीलर, जो शुरू में हिचकिचाते हैं, मंच पर कदम रखते हैं, और उनकी संवेदनशीलता का बोझ उन्हें घेरे हुए महसूस होता है। स्पॉटलाइट तेज़ी से चमकती है, उनकी सच्चाई को उजागर करती है, लेकिन डर की बजाय, वे उद्देश्य की भावना से भर जाते हैं। प्रत्येक प्रदर्शन दूसरों को उनके संसार में आमंत्रित करता है, समझ और सहानुभूति के साझा स्थान का निर्माण करता है। अपनी कला साझा करने में संवेदनशीलता का यह कार्य परिवर्तन का एक शक्तिशाली उपकरण बन जाता है, जो केवल उनके लिए ही नहीं बल्कि उपस्थित सभी के लिए उपचार को बढ़ावा देता है।

पेंट और संगीत की आरामदायक गोद से परे, फ्रैक्चर्ड हीलर पाते हैं कि लेखन एक और मार्ग प्रदान करता है। जर्नलिंग एक आश्रय बन जाती है जहाँ विचार खुलकर

बिना फ़िल्टर और कच्चे रूप में बहते हैं। वे अपने हृदय को पन्नों पर उंडेलते हैं, अपनी कथा के ताने-बाने को शानदार ईमानदारी के साथ बुनते हैं। इस प्रकार की अभिव्यक्ति में, वे अपनी छायाओं का सामना करते हैं; उस यात्रा पर चिंतन करते हैं जिसने उन्हें वर्तमान स्थिति तक पहुँचाया। डायरी एक पवित्र स्थान बन जाती है, उनकी सच्चाई को संजोती है और फ्रैक्चर्ड हीलर के अधिक सशक्त संस्करण में विकसित होने की प्रक्रिया को दस्तावेज करती है।

यहीं पन्नों में वे आनंद के साथ दुःख, हंसी के बीच आंसू लिखते हैं। मानवीय भावनाओं की यह द्वैतता यहाँ घर पाती है, जीवन के जटिल ताने-बाने को दर्शाती है जो अनुभवों से रंगीन होता है। अपने विचारों को लिखने की क्रिया अस्तित्व का प्रमाण बन जाती है, अंधकार से उत्पन्न सुंदरता का साक्ष्य।

उपचार यात्रा के बीच, एक महत्वपूर्ण समझ उभरती है: उनकी रचनात्मक प्रक्रिया में खेल (play) को पुनर्स्थापित करने का महत्व। फ्रैक्चर्ड हीलर पहचानते हैं कि आघात (trauma) की गंभीरता कभी-कभी रचनात्मकता को दबा सकती है। इसके जवाब में, वे सहजता को पुनः प्राप्त करते हैं, उन गतिविधियों में लिप्त होते हैं जो आनंद जगाती हैं—जब विचार अनियमित रूप से आते हैं तो डूडलिंग करना, अपनी धड़कन की लय पर नृत्य करना, या मिट्टी के साथ प्रयोग करना। बिना अपेक्षाओं के यह जुड़ाव उनकी कलात्मक आग को पुनर्जीवित करता है, उनके रचनात्मक प्रयासों में जीवन वापस लाता है।

पाठकों को रचनात्मकता के साथ आने वाले बाल-सुलभ आश्चर्य को याद रखने के लिए प्रेरित करते हुए, फ्रैक्चर्ड हीलर बताते हैं कि खेल को अपनाने से कला के साथ संबंध कैसे बदल जाता है। यह केवल मुकाबले का साधन नहीं बल्कि आनंदमय अन्वेषण बन जाता है। वे पाठकों को प्राथमिक विद्यालय की कला कक्षाओं की याद दिलाते हैं, जहाँ प्रक्रिया को उत्पाद से ऊपर महत्व दिया जाता था, जहाँ रंग बिना किसी निर्णय के खुशी से पृष्ठ पर फैलते थे। यह नॉस्टेल्जिया (nostalgia) उनकी

कलात्मक अभिव्यक्ति में स्वतंत्रता की भावना वापस लाता है।

इस संबंध को मजबूत करने के लिए, फ्रैक्चर्ड हीलर एक रचनात्मक अभ्यास पेश करते हैं, जिसमें पाठकों को अपने स्वयं के कला कार्य का अन्वेषण करने के लिए आमंत्रित किया जाता है। एक सहायक ढांचे में, जो आत्म-अभिव्यक्ति को विकसित करने के लिए डिज़ाइन किया गया है, वे पाठकों से अनुरोध करते हैं कि वे सामग्री एकत्र करें जैसे रंग, स्केचपैड, संगीत वाद्ययंत्र, या अपने पसंदीदा लेखन उपकरण और उन्हें अपने यात्रा का सार समाहित करने वाले रचनात्मक प्रयास में डुबोने के लिए प्रोत्साहित करें।

यह अभ्यास कई चरणों में unfolds होता है, जो पाठकों को प्रक्रिया के माध्यम से मार्गदर्शन करता है:

1. **अपनी सामग्री एकत्र करें:**
2. चुनें जो आपको प्रतिध्वनित करता है। यह एक पुराना कैनवास, कागज़ के टुकड़े, डायरी या संगीत वाद्य हो सकते हैं। मुख्य बात यह है कि एक आमंत्रित स्थान तैयार करें जो आपकी भावनाओं के अन्वेषण के लिए अनुकूल महसूस हो।
3. **एक उद्देश्य निर्धारित करें:**
4. शुरू करने से पहले, एक क्षण लें और सोचें कि आप क्या अभिव्यक्त करना चाहते हैं। आपकी यात्रा के बारे में सोचते समय कौन-सी भावनाएँ उभरती हैं? उन भावनाओं को अपनी रचनात्मक प्रक्रिया का मार्गदर्शन करने दें, परिणाम की चिंता किए बिना।
5. **स्वतंत्र रूप से सृजन करें:**
6. अपनी कलात्मक कोशिश को खुले मन से शुरू करें। इस स्थान पर कोई सही या गलत नहीं है। अपनी भावनाओं को आपके द्वारा चुने गए माध्यम—चाहे वह रंग, ध्वनि, या शब्द हों—के माध्यम से प्रवाहित होने दें। याद रखें

कि कोई 'अंतिम लक्ष्य' नहीं है; क्रिया स्वयं महत्वपूर्ण है।

. **अपने सृजन पर विचार करें:**

. जब आपका कार्य पूरा हो जाए, तो एक क्षण लें और सोचें कि आपने क्या बनाया। खुद से पूछें कि प्रक्रिया के दौरान कौन-सी भावनाएँ उत्पन्न हुईं और वे आपकी यात्रा के साथ कैसे मेल खाती हैं।

. **यदि चाहें तो साझा करें:**

0. यदि आप सहज महसूस करते हैं, तो अपने सृजन को किसी ऐसे व्यक्ति के साथ साझा करने पर विचार करें जिस पर आप भरोसा करते हैं, शायद कोई मित्र या सहायक समुदाय। साझा करने की क्रिया कभी-कभी उपचार प्रक्रिया को बढ़ा सकती है, कनेक्शन और समुदाय की शक्ति को प्रदर्शित करते हुए।

ह अभ्यास इस विचार को पुष्ट करता है कि कला केवल एक गतिविधि नहीं है, बल्कि क मार्ग है, एक प्रकाशस्तंभ जो हमारे मानस के उन गहरे हिस्सों को उजागर करता , जिन्हें आघात अक्सर छाया में डाल देता है। ऐसे अभ्यासों के माध्यम से, पाठक भिव्यक्ति में सांत्वना पा सकते हैं, जिससे कला स्वयं के साथ एक पुल का काम र सकती है।

क्चर्ड हीलर एक हार्दिक पुष्टि के साथ निष्कर्ष निकालते हैं: रचनात्मकता केवल ौशल का मामला नहीं है बल्कि अस्तित्व का मामला है। यह पहचान की पुनर्प्राप्ति ौर यात्रा का उत्सव है। जब जीवन की लहरें उथल-पुथल करती हैं, तब कला एक ंगर हो सकती है, और इसके पवित्र आलिंगन के माध्यम से, उपचार सबसे प्रत्याशित और सुंदर तरीकों से उभर सकता है। इस साझा सृजन प्रयास में, पाठकों ो अपनी परिवर्तनकारी शक्ति खोजने और अपनी स्वयं की कथाओं के वास्तुकार नने के लिए आमंत्रित किया जाता है, कला के अद्भुत नृत्य के माध्यम से संपूर्णता ी ओर मार्ग तैयार करते हुए।

# अध्याय 6: रंगों और ध्वनियों के माध्यम से उपचार

## सेंसररी इनपुट्स को समझना

उपचार की नाजुक प्रक्रिया में, हमारे इंद्रियां एक महत्वपूर्ण भूमिका निभाती हैं, औ द फ्रैक्चर्ड हीलर (The Fractured Healer) के लिए, संवेदी इनपुट्स और भावनात्मक उपचार के बीच का इंटरप्ले एक जीवंत यात्रा है, जो केवल अवलोकन से कहीं प है। प्रकृति की कच्ची सुंदरता एक शरणस्थल के रूप में कार्य करती है, जो उन घाव पर मरहम लगाती है जो आघात (trauma) ने आत्मा पर छोड़े हैं। बाहरी दुनिया के प्रत्येक सूक्ष्म अनुभव के माध्यम से, द फ्रैक्चर्ड हीलर रंगों, ध्वनियों और संवेदनाओं के गहरे प्रभाव को खोजने लगते हैं, जो उन्हें उनकी भावनात्मक दुनिया की गहरी समझ की ओर ले जाते हैं।

जब द फ्रैक्चर्ड हीलर बाहर कदम रखते हैं, तो उनका सामना भोर की गर्म झप्पी से होता है। सूर्य की रोशनी पत्तियों के माध्यम से छनकर जमीन पर सुनहरे रंग बिखेरती है, जो आराम और सुरक्षा की भावना को जागृत करती है। इस पल में, प्रकृति के रंग—गहरे हरे, मुलायम भूरा, और फूलों के जीवंत रंग—द फ्रैक्चर्ड हीलर से संवाद करते हैं, नवीनीकरण और आशा का वादा फुसफुसाते हैं। हर रंग की अपनी अनोखी गूंज होती है, एक मौन संवाद जो शब्दों से परे है। प्रकाश का हल्का खेल उन्हें या याद दिलाता है कि अंधकार के बाद भी सुंदरता टिकती है।

दूर में, वे पत्तियों की खनक सुनते हैं, जब हवा वृक्षों के ऊपर नाचती है तो एक हल्की सरसराहट होती है। यह हर फुसफुसाहट अंतरंग लगती है, मानो पेड़ उन लोगों के साथ लचीलापन (resilience) के रहस्य साझा कर रहे हों, जो सुनने को तैयार हैं। यह ध्वनि द फ्रैक्चर्ड हीलर के चारों ओर एक पोषणात्मक आलिंगन की तरह लपेटती है उन्हें वर्तमान क्षण में स्थिर करती है। सरसराती पत्तियां अतीत के दर्द और वर्तमान शांति के बीच पुल का काम करती हैं, प्राकृतिक दुनिया की उपचार शक्ति का प्रमाण

बनती हैं। हर हवा के झोंके के साथ, वे महसूस करते हैं कि भारीपन की एक परत धीरे-धीरे उठ रही है, और उसके नीचे आशा की झिलमिलाहट उजागर हो रही है।

जैसे ही रंग और ध्वनियां एक साथ मिलती हैं, पास में एक हल्की धारा बह रही होती है, जो परिदृश्य में घूमती है। पानी की कोमल कल-कल ध्वनि एक तालबद्ध हार्मनी प्रदान करती है, जो द फ्रैक्चर्ड हीलर के विचारों को मोहक और शांतिपूर्ण बनाती है। पानी, तरलता का प्रतीक, भावनात्मक उपचार का सार दर्शाता है। यह उन्हें सिखाता है कि जैसे नदी बहती है, वैसे ही उपचार में गति और परिवर्तन आवश्यक हैं। द फ्रैक्चर्ड हीलर ध्वनि के करीब आते हैं, पानी की धुन को अपने ऊपर बहने देते हैं, हर नोट दर्द की बचे हुए अवशेषों को धोकर ले जाता है, मानो प्रकृति एक आध्यात्मिक शुद्धिकरण कर रही हो।

प्रकृति के प्रत्येक तत्व के साथ, द फ्रैक्चर्ड हीलर (The Fractured Healer) यह समझते हैं कि खुद को भौतिक दुनिया में स्थिर करना कितना महत्वपूर्ण है। जैसे ही वे धारा के किनारे एक पुरानी लकड़ी की टहनियों पर बैठते हैं, उनके पैर ठंडी मिट्टी से मिलते हैं, जो जीवन से उनके जुड़ाव की याद दिलाती है। मिट्टी का यह ग्राउंडिंग अनुभव एक स्थिर आधार प्रदान करता है, जिससे उन्हें अपनी भावनाओं की गहराइयों में सुरक्षित रूप से उतरने का साहस मिलता है। यह स्पर्श अनुभव बचपन की यादें जगाता है, सुरक्षा और मासूमियत की भावनाओं को पुनः जीवित करता है। पृथ्वी का यह सुरक्षा जाल उन्हें आलिंगन करता है, और वे अपनी साँसों की हल्की उठापटक में शांति पाते हैं।

इस प्रकृति-प्रेरित माइंडफुलनेस में व्यस्त रहते हुए, द फ्रैक्चर्ड हीलर यह नोटिस करने लगते हैं कि कैसे विशिष्ट रंग और ध्वनियाँ विशेष यादों और भावनाओं को जगाती हैं। सूर्यास्त का आग सा नारंगी रंग पुरानी यादों को जगाता है, जैसे लंबे समय पहले प्रियजनों के साथ बिताए गए शामों की गूँज। पास में बच्चों की हँसी धारा की आवाज़ के साथ मिलकर एक सिम्फनी बनाती है, जो उन्हें उस समय में ले जाती है

जब भय से परे खुशी स्वतंत्र रूप से बह रही थी। प्रत्येक संवेदी अनुभव एक धागे की तरह बन जाता है, जो उन्हें वर्तमान में स्थिर रखता है और उनके अतीत का सम्मान करता है।

इस प्रकृति में और गहराई से डुबकी लगाने के लिए, द फ्रैक्चर्ड हीलर एक व्यायाम प्रस्तुत करते हैं, जो पाठकों को अपने स्वयं के संवेदी अनुभवों से जुड़ने का निमंत्रण देता है। वे पाठकों को प्रोत्साहित करते हैं कि वे बाहर कदम रखें, चाहे वह बगीचा हो, पार्क हो, या यहां तक कि बालकनी ही क्यों न हो। अपनी आँखें बंद करें और धीमी, ग्राउंडिंग सांस लें। ताजी हवा को अपने फेफड़ों में भरें और अपने मन को जागरूकता से भरें।

ध्यान से सुनें, कौन सी ध्वनियाँ आपका स्वागत करती हैं? किसी पक्षी की चहचहाहट? हल्की हवा में घास की सरसराहट? कोई दूर की बातचीत? इन ध्वनियों के साथ बिना किसी निर्णय के जुड़ें, बस उन्हें अपने ऊपर बहने दें।

अगला कदम, अपनी आँखें खोलें और अपने चारों ओर के रंगों को देखें। उनके तीव्रता और जीवंतता का निरीक्षण करें। कौन से रंग आपके भीतर एक चिंगारी जगाते हैं? क्या आकाश का नीला रंग शांति का अनुभव कराता है? क्या किसी फूल का लाल रंग जुनून को उजागर करता है? इन भावनाओं को स्वीकार करें, उन्हें अपने भीतर बहने दें। पहुँच में मौजूद वस्तुओं के स्पर्श को महसूस करें, जैसे चिकनी पत्थर, खुरदरी छाल, मुलायम घास की पत्तियाँ, और नोट करें कि प्रत्येक अनुभव आपकी त्वचा पर कैसा लगता है। इन अनुभवों को महसूस करते हुए अपने आपको वर्तमान में और अधिक जड़ें दें, एक ऐसा सुरक्षित स्थान बनाते हुए जहाँ आपकी भावनाएँ बिना किसी भय के प्रकट हो सकें।

जैसे-जैसे द फ्रैक्चर्ड हीलर इन संवेदी इनपुट्स का माइंडफुल अवेयरनेस के साथ अन्वेषण करते हैं, वे यह गहराई से महसूस करते हैं कि प्रकृति उन्हें चिंतन और

आत्मनिरीक्षण का वरदान देती है। रंगों और ध्वनियों के साथ जीवंत अनुभव उन्हें स्वयं को समझने का एक नया दृष्टिकोण प्रदान करते हैं। प्रत्येक मुलाकात उन्हें उनकी भावनात्मक प्रतिक्रियाओं को समझने में मदद करती है, चिंता के भावों को पानी की शांत गूँज में बदलती है या निराशा के क्षणों को उनके चारों ओर जीवन की जीवंत ऊर्जा में परिवर्तित करती है।

द फ्रैक्चर्ड हीलर यह पहचानते हैं कि ये संवेदी अनुभव केवल क्षणिक झलकियाँ नहीं हैं, बल्कि भावनात्मक उपचार के द्वार हैं। ये हमें याद दिलाते हैं कि प्रकृति में खुद को डुबोकर, हम अपने आंतरिक संवादों को बदल सकते हैं और अपने चारों ओर की दुनिया के साथ जुड़ाव की भावना को पुनः प्राप्त कर सकते हैं। जितना अधिक हम अपनी इंद्रियों को सक्रिय करते हैं, उतना ही हम अपनी लचीलापन (रेजीलिएंस) को बढ़ावा देते हैं, यह सशक्त स्मरण कराते हुए कि हीलिंग केवल आंतरिक संघर्ष नहीं है, बल्कि हमारे वातावरण के साथ एक परस्पर नृत्य है।

इस बात को और स्पष्ट करने के लिए, द फ्रैक्चर्ड हीलर एक प्रभावशाली क्षण को याद करते हैं: एक दोपहर, जब वे एक सुगंधित बगीचे में घूम रहे थे, उन्होंने झाड़ियों के बीच खिलते हुए एक फूल को देखा। इसके जीवंत पंखुड़ियाँ, बैंगनी और सुनहरे रंगों में डूबी हुईं, जैसे अपने पर्यावरण की कठिनाइयों के खिलाफ मजबूती और साहस का उत्सर्जन कर रही हों। इस लचीले सौंदर्य से प्रेरित होकर, द फ्रैक्चर्ड हीलर यह समझते हैं कि ठीक उसी तरह जैसे वह फूल, वे भी अपनी अनोखी शैली में खिलने की क्षमता रखते हैं, चाहे ट्रॉमा की चोटें कितनी भी गहरी क्यों न हों।

इस लचीलापन की जागरूकता उन्हें अपने भीतर मौजूद भावनाओं के व्यापक स्पेक्ट्रम को समझने में मदद करती है। जैसे अलग-अलग रंगों की अपनी विशिष्ट तरंगदैर्घ्य होती है, वैसे ही हमारी भावनाएँ बदलती और परिवर्तित होती हैं, और संवेदी अनुभवों के साथ जुड़कर उनके माध्यम से कैथार्टिक रिलीज़ (भावनात्मक विमोचन) संभव होता है। इन तत्वों की समृद्धि एक शक्तिशाली उपकरण बन जाती है, एक

भावनात्मक कम्पास जो द फ्रैक्चर्ड हीलर को हीलिंग की ओर मार्गदर्शन करता है।

द फ्रैक्चर्ड हीलर इस यात्रा को पाठकों तक भी फैलाते हैं, उन्हें प्रोत्साहित करते हुए कि वे प्रकृति की विभिन्न पेशकशों के माध्यम से अपनी भावनात्मक प्रतिक्रियाओं का अन्वेषण करें। वे पाठकों को चुनौती देते हैं कि वे प्रत्येक सप्ताह एक नया संवेदी अनुभव खोजें। यह विभिन्न रूपों में प्रकट हो सकता है: धूप से जगमगाते जंगल में सैर, व्यस्त कैफे में एक शांत क्षण, या यहां तक कि एक पौधे की देखभाल करना। प्रत्येक अनुभव एक ऐसा संबंध प्रदान करता है जो शब्दों से परे है, पृथ्वी के साथ एक संलयन, जो आत्मा को पोषण देता है और लचीलापन बढ़ाता है।

ध्यान भंग और तेज़-तर्रार जीवन के बीच, द फ्रैक्चर्ड हीलर वर्तमान में रहने के महत्व पर भी ज़ोर देते हैं। हमारी इंद्रियाँ हमें अपने चारों ओर की दुनिया को वास्तव में अनुभव करने के लिए बुलाती हैं, अपने परिवेश में पूरी तरह से जीवित रहने के लिए। जब इन्हें माइंडफुल तरीके से अनुभव किया जाता है, तो रंग अधिक जीवंत दिखाई देते हैं, ध्वनियाँ गहराई से गूँजती हैं, और बनावट भावनात्मक प्रतिक्रियाएँ उत्पन्न करती है। इस जागरूकता को विकसित करके, पाठक एक भावनात्मक पारिस्थितिकी तंत्र बनाते हैं जो हीलिंग को पोषित करता है।

इस अन्वेषण को समापन करते हुए, द फ्रैक्चर्ड हीलर यह मार्गदर्शन देते हैं कि कैसे प्रकृति को दैनिक जीवन में शामिल किया जा सकता है ताकि भावनात्मक हीलिंग को प्रोत्साहित किया जा सके। वे सुझाव देते हैं कि एक संवेदी जर्नल रखा जाए, जिसमें रंगों, ध्वनियों और बनावटों के साथ अद्वितीय अनुभवों को ट्रैक किया जाए, और दैनिक मुलाकातों की सूक्ष्मताओं को दर्ज किया जाए। इन क्षणों को दस्तावेज़ित करके, पाठक अपनी वृद्धि और लचीलापन की पुष्टि करते हैं और अपने चारों ओर की सुंदरता के लिए कृतज्ञता का विकास करते हैं।

हीलिंग में प्रकृति को शामिल करना केवल एक अभ्यास नहीं, बल्कि एक जीवनशैली

न जाता है, जो व्यक्तियों को अपनी इंद्रियों को भावनात्मक अभिव्यक्ति के माध्यम रूप में पुनः प्राप्त करने के लिए प्रेरित करती है। अपने अनुभवों के माध्यम से, द क्चर्ड हीलर पाठकों को याद दिलाते हैं कि वे दुनिया के साथ जुड़कर ट्रॉमा को ार करने की क्षमता रखते हैं। हीलिंग का कार्य रैखिक नहीं है, बल्कि यह जीवंत रंगों ौर सामंजस्यपूर्ण ध्वनियों का एक केलिडोस्कोप है, जिसे अपनाने, अनुभव करने ौर जश्न मनाने के लिए प्रतीक्षारत है।

ब द फ्रैक्चर्ड हीलर क्षितिज की ओर देखते हैं, तो उन्हें स्पष्टता का अनुभव होता है। ुनिया की आपसी जुड़ाव स्पष्ट हो जाती है; रंग, ध्वनियाँ, और बनावट केवल प्रकृति तत्व नहीं बल्कि उनके हीलिंग यात्रा के अनिवार्य घटक हैं। जैसे कि व्यक्तिगत ुरों से रचित एक सिम्फनी, वे यह पहचानते हैं कि उनके अनुभव केवल उनके लिए ी नहीं, बल्कि उन लोगों के लिए भी महत्वपूर्ण हैं जो समान रास्तों पर चल रहे हैं।

ंवेदी अनुभवों के माध्यम से हीलिंग यात्रा मूलतः जीवन के सौंदर्य को फिर से खोजने ा निमंत्रण है। द फ्रैक्चर्ड हीलर इस बात की याद दिलाते हैं कि पृथ्वी के हर कोने ं जुड़ाव के लिए एक परिपूर्ण क्षण निहित है। पत्तियों की हर सरसराहट, सूर्य की हर मक, और पानी की हर लहर हमें एक साथ हील होने का अवसर प्रदान करती है, क-एक संवेदी अनुभव के माध्यम से।

## ीलिंग पैलेट

से ही सूर्य क्षितिज पर धीमे-धीमे ढल रहा था, आकाश में सुनहरी चमक फैला रहा ा, द फ्रैक्चर्ड हीलर खुद को एक खाली कैनवास के सामने खड़ा पाते हैं, हृदय में य और उत्साह का मिश्रित अनुभव महसूस करते हुए। उनके चारों ओर का स्थान रपेंटाइन की खुशबू और दूर की लहरों की कोमल सरसराहट से भरा था, जो उस मय के लिए एक आदर्श माहौल था जब वे स्वयं के पुनर्जागरण की आशा कर रहे । महीनों तक यादों की भूलभुलैया में भटकने के बाद, जिसने उन्हें टुकड़ों में बिखरा

और खोया हुआ महसूस कराया, वे केवल शौक के लिए नहीं बल्कि हीलिंग के माध्यम के रूप में पेंटिंग की खुशी को फिर से खोजने के लिए दृढ़ थे।

पैलेट से बुलाने वाला हर रंग एक कहानी लिए हुए था: एक भावना, एक स्मृति, उनकी हीलिंग यात्रा का एक अंश। लाल रंग गुस्सा और जुनून से धड़कते थे; नीले उनके दुःख पर छा जाते थे, जबकि हरे रंग नवीनीकरण और आशा का संदेश देते थे। यह पैलेट, विभिन्न पिगमेंट्स का मोज़ेक, उनके भीतर घूमती भावनाओं का प्रतिबिंब बन गया। वर्षों में विज्ञान ने यह दिखाया है कि रंगों की विशिष्ट तरंगें और मनोवैज्ञानिक अर्थ होते हैं, जो हमारी भावनाओं और भलाई पर गहरा प्रभाव डाल सकते हैं। रंगों के साथ जुड़ना अपने आप में एक संवाद बन सकता है, जो आत्म-समझ की गहराई को बढ़ावा देता है।

द फ्रैक्चर्ड हीलर ने अपने ब्रश को गाढ़े सेरुलियन ब्लू में डुबोया, एक ऐसा रंग जिसने लंबे समय से उनकी उथल-पुथल भरी भावनाओं को शांत किया था। हर स्ट्रोक के साथ, उन्होंने महसूस किया कि अतीत का बोझ धीरे-धीरे हल्का होने लगा, जैसे उठती लहर रेत पर पड़े पदचिह्नों को बहा दे। उन्हें याद आया कि एक समय उन्होंने नीले रंग को निराशा से जोड़ा था; यह ऊबड़-खाबड़ चट्टानों पर तूफानी लहरों का रंग था, वह रंग जिसने उनके गालों से बहते आँसुओं की याद दिलाई। लेकिन अब, जब वे चित्रित कर रहे थे, यह अलग उद्देश्य पूरा कर रहा था। नीला रंग शांति का प्रतीक बन गया, शांत महासागर और सुस्त आकाश की यादें जगाता, यह याद दिलाता कि उथल-पुथल के बीच भी शांति विद्यमान है।

रंगों के माध्यम से यह यात्रा केवल एक रचनात्मक अभ्यास नहीं थी; यह एक गहन मनोवैज्ञानिक अन्वेषण का प्रतिनिधित्व करती थी। रंग सिद्धांत के विभिन्न अध्ययनों ने यह उजागर किया है कि विभिन्न शेड्स भावनात्मक प्रतिक्रियाएँ उत्पन्न कर सकते हैं, जो आनंद और ऊर्जा से लेकर शांति और अंतर्मुखी सोच तक की भावनाओं को प्रेरित करते हैं। रंगों की अपनी भाषा होती है; जीवंत नारंगी ऊर्जा और गर्माहट भरता

है, जबकि कोमल पेस्टल रंग नॉस्टैल्जिया और कोमलता को जागृत कर सकते हैं। द फ्रैक्चर्ड हीलर ने इस समझ में सांत्वना पाई, यह महसूस करते हुए कि रंग दोनों, खिड़कियों और दर्पण की तरह, उनके मनोविज्ञान की गहराई में अन्वेषण की अनुमति दे सकते हैं।

जैसे ही उन्होंने पीले रंग की कुछ झलकियों को मिलाया, जो आशा और सकारात्मकता का प्रतीक था, द फ्रैक्चर्ड हीलर अपनी दिवंगत दादी को याद करने लगे, वह महिला जो सुनहरी गर्माहट से भरी हुई थी। पीले रंग से छुआ कैनवास से जो खुशी फूट रही थी, वह उनकी दादी की हँसी का प्रतिबिंब थी, उनकी जीवंत आत्मा ने उनके सबसे अंधेरे दिनों में उन्हें उठाया। जैसे ही वे चित्रित कर रहे थे, यह स्पष्ट हो गया कि यह जीवंत पीला केवल खोए हुए प्यार की याद नहीं था, बल्कि उस प्रेम का प्रतीक भी था जो हमेशा कायम रहेगा।

विज्ञान में, क्रोमोथेरेपी या रंग चिकित्सा के रूप में जाना जाने वाला एक अच्छी तरह से प्रलेखित सिद्धांत है, जो यह मानता है कि रंग हमारे शारीरिक और भावनात्मक स्वास्थ्य को प्रभावित कर सकते हैं। द फ्रैक्चर्ड हीलर को याद आया कि उन्होंने रंगों के उपचारात्मक प्रयोगों के बारे में पढ़ा था, जहां शरीर में ऊर्जा को संतुलित करने के लिए रंगों का उपयोग किया जाता है। उदाहरण के लिए, लाल रंग उत्साह और ऊर्जा प्रदान कर सकता है, जबकि हरा रंग उपचार और सामंजस्य को बढ़ावा देता है। यह जानकर सांत्वना मिली कि रंगों को अपनाकर वे एक ऐसी हीलिंग प्रक्रिया में लगे हुए थे, जो प्राचीन प्रथाओं तक जाती है।

नई ऊर्जा के साथ, द फ्रैक्चर्ड हीलर ने केवल प्राथमिक रंगों से आगे बढ़ने का निर्णय लिया। साधारण भूरे और मंद ग्रे रंगों को अक्सर सुस्त और निर्जीव समझा जाता था, लेकिन आज स्थिति अलग थी। जब उन्होंने इन पृथ्वी-रंगों को कैनवास पर मिलाया, तो ये अप्रत्याशित रूप से जीवंत हो उठे, जटिल बनावट और परतें प्रकट करते हुए। भूरे रंग ने जमीन से जुड़ाव और स्थिरता का संदेश दिया, उनके मूल, पारिवारिक

संबंधों और पृथ्वी की पोषणकारी गोद की याद दिलाई। उन्होंने अचानक महसूस किया कि वे अपने पैरों के नीचे की मिट्टी से जुड़े हुए हैं, एक ऐसी भावनात्मक जड़त्व की अनुभूति, जो लंबे समय से उन्हें छू नहीं पाई थी।

वे रुके, ब्रश हवा में उठाए, यह सोचते हुए कि अपनी भावनात्मक परत के सभी रंगों को एकीकृत करना कितना महत्वपूर्ण है, ताकि उनके अनुभवों का सच्चा प्रतिनिधित्व हो सके। केवल उज्ज्वल रंगों पर ध्यान केंद्रित करना कितना आसान था, जो खुशी और सकारात्मकता जगाते हैं, लेकिन मंद रंगों का भी अपना स्थान था। वे भी कथा का अभिन्न हिस्सा थे। दुःख के सुस्त ग्रे, भय के गहरे काले और नेवी ब्लू रंग, धैर्य और लचीलापन में समृद्ध सबक प्रदान कर सकते हैं।

इन रंगों को अपने जीवन में वापस बुलाकर, द फ्रैक्चर्ड हीलर केवल अपने अतीत के ट्रॉमा को छिपा नहीं रहे थे, बल्कि उन्हें पूरे अनुभव में एकीकृत कर रहे थे। उन्होंने विभिन्न पिगमेंट्स की परतें लगाना शुरू कीं, कैनवास पर प्रतीक बनाए, गहरे नीले रंग की लहरें एक इंद्रधनुष के रंगों के बीच टकरा रही थीं, जैसे वसंत में फूल खिल रहे हों। हर स्ट्रोक के साथ, उन्होंने हीलिंग के लिए स्वयं को समर्पित किया, अपने अवचेतन को कैनवास पर नृत्य करने की अनुमति दी।

जैसे ही चित्र आकार लेने लगा, द फ्रैक्चर्ड हीलर ने एक भावनात्मक विमोचन अनुभव किया; उनके गालों से आँसू बहने लगे और उसी के साथ टरक्वॉइज़ ब्लू के स्ट्रोक्स भी कैनवास पर छिटकने लगे। यह ऐसा लगा जैसे छायाओं को बाहर निकाल दिया गया हो, जिससे प्रकाश उनके आत्मा के कैनवस पर चमकने लगा। यह भावनात्मक यात्रा एक पवित्र अनुष्ठान बन गई, हर ब्रशस्ट्रोक एक प्रार्थना, हर रंग का छींटा उनके पहचान के टुकड़ों को पुनः प्राप्त करने का संकल्प।

उनका हृदय इस समझ से भर गया कि रंगों में शक्ति है, जब इन्हें सचेत रूप से लगाया जाए। उन्हें वह कार्यशाला याद आई, जिसमें उन्होंने वर्षों पहले भाग लिया था,

जहां प्रशिक्षक ने सिखाया था कि रंगों का उपयोग वास्तविक भावनाओं को व्यक्त करने के लिए किया जा सकता है। यह एक जीवंत अनुभव था, जिसने द फ्रैक्चर्ड हीलर के अस्तित्व की गहराई तक अपनी जगह बनाई। यह स्पष्ट हो गया कि रंग केवल सौंदर्य की पसंद नहीं, बल्कि उनके हीलिंग प्रक्रिया का अभिन्न हिस्सा था।

जैसे ही कैनवास रंगों के तूफान में बदलने लगा, द फ्रैक्चर्ड हीलर ने और अधिक अन्वेषण की आवश्यकता महसूस की। उन्होंने निर्णय लिया कि वे बैंगनी रंग के साथ अपने संबंध को फिर से खोजेंगे, एक ऐसा रंग जो हमेशा कुछ हद तक रहस्यमय रहा। किशोरावस्था में, बैंगनी रंग उनके आकांक्षाओं और सपनों का प्रतिनिधित्व करता था, लेकिन इसमें एक गहरा छाया भी थी, जो उन्हें उनकी पहचान से जुड़े संघर्षों की याद दिलाती थी। उन्होंने धीरे-धीरे अपने ब्रश को गहरे रॉयल पर्पल में डुबोया, भीतर एक खिंचाव सा महसूस करते हुए।

जैसे ही उन्होंने चित्रित करना शुरू किया, ब्रश लगभग एक धारा की तरह बहा, कोमल लेकिन नादान, और आकारों और रूपों में मिलकर एक फीनिक्स जैसा प्रतीत होने लगा। क्या यह संभव है? राख से उठती फीनिक्स रूपांतरण का प्रतीक है, एक पुनर्जन्म जो उनके भीतर गहराई से गूंजता था। बैंगनी के प्रत्येक स्ट्रोक ने उन भूले हुए सपनों को प्रज्वलित किया, द फ्रैक्चर्ड हीलर को फिर से उनके सच्चे स्वरूप के साथ जोड़ते हुए, जो कभी ट्रॉमा से बंधा नहीं था।

ट्रान्स से बाहर आते हुए, द फ्रैक्चर्ड हीलर ने एक कदम पीछे हटकर अपने निर्माण का अवलोकन किया। कैनवास पर जो कुछ दिखाई दे रहा था, वह केवल रंगों का संग्रह नहीं था; यह उनका सत्य था। यह उनके ट्रॉमा, शोक, लचीलापन, और अंततः हीलिंग की यात्रा को दर्शाता था। रंग पुराने दोस्तों की तरह साथ में नाच रहे थे, केवल उनके द्वारा ही बताई जा सकने वाली कहानी बुनते हुए, दर्द की गाथा जो जीवित रहने की सुंदरता के साथ संगीतबद्ध थी।

अब आया रचनात्मकता से प्रतिबिंब की ओर जाने का क्षण। द फ्रैक्चर्ड हीलर ने सोचा कि वे इस यात्रा को दूसरों के साथ कैसे साझा कर सकते हैं। उन्होंने एक कार्यशाला की कल्पना की, ठीक वैसे ही जैसी वर्षों पहले उन्हें प्रेरित करने वाली थी, जहाँ प्रतिभागी अपने खुद के हीलिंग पैलेट बना सकते थे। वे दरवाजे खुले रखेंगे, दूसरों को रंगों, भावनाओं और सच्चाइयों का अन्वेषण करने के लिए आमंत्रित करेंगे, ठीक उसी तरह जैसे उन्होंने आज किया था।

इस प्रक्रिया को सुगम बनाने के लिए, The Fractured Healer ने एक व्यावहारिक अभ्यास तैयार किया। पाठकों को अपने स्वयं के 'हीलिंग पैलेट' बनाने के लिए प्रोत्साहित करते हुए, उन्होंने प्रतिभागियों को कलात्मक प्रयास के साथ आत्म-प्रतिबिंब की प्रक्रिया से मार्गदर्शन किया। शायद यह ध्यान-साधना से शुरू होता, शांत बैठकर रंगों के साथ व्यक्तिगत संबंधों का अन्वेषण करना। कौन से रंग कौन-सी भावनाओं को जगाते हैं? कौन से रंग गहराई से भीतर तक गूँजते हैं? यह ध्यानपूर्ण दृष्टिकोण आत्म-खोज के लिए स्थान प्रदान करता, सतह के नीचे सोयी हुई भावनाओं को उजागर करने में मदद करता।

जैसे ही उन्होंने पैलेट चाकू और पेंटब्रश निकाले, उन्होंने प्रतिभागियों को उनके चुने हुए रंगों को कैनवास पर परत दर परत लगाने की यात्रा से गुजारना शुरू किया। प्रत्येक व्यक्ति को प्रोत्साहित किया गया कि वे रंगों को स्वतंत्र रूप से प्रवाहित होने दें, ऐसे रूप, पैटर्न और बनावट बनाएं जो उनके भावनात्मक परिदृश्यों को प्रतिबिंबित करें। अनुभव के साझा कैनवास पर रंगों को समेटकर, वे अपनी असुरक्षाओं, भय, सपनों और आशाओं का संदर्भ दे सकते थे, एक सामूहिक हीलिंग पैलेट, उद्देश्य और नीयत के साथ परतबद्ध।

The Fractured Healer आशा करते थे कि प्रत्येक प्रतिभागी खुले दिल के साथ इस अन्वेषण के स्थान में कदम रखेगा, अपनी रचनात्मकता को बिना किसी निर्णय के खिलने दें। जब सभी ने अपने टुकड़े पूरे कर लिए, तो वे एकत्रित होते, अपनी कृतियों

ॅ पीछे की कहानियाँ साझा करके समुदाय का पोषण करते। कहानी सुनाने और ांगों के प्रतीकात्मक अर्थ के माध्यम से, The Fractured Healer ने लचीलापन का क नेटवर्क बुनने की कल्पना की, यह समझकर कि हीलिंग संबंधों में फलती-फूलती ।

ौर इस प्रकार, जैसे ही कैनवास पर अंतिम स्पर्श किए गए, The Fractured Healer महसूस किया कि उन्होंने अपनी यात्रा को अपनाया और इसे कला के माध्यम से ाझा किया। स्टूडियो को रोशन करने वाले रंगों के मिश्रण को देखकर उन्हें शांति ा अनुभव हुआ। यह हीलिंग पैलेट, अभिव्यक्ति और प्रामाणिकता से भरा, केवल ीवित रहने ही नहीं बल्कि विपरीत परिस्थितियों में फलने-फूलने का प्रमाण बन या। जो रंग पहले अराजक लगते थे, वे सुंदरता के ताने-बाने में बुन गए थे, दर्द और ीलिंग के मिलन का प्रतीक।

ह यात्रा The Fractured Healer के लिए रूपांतरणकारी रही, उन्हें याद दिलाते हुए क जीवन, कला की तरह, खूबसूरती से अपूर्ण है। चुने गए रंग भावनाओं से भरे सत्य खते हैं, आत्म-समझ की ओर मार्ग प्रकाशित करते हैं। उनके हीलिंग पैलेट की यह ात्रा केवल शुरुआत थी, दूसरों को बनाने, व्यक्त करने और साझा करने के लिए ामंत्रित करती है, सामूहिक सिम्फनी को जन्म देती है, जो लचीलापन के चमकते ंगों से रंगी हुई है।

ैसे ही उन्होंने अपने ब्रश साफ किए और स्टूडियो छोड़ने की तैयारी की, The ractured Healer जानते थे कि उनकी यात्रा जारी रहेगी, उतनी ही जीवंत और तिशील जितने रंग उन्होंने प्यार से कैनवास पर फैलाए थे। कला के माध्यम से ीलिंग जीवन भर की खोज है, सुंदर और दर्दनाक संवेदनाओं को अपनाना, उन्हें ंपूर्णता और विस्तारित आत्म-बोध की ओर मार्गदर्शन करना। कैनवास एक खुला ामंत्रण बना रहा: अन्वेषण के लिए, विकास के लिए, और पुनः खोज के आनंद के ाए।

## हीलिंग की ध्वनि

खिड़की से टपकती बारिश की नरम आवाज़ The Fractured Healer के लिए एव अनोखा माहौल बनाती है, जो गहरी यादों और महसूस किए गए अनुभवों को जगात है। गिरती हर बूंद अपने साथ बीते दिनों के अवशेष लाती है, बचपन की मृदु हँसी हवा की फुसफुसाहट, और दर्द की गहन शांति की प्रतिध्वनि सुनाती है। इन ध्वनिय के माध्यम से, The Fractured Healer समझते हैं कि इतनी साधारण श्रवण अनुभ भी उन भावनाओं को जगाने में सक्षम है जो लंबे समय तक आघात की परतों के नी दबी हुई थीं।

ध्वनि हमेशा मानव अनुभव का एक महत्वपूर्ण पहलू रही है। यह वातावरण क आकार देती है, स्मृतियों को जगाती है, और हमारे भावनात्मक अवस्थाओं के सा प्रतिध्वनित होती है। The Fractured Healer के लिए, ध्वनि के चिकित्सीय प्रभा हीलिंग के माध्यम बन गए हैं, एक ऐसा निमंत्रण जो चोट और पुनर्प्राप्ति क बहुआयामी प्रकृति का अन्वेषण करने को प्रेरित करता है। संगीत में बजाया गया ह स्वर, पत्तियों की हर सरसराहट, और दूर गड़गड़ाहट की प्रतिध्वनि यह दर्शाती है वि कैसे अतीत के घावों के बीच स्वयं की अनुभूति को पुनः प्राप्त किया जा सकता है।

जब The Fractured Healer ने पहली बार संगीत की शक्ति को खोजा, तो यह एव रूपांतरणकारी अनुभव था। यह एक सरल धुन से शुरू हुआ, एक नरम, मधुर संगी जो हवा में नाचता हुआ फैलता। हीलर को याद है कि वह अपनी पसंदीदा कुर्सी प बैठे थे, ध्वनि में खो गए, उसे अपने ऊपर एक सुखद मरहम की तरह बहने दिया हर स्वर The Fractured Healer को अधिक गहन विचारों में ले जाता, उन्हें अती की कठोर वास्तविकताओं से दूर ले जाकर उस क्षेत्र में पहुँचाता जहां हीलिंग संभ थी।

संगीत की तुलना किसी और चीज़ से नहीं की जा सकती; यह हमारी भावनाओं क

जड़ तक पहुँचने की अद्वितीय क्षमता रखता है। यह हमारे चारों ओर एक पुराने मित्र की तरह मंडराता है, कहानियाँ सुनाता है जिन्हें शब्द अक्सर व्यक्त नहीं कर पाते। गिटार की हर स्ट्रम या पियानो की हर कुंजी की टन के साथ, The Fractured Healer एक तरह की मुक्ति का अनुभव करते हैं, एक कैथार्सिस जो उनके अस्तित्व में गूंजती है। लोरी की धीमी गूंज सुरक्षा और गर्माहट की छवियाँ लाती है, जैसे किसी स्नेही अभिभावक की गोद। गीत के हर शब्द से हीलर की अपनी यात्रा प्रतिध्वनित होती है, विपरीत परिस्थितियों के खिलाफ संघर्ष के साझा अनुभव को दर्शाती है।

ध्वनि में एक अतिरिक्त क्षमता भी निहित है: हमें वर्तमान क्षण में स्थिर करने की क्षमता। प्रकृति में, The Fractured Healer गहन सांत्वना पाते हैं, समुद्र की लहरों के उठने और लौटने की शांत लय को सुनते हैं, और बर्फबारी के बाद की गहन शांति को महसूस करते हैं, जो दुनिया को शांति की एक कोख में लपेट देती है। प्रकृति की ध्वनियों में एक ध्यानात्मक गुण होता है, जो हीलिंग के प्रकट होने के लिए एक शांतिपूर्ण पृष्ठभूमि तैयार करती हैं।

सजीव जंगलों में, पत्तियों की सरसराहट एक कोमल सिम्फनी बनाती है। शाखाओं के बीच हवा की फुसफुसाहट दृढ़ता के रहस्य बताती है, जबकि पक्षियों की चहचहाहट The Fractured Healer को जीवन की निरंतर लय की याद दिलाती है। प्रकृति के साथ प्रत्येक मुलाकात संबंध की अनुभूति को मजबूत करती है, दुनिया के साथ एक पुनः जुड़ाव प्रदान करती है जो कभी-कभी दूर प्रतीत होती है। धूप से भरे दोपहर और हल्की हवाओं का संयोजन गहन समझ के क्षण उत्पन्न करता है, यह मान्यता देते हुए कि हीलिंग का अर्थ दर्द की अनुपस्थिति नहीं बल्कि परिवर्तन को अपनाना है।

फिर भी, राहत केवल श्रवण अनुभवों में नहीं थी; यह इस बात में थी कि The Fractured Healer उनके साथ सक्रिय रूप से कैसे जुड़ते थे। साउंड थेरेपी हीलिंग प्रक्रिया का एक अनिवार्य पहलू बन गई, एक ऐसा यात्रा जिसमें उद्देश्य, जागरूकता,

और अन्वेषण भरा था। सुनने की क्रिया एक अनुष्ठान बन गई, एक विराम और चिंतन का क्षण। The Fractured Healer ने ध्वनि को अपने दैनिक जीवन में शामिल करने की नई प्रैक्टिस अपनाई, इसे कठिन समय में सहारा देने वाली स्थिर नदी के रूप में इस्तेमाल किया।

इन अनुभवों को साझा करते हुए, The Fractured Healer पाठकों को अपने श्रवण परिदृश्यों का अन्वेषण करने के लिए आमंत्रित करते हैं। ध्वनि-दृश्य अद्वितीय गुण रखते हैं, यह व्यक्ति और वातावरण पर निर्भर करता है। क्या सुबह के समय पक्षियों का कोरस शांति का अनुभव जगाता है, या यह चिंता बढ़ाता है? क्या किसी पसंदीदा गीत की लय जुनून को प्रज्वलित करती है, या यह दुख लाती है? पाठकों को अपने ध्वनि-दृश्य बनाने के लिए प्रोत्साहित करना आत्म-अन्वेषण का अवसर प्रदान करता है, उन्हें अपनी भावनाओं के साथ एक गहरे और सशक्त हीलिंग संबंध में खींचता है

ध्वनि की परिवर्तनकारी शक्ति के साथ पूरी तरह जुड़ने के लिए, The Fractured Healer एक चिंतनात्मक अभ्यास सुझाते हैं:
"अपना व्यक्तिगत ध्वनि-दृश्य कल्पना करें। कौन-सी ध्वनियाँ आपके साथ प्रतिध्वनित होती हैं? अपनी आँखें बंद करें और अपने आदर्श श्रवण वातावरण का अनुभव करने की कल्पना करें। आप क्या सुनते हैं? क्या यह एक बुलबुलेदार नाले की कोमल सरसराहट है, प्रियजनों की हँसी है, या शायद पैरों के नीचे घास की हल्की सरसराहट है? इस ध्वनि की दुनिया में कुछ क्षण बिताएँ, और देखें कि आपका शरीर कैसे प्रतिक्रिया देता है।"

जैसे ही पाठक अपने ध्वनि-दृश्य की कल्पना करते हैं, वे यह समझने के द्वार खोलते हैं कि ध्वनि उनके भावनात्मक अनुभवों को कैसे आकार देती है। यह आंतरिक परिदृश्य न केवल व्यक्तिगत पसंद की खोज के रूप में कार्य करता है, बल्कि हीलिंग में सुरक्षा और आराम को बढ़ावा देने का साधन भी है। इस अभ्यास के माध्यम से, वे यह पहचान सकते हैं कि कौन-सी ध्वनियाँ उन्हें शांति प्रदान करती हैं और कौन-सी

वनियाँ वे अवॉइड करना चाह सकते हैं, जिससे उनके भावनात्मक कल्याण के प्रति जागरूकता बढ़ती है।

**The Fractured Healer** को याद आता है जब उन्होंने एक साउंड बाथ अटेंड किया था, एक चिकित्सीय अनुभव जिसमें सिंगिंग बाउल्स और अन्य उपकरणों की प्रतिध्वनि का उपयोग किया गया। जैसे ही वे ईथरियल ध्वनि तरंगों में लिपटे हुए लेटे, उन्हें गहन शांति का अनुभव हुआ। प्रत्येक कंपन उनके दिल की धड़कन के साथ तालमेल बैठाता हुआ उनके शरीर में गूँजता और एक भावनात्मक रिलीज उत्पन्न करता, जो अप्रत्याशित और कैथार्टिक दोनों था। ध्वनि की लहरों ने लंबित तनाव को भंग कर दिया, और एक आत्म-संपर्क को उजागर किया जो लंबे समय से ट्रॉमा के नीचे दबा हुआ था।

ऐसे श्रवण अनुभव यह दर्शाते हैं कि ध्वनि एक हीलिंग टूल के रूप में कितनी शक्तिशाली हो सकती है, केवल यादृच्छिक नोटों के रूप में नहीं, बल्कि अस्तित्व की गहरी परतों तक पहुँचने के साधन के रूप में। हीलिंग यात्रा रैखिक नहीं होती; यह एक गतिशील ध्वनि-दृश्य की तरह उठती और गिरती रहती है, जिसमें तीव्रता और शांति के क्षण होते हैं। इन ध्वनि-दृश्यों को नेविगेट करना **The Fractured Healer** को अपने यात्रा की जटिलताओं में डूबने का अवसर देता है, प्रत्येक नोट, प्रत्येक मौन और प्रत्येक ध्वनि की गूंज को अपनाते हुए।

जैसे-जैसे साउंड थेरेपी की खोज गहरी होती है, **The Fractured Healer** पाठकों को संगीत और प्रकृति की ध्वनियों को अपनी दिनचर्या में शामिल करने के लिए प्रोत्साहित करते हैं। ध्वनि का अनुभव सक्रिय भागीदारी की मांग करता है। उस संगीत के साथ जुड़ें जो आपकी आत्मा को झकझोरता है। जब लय आपको नाचने के लिए प्रेरित करे, तो नाचें; जब धुन आपको गाने के लिए उकसाए, तो गाएं। प्रकृति एक पृष्ठभूमि प्रदान करती है, दुनिया की आपसी जुड़ाव की कोमल याद दिलाती है। जंगल में टहलें, मेंढकों के कोरस को सुनें, या पत्तियों की सरसराहट में शांति पाएं

जब हल्की हवा शाखाओं के बीच बहती है।

अपनी यात्रा पर चिंतन करना हीलिंग का एक महत्वपूर्ण पहलू है। **The Fractured Healer** सुझाव देते हैं कि विभिन्न भावनाओं को उत्पन्न करने वाले गीतों का एक संग्रह तैयार करें, कुछ गीत दर्द को दर्शाएँ, जबकि अन्य आनंद की गूँज करें। ऐसे प्लेलिस्ट बनाएं जो विशेष स्मृतियों या थीम के अनुरूप हों, जैसे दिल टूटने, विजय, या आत्म-चिंतन के क्षण। प्रत्येक चयन द्वारा उत्पन्न भावनाओं पर विचार करें। यह तैयार किया गया श्रवण अनुभव एक कंपास के रूप में कार्य करता है, जो **The Fractured Healer** को गहरी आत्म-जागरूकता की ओर मार्गदर्शन करता है।

यह समझना महत्वपूर्ण है कि ध्वनि साझा अनुभवों में भी मौजूद है; यह एक सामूहिक भाषा का निर्माण करती है जो बाधाओं से परे है। **The Fractured Healer** एक सामुदायिक सभा के दौरान एक मार्मिक क्षण साझा करते हैं, जहां संगीत ने जुड़ाव को बढ़ावा दिया। एक स्थानीय संगीतकार ने एक एकॉस्टिक गिटार बजाई, और जैसे ही नोट्स हवा में गूंजे, मित्र और अजनबी दोनों ने तालमेल में सामंजस्य बैठाना शुरू किया। उस क्षण में, ध्वनि के माध्यम से बुने गए थके हुए आत्माओं ने सांत्वना पाई। संगीत ने दर्द द्वारा बनाए गए अवरोधों को दूर किया, एक ऐसा स्थान बनाया जहां अपनापन और समझ का अनुभव हुआ, जिसने दृढ़ता को बढ़ावा दिया।

ध्वनि को हीलिंग साधन के रूप में अपनाने से न केवल अपने आप के साथ बल्कि दूसरों के साथ भी जुड़ाव बढ़ता है। चाहे वह बातचीत, संगीत या साझा मौन के माध्यम से हो, ध्वनि अभिव्यक्ति के अवसर बनाती है, एक ऐसा ताना-बाना जो व्यक्तिगत अनुभवों के धागों से बुना जाता है। ध्वनि की चिकित्सीय संभावनाओं को अपनाना इस संरचना को नेविगेट करना है, यह पहचानना कि कब एक साथ बुना जाए और कब एकाकीपन चुना जाए, प्रत्येक व्यक्तिगत नोट को व्यापक हीलिंग अनुभव के साथ सामंजस्य स्थापित करने देना।

ंत में, **The Fractured Healer** इस पर चिंतन करते हैं कि हीलिंग यात्रा में ध्वनि ी गहन भूमिका कितनी महत्वपूर्ण है। श्रवण अनुभवों की शक्ति दृढ़ता का एक गीत , यह याद दिलाती है कि हीलिंग संभव है, भले ही उथल-पुथल के बीच हो। यह यापक दृष्टिकोण पर बल देती है कि अपनी भावनाओं को अपनाने का क्या अर्थ है, ौर एक समृद्ध पैलेट प्रदान करती है जिससे हम चुन सकते हैं।

ाठकों को सुझाव दिया जाता है कि वे अपने दिन में एक समर्पित क्षण निकालें और वनि ध्यान में लिप्त हों। एक शांत स्थान खोजें, अपनी आँखें बंद करें, और जीवन की वनियों को अपने ऊपर बहने दें। नोटिस करें कि प्रत्येक ध्वनि आपकी भावनाओं के ाथ कैसे इंटरैक्ट करती है। अपना स्वयं का ध्वनि-दृश्य बनाएं, ध्वनि, स्मृति और ावना के बीच संबंध बनाते हुए। इस प्रक्रिया में जुड़कर, **The Fractured Healer** ाशा करते हैं कि पाठक अपनी यात्रा शुरू करेंगे, जो केवल हीलिंग की नहीं बल्कि ीवन की ध्वनि-दृश्य के माध्यम से आनंद की पुनः खोज की यात्रा है। जैसे-जैसे ाठक अपने मार्ग पर आगे बढ़ते हैं, वे समझेंगे कि हीलिंग की ध्वनि केवल दर्द की ानुपस्थिति नहीं बल्कि जीवन की सुंदर प्रतिध्वनि है।

# अध्याय 7: कनेक्शन्स: सम्पूर्णता में बुनना

## सामुदायिक ताना-बाना

संगठित रूप से स्वास्थ्य की यात्रा शायद ही कभी अकेले पूरी की जा सकती है; य समुदाय की गर्माहट में फलती-फूलती है, जहाँ साझा कहानियाँ लचीलापन की चाद में बुनी जाती हैं। फ्रैक्चर्ड हीलर ने इसे समझना शुरू किया जब उन्होंने अपने स्व के आघात से उबरने के अनिश्चित रास्तों पर यात्रा की। यात्रा ने उन्हें सिखाया वि कनेक्शन, जैसे किसी रजाई के धागे, एक सुंदर और जटिल डिज़ाइन बनाते हैं, ज उत्तरजीविता, समर्थन और उपचार की कहानी कहता है।

अनगिनत घंटों तक मौन और चिंतन में समय बिताते हुए, फ्रैक्चर्ड हीलर ने अप आसपास के लोगों के अनुभवों के साझा प्रतिध्वनि में आराम पाया। उनका छोट शहर किसी प्रकार का आश्रय बन गया था, एक सुरक्षित ठिकाना जो उन व्यक्तिय से भरा था जिन्होंने उनके संसार में विभिन्न रंग भरे, अनुभवों, संघर्षों और विजय क एक मोज़ेक जो एक विविध और समझपूर्ण समुदाय का निर्माण करता है।

सपोर्टिव नेबर, फ्रैक्चर्ड हीलर के जीवन में एक स्थायी उपस्थिति, हर किसी के मौ संघर्षों को मान्यता देने का एक अनूठा तरीका रखते थे। एक ठंडी शरद की शा को, जब वे पोर्च पर बैठकर पत्तियों को हवा में नाचते देख रहे थे, नेबर ने अपने अती की एक कहानी साझा की, एक ऐसा अनुभव जो अप्रत्याशित तरीकों से फ्रैक्चर्ड हील के अपने अनुभव को प्रतिबिंबित करता था।

"एक बार, मैं पूरी तरह अकेला महसूस कर रहा था," सपोर्टिव नेबर ने कहा, उनक आवाज़ नरम लेकिन प्रतिध्वनित। "मैंने एक प्रियजन को खो दिया था और शोक डूबा हुआ महसूस कर रहा था। जब तक मैंने एक सामुदायिक सभा में भाग न लिया, तब तक मैंने साझा दर्द की उपचार शक्ति की खोज नहीं की। लोग अपने दि

खोलते हैं, अपने संघर्ष साझा करते हैं, और मुझे एहसास हुआ कि मैं अकेला नहीं था। साझा करने की क्रिया में कुछ गहरा होता है; यह आपका बोझ हल्का कर देता है, और आपका दिल थोड़ा कम भारी महसूस करता है।"

उस क्षण, फ्रैक्चर्ड हीलर ने कनेक्शन के धागों को और अधिक कसता हुआ महसूस किया। यह याद दिलाता है कि समुदाय में vulnerability कितनी महत्वपूर्ण है, कैसे अपने संघर्षों को साझा करना अक्सर दूसरों को भी ऐसा करने के लिए प्रेरित करता है, जिससे उपचार के लिए एक सुरक्षित स्थान बनता है।

समुदाय में साझा की गई कहानियाँ केवल दर्द तक सीमित नहीं थीं। वे खुशियों की भी बुनावट थीं: जन्म, उपलब्धियाँ, और साझा उत्सव जो उज्जवलता और आशा के रंग भरते थे। फ्रैक्चर्ड हीलर को स्पष्ट रूप से याद है एक सामुदायिक पॉटलक की घटना, जहाँ हँसी हवा में गूँज रही थी और कहानियाँ उतनी ही स्वतंत्रता से साझा की जा रही थीं जितना कि आरामदायक भोजन से भरे व्यंजन।

एक महिला, क्लारा नाम की, जो अपने स्वादिष्ट एप्पल पाई के लिए जानी जाती थी, विशेष रूप से प्रेरणादायक रही। जब उसने फ्रैक्चर्ड हीलर को पाई का एक टुकड़ा दिया, तो उसने कहा, "आप जानते हैं, यह पाई केवल पीढ़ियों से चली आ रही एक रेसिपी नहीं है। यह मेरे लोगों से जुड़ने का तरीका है। जब मैं बेक करती हूँ, तो हर सामग्री में प्यार मिलाती हूँ, और मैं इसे केवल भूख मिटाने के लिए नहीं देती, बल्कि अपने दिल का एक टुकड़ा साझा करने के लिए देती हूँ।"

यह साधारण सा कार्य शक्तिशाली था; इसने रिश्तों में निवेश की तस्वीर उकेरी, यह सुदृढ़ करते हुए कि समुदाय का निर्माण केवल अपने बोझ को साझा करने की इच्छा से ही नहीं, बल्कि अपनी खुशियों को भी साझा करने की तत्परता से होता है। इस पॉटलक में, फ्रैक्चर्ड हीलर को यह याद दिलाया गया कि हर साझा किया गया भोजन, हर सुनाई गई कहानी, उनके जीवन के व्यापक ताने-बाने में एक नाजुक धागा बनाती

है, जो उन्हें समर्थन और शक्ति के नेटवर्क में बाँधता है।

अपने उपचार की यात्रा के दौरान, फ्रैक्चर्ड हीलर लगातार इन कनेक्शन के क्षणों की तलाश करने लगे, चाहे वे सामान्य हों या अप्रत्याशित। उन्होंने योग कक्षाओं में भाग लिया, जहाँ साथी प्रतिभागियों के बीच सहयोग बढ़ा क्योंकि वे सामूहिक रूप से असुविधा के माध्यम से सांस लेते हुए अपने साझा संकल्प में सांत्वना पाते थे। प्रशिक्षक, एक शांत स्वभाव वाली महिला, उन्हें यह चिंतन करने के लिए प्रेरित करती थीं कि वे एक-दूसरे का समर्थन केवल स्टूडियो में ही नहीं, बल्कि इसके बाहर भी कैसे कर सकते हैं।

"योग केवल अपने शरीर को संरेखित करने के बारे में नहीं है; यह दूसरों के साथ संरेखित होने के बारे में है," वह अक्सर कहती थीं, कक्षा को यह याद दिलाते हुए कि मैट पर उनकी साझा vulnerability उन्हें बाहर भी मजबूत संबंधों की ओर ले जा सकती है।

जैसे-जैसे वे आसनों के माध्यम से बह रहे थे, फ्रैक्चर्ड हीलर ने देखा कि कनेक्शन गहराते जा रहे हैं, यह समझते हुए कि हीलिंग स्पेस में ऊर्जा और सहानुभूति आपस में जुड़ी होती हैं। यह इस बात में झलकता था कि कैसे वे चुनौतीपूर्ण क्षणों में एक-दूसरे की ओर मुस्कराते, केवल एक संकेत या reassuring स्पर्श के माध्यम से प्रोत्साहन प्रदान करते।

अपने अन्वेषण में, फ्रैक्चर्ड हीलर ने गहरे जुड़ाव के अवसरों में आनंद लिया, जैसे कि स्थानीय शेल्टर में स्वयंसेवा करना। एक प्रभावशाली शिफ्ट के दौरान, उनकी मुलाकात एक युवक जेक से हुई, जो बेघरों का समर्थन करने के लिए अथक परिश्रम कर रहा था। adversity के बावजूद उसकी अडिग आशावादिता ने फ्रैक्चर्ड हीलर को मंत्रमुग्ध कर दिया, और उनके भीतर प्रेरणा की एक ज्वाला प्रज्वलित कर दी।

“हर व्यक्ति की एक कहानी होती है,” जेक ने कहा, और उसके बोलने के तरीके में उसका जुनून स्पष्ट था। “और मदद करने का सबसे अच्छा तरीका है सुनना। मेरा मानना है कि सुनने के माध्यम से हम एक-दूसरे के अस्तित्व को मान्यता और मूल्य दे सकते हैं। यह फर्क डालता है; कभी-कभी सिर्फ वहां होना और कहना ‘मैं तुम्हें देखता हूँ’ किसी के लिए जीवन रेखा साबित हो सकता है।”

यह अंतर्दृष्टि फ्रैक्चर्ड हीलर के लिए गहरी प्रतिध्वनि थी। यह एक उद्घाटन था जिसने उन्हें यह सिखाया कि समुदाय सहानुभूति और समझ की नींव पर निर्मित होता है। यह एक ऐसा कार्य है जिसमें हम अपने आसपास के लोगों का हाथ थामते हैं, उन्हें आश्वस्त करते हैं कि वे अपने सफर में अकेले नहीं हैं।

जैसे-जैसे वे स्वयंसेवा जारी रखते हैं, फ्रैक्चर्ड हीलर ने महसूस किया कि देने के कार्य के माध्यम से उनका अपना हृदय भी सुधर रहा है। हर बार जब उन्होंने भोजन साझा किया, कपड़े प्रदान किए या केवल सुना, उन्हें बदले में एक उपचारात्मक ऊर्जा प्राप्त हुई। हँसी, मुस्कान, आशा की लहरें—ये सभी सेवा में निर्मित कनेक्शन से उत्पन्न होती हैं। उन्होंने पाया कि देने में, वे अपने हिस्से को खो नहीं रहे थे; बल्कि, वे समुदाय की सामूहिक भलाई में गहराई से निवेश कर रहे थे।

हालाँकि, यह यात्रा चुनौतियों से मुक्त नहीं थी। ऐसे क्षण आए जब ट्रॉमा का बोझ फ्रैक्चर्ड हीलर को फिर से अकेलेपन और अंधकार में खींच ले जाता, जहाँ साहस दूर प्रतीत होता। ऐसे समय में वे अक्सर द सैज मेंटर की ओर रुख करते, जिनकी बुद्धिमत्ता संदेह के छायादार क्षणों में प्रकाश प्रदान करती।

“याद रखो, हीलिंग रैखिक नहीं है,” द सैज मेंटर ने एक महत्वपूर्ण बातचीत में धीरे से सलाह दी। “यह ज्वार की तरह उठता और गिरता है। जब लहरें तुम्हें दूर खींचती हैं, अपने समुदाय पर भरोसा करो कि वह तुम्हें स्थिर रखे जब तक तुम फिर से अपने पैरों पर खड़े नहीं हो जाते।”

यह आश्वासन फ्रैक्चर्ड हीलर के भीतर कनेक्शन बनाने की नयी प्रतिबद्धता को प्रज्वलित कर गया, अंधकार के समय में उन लोगों से सांत्वना पाने की कोशिश करने के लिए जो अपनी रोशनी साझा करने के लिए तैयार थे। उन्होंने दूसरों तक पहुँचने की एक प्रैक्टिस विकसित करनी शुरू की, ऐसे दोस्तों के साथ कॉफी डेट्स तय की जो दृष्टिकोण प्रदान कर सकते थे, और नए रिश्तों के लिए अपने हृदय को खोलना शुरू किया, जो उनके जीवन में विभिन्न कहानियाँ और ज्ञान लाते थे।

सामूहिक हीलिंग का अनुभव जल्द ही न केवल फ्रैक्चर्ड हीलर के लिए बल्कि समुदाय के कई अन्य लोगों के लिए भी स्पष्ट हो गया। सामुदायिक कार्यक्रम उभरने लगे—आर्ट थेरेपी पर कार्यशालाएँ, मानसिक स्वास्थ्य पर समूह चर्चाएँ, और ऐसे स्थान जहाँ प्रतिभागी रचनात्मक अभिव्यक्ति के माध्यम से कनेक्शन की शक्ति सीख सकते थे।

एक शाम, फ्रैक्चर्ड हीलर ने एक आर्ट थेरेपी कार्यक्रम में भाग लिया, जहाँ प्रतिभागियों को खाली कैनवास और चुनने के लिए अनेक रंग दिए गए। जैसे ही उन्होंने रंग मिलाए और अपने भावनाओं को कैनवास पर उतारा, उन्होंने चारों ओर देखा और परिवर्तनों को देखा जो हो रहे थे। हर ब्रश स्ट्रोक में एक कहानी थी, हर रंग में एक भावना, और उनके आसपास लोग अपने हृदय को अपने कला में डाल रहे थे। कच्ची भावनाओं की सुंदरता प्रदर्शित हो रही थी, यह एक प्रमाण था कि एकता के माध्यम से कितनी हीलिंग प्राप्त हुई थी।

जब फ्रैक्चर्ड हीलर ने अपना काम साझा किया, जिसमें नीले और हरे रंगों का मिश्रण था जो उनके आंतरिक परिदृश्य का प्रतिनिधित्व करता था, तो उन्हें तालियों और अन्य लोगों के साझा अनुभवों का सामना करना पड़ा। ऊर्जा महसूस की जा सकती थी; इसने न केवल आर्ट रूम को बल्कि उसके भीतर बने रिश्तों को भी बदल दिया

"यह अविश्वसनीय है कि हम वह व्यक्त कर सकते हैं जिसे शब्द व्यक्त नहीं कर पाते," एक अन्य प्रतिभागी ने कहा, समझ की आँसू पोंछते हुए। उस क्षण, फ्रैक्चर्ड

ोलर ने समुदाय की असली शक्ति को पहचाना: वह शक्ति जो न केवल व्यक्तियों ़ बीच बल्कि अनुभवों के बीच भी पुल बना सकती है, जहाँ सबसे ज्यादा जरूरत ोती है वहाँ ताकत प्रदान करती है।

सके अलावा, फ्रैक्चर्ड हीलर प्रेरित हुए कि दूसरों को यह याद दिलाएँ कि समुदाय ी संरचना केवल निकटता तक सीमित नहीं है; यह इरादे के माध्यम से विकसित ोती है। उन्होंने एक छोटा समूह शुरू किया, जो मानसिक स्वास्थ्य पर बातचीत रने की अनुमति देता था, जीवन के सभी क्षेत्रों के लोगों को अपनी कहानियाँ साझा रने और एक-दूसरे को सुनने के लिए आमंत्रित करता था।

जितना हम एक-दूसरे को सुनते हैं, उतना ही हमें एहसास होता है कि हम उतने लग नहीं हैं जितना हम सोचते हैं," फ्रैक्चर्ड हीलर ने एक सत्र में कहा। "यह मान्यता क हम सभी एक बड़ी कहानी का हिस्सा हैं, जिसे जटिल रूप से बुना गया है, इसमें ीलिंग है।"

ातचीतें स्वतंत्र रूप से बह रही थीं, साझा भय, आशाएँ, और चिंताएँ उजागर हो रही ीं जिन्हें कई लोग लंबे समय से छुपाए हुए थे। अलगाव की भावना टूटने लगी, इसे ामूहिक मित्रता ने प्रतिस्थापित किया, यह एहसास कि वे हीलिंग के आपस में जुड़े ए ताने-बाने का हिस्सा हैं, प्रत्येक धागा पूरी सामूहिक ताकत और सुंदरता में ोगदान करता है।

न अनुभवों के माध्यम से, फ्रैक्चर्ड हीलर ने यह विचार अपनाया कि समुदाय एक ाश्रयस्थल हो सकता है, और इसने सामूहिक हीलिंग की अवधारणा को जन्म दिया। नकी अपनी हीलिंग दूसरों की हीलिंग के साथ गहराई से जुड़ी हुई थी, क्योंकि हर ातचीत में समझ का एक नया धागा जोड़ने की संभावना होती थी। यह एक हत्वपूर्ण सबक बन गया: जैसे-जैसे प्रत्येक व्यक्ति फले-फूले, वैसे-वैसे बड़ा समुदाय ी समृद्ध होता गया।

अब तक की अपनी यात्रा पर विचार करते हुए, फ्रैक्चर्ड हीलर ने उन संबंधों के लि गहरी कृतज्ञता महसूस की जो इस रास्ते में विकसित हुए थे। उन्होंने यह पहचाना वि हीलिंग अकेले नहीं होती, बल्कि यह एक सामुदायिक प्रयास है, जो परस्पर निर्भ रिश्तों से मजबूत होती है और साझा अनुभवों से समृद्ध होती है।

फ्रैक्चर्ड हीलर ने "थ्रेड्स ऑफ हीलिंग" नामक एक वार्षिक सामुदायिक सभा शुरु करने का निर्णय लिया। यह केवल एक कार्यक्रम नहीं था; यह एक अनुभव था, ज समुदाय के ताने-बाने में बुने गए हर रंगीन धागे का उत्सव मनाने के लिए बनाया गय था, साझा कहानियों, रचनात्मकता और सहयोग के माध्यम से एकजुटता को उजाग करने के लिए।

इस कार्यक्रम में कला प्रदर्शन, कहानी सुनाने के सत्र, कविता पाठ, और इंटरैक्टि कार्यशालाएँ शामिल थीं, जो लोगों को ट्रॉमा और हीलिंग के साझा धागों के माध्यम जोड़ती थीं। जब समुदाय ने साझा करने के लिए एक साथ आया, तो फ्रैक्चर्ड हील ने प्रत्यक्ष रूप से देखा कि कैसे बातचीत में परिवर्तन की प्रेरणा देने की शक्ति होत है। खुशी की हँसी और राहत के आँसू मिलकर गूंजते थे, क्योंकि कहानियाँ खुले दि से साझा की गईं, और हर कहानी ने समुदाय के बंधन में नया आयाम जोड़ा।

इस सभा के बाद, पूरे शहर में एक परिवर्तित माहौल उभरा। पड़ोसी एक-दूसरे क चिंता करने लगे, दोस्तियाँ पनपीं, और साझा अनुभवों के परिणामस्वरूप नई पह जन्मी। सामूहिक हीलिंग ने केवल जीवन को जोड़ा ही नहीं, बल्कि एक ऐसी भावन पैदा की जो हर हाथ मिलाने और आलिंगन में गूंजती थी।

जैसे-जैसे फ्रैक्चर्ड हीलर अपनी यात्रा जारी रखते हैं, वे उस समुदाय नेटवर्क में सदै उपस्थित रहते हैं, जिसे उन्होंने बुने जाने में भूमिका निभाई थी। उन्होंने पाठकों क प्रोत्साहित किया कि वे अपने समुदायों में सक्रिय रहें और उन कनेक्शनों की खो करें जो संघर्ष के समय उन्हें मजबूती प्रदान करें। यह समझना अत्यंत शक्तिशाली

के हीलिंग केवल व्यक्तिगत यात्रा नहीं है, बल्कि यह उस समर्थन, सहानुभूति और समझ में फलती-फूलती है जो हमारे आसपास के लोग प्रदान करते हैं।

फ्रैक्चर्ड हीलर ने पाठकों को एक पल रुककर

## सेतु का निर्माण

मानव अनुभव के क्षेत्र में सेतु का निर्माण बड़े पहेली के टूटे हुए टुकड़ों के बीच संबंध बनाने के समान है। ट्रॉमा के बाद, स्वाभाविक प्रतिक्रिया यह हो सकती है कि व्यक्ति अपने आप को अलग-थलग कर ले, उन परछाइयों से खुद को ढक ले जो अतीत के घावों की प्रतिध्वनि बनकर रहते हैं। फिर भी, हाथ बढ़ाने, जुड़ाव बनाने के कार्य में ही परिवर्तन की संभावना निहित होती है। जैसे-जैसे हम अपनी व्यक्तिगत यात्राओं को नेविगेट करते हैं, फ्रैक्चर्ड हीलर यह दिखाते हैं कि सहजता और असुरक्षा प्रकट करने का सरल कार्य कैसे आशा की किरण बन सकता है, जिससे ऐसे रिश्ते बनते हैं जो केवल समर्थन ही नहीं प्रदान करते बल्कि मानव अनुभव की गहरी समझ भी विकसित करते हैं—एक साझा तस्वीर जो दर्द और लचीलापन की कहानियों से बनी होती है।

फ्रैक्चर्ड हीलर का जुड़ाव की ओर मार्ग न तो सीधा था और न ही आसान। अपने ट्रॉमैटिक अतीत के बोझ के साथ, वे अक्सर जुड़ाव की इच्छा और असुरक्षा के डर के बीच झूलते रहे। आत्म-चिंतन के एक विशेष तूफानी समय में उन्होंने यह महसूस किया कि भीतर के अराजक संसार और बाहरी दुनिया के संभावित साथी और सहयोगियों के बीच अंतर को पाटना आवश्यक था। दूसरों तक पहुंचना एक साहसिक कदम बन गया, यह स्वीकार करते हुए कि हीलिंग एक अकेली यात्रा नहीं है बल्कि सामूहिक यात्रा है।

इस जुड़ाव को बनाने के प्रयास में, फ्रैक्चर्ड हीलर ने सहानुभूति के गहरे महत्व को

खोजा। यह समझना कि हर किसी के अपने घाव होते हैं, एकता और संबंध की भावना को बढ़ाता है। एक अन्य उत्तरजीवी के साथ पहली मुलाकात उनके यात्रा में एक महत्वपूर्ण क्षण थी। एक सामुदायिक समर्थन समूह में, उन लोगों से घिरे हुए जो अपने खुद के निशान और कहानियां लिए हुए थे, फ्रैक्चर्ड हीलर ने गहरी प्रतिध्वनि का अनुभव किया। यहाँ सहानुभूति स्वतंत्र रूप से प्रवाहित हुई, उन भावनाओं के तूफान के लिए एक सुरक्षित बंदरगाह प्रदान करती हुई जो लंबे समय से सतह के नीचे छिपी हुई थीं।

साझा अनुभवों के माध्यम से, हीलर ने केवल प्रतिक्रिया देने के लिए नहीं बल्कि दूसरों की कहानियों के साथ पूरी तरह से जुड़ने के लिए सुनने की कला सीखी। उस चक्र में साझा की गई प्रत्येक कहानी जुड़ाव के जटिल ताने-बाने में एक धागे के समान बन गई। फ्रैक्चर्ड हीलर ने पाया कि बहाए गए आँसू अक्सर हँसी के साथ जुड़े होते थे, जो हीलिंग की द्वैतता को दर्शाते हैं: खुशी और दुःख, कसकर बुने हुए कपड़े के धागों की तरह आपस में जुड़े हुए। इन क्षणों में, उन्होंने महसूस किया कि असुरक्षा दिखाना कमजोरी का संकेत नहीं बल्कि वास्तविक रूप से देखे जाने की शक्ति का प्रमाण है।

जैसे-जैसे फ्रैक्चर्ड हीलर सुनते और साझा करते गए, उन्होंने सेतु निर्माण की शक्तिशाली कला का अभ्यास करना शुरू किया। प्रत्येक साझा की गई कहानी भावनात्मक भार को दोगुना कर देती, जिससे वे अलगाव से जुड़ाव की ओर उठते। बातचीत अधिक गहन हो गई, साझा दर्द की परिचितता ने उसे और समृद्ध बना दिया। जब कोई व्यक्ति निराशा से भरे दिन के बारे में बोलता, तो यह हीलर के भीतर गहरे प्रतिध्वनित होता। उनके दिल ने व्यक्त किए गए भावों को गूँजाया, तत्काल एक बंधन बनाया—सहानुभूति, समझ और साझा भावनात्मक सच्चाइयों से निर्मित एक सेतु।

जुड़ाव बनाने का मतलब अपने कम्फर्ट ज़ोन से बाहर साहसी कदम उठाना भी है

क्चर्ड हीलर ने पाया कि परिचित समर्थन समूह के बाहर जाकर अन्य समुदायों का अन्वेषण करना आवश्यक था, जहां कहानियां और जीवन आपस में जुड़ते हैं। थानीय शेल्टरों में स्वयंसेवा करते हुए, उन्होंने ऐसे अनुभवों से रूबरू हुए जो उनके अपने से बिल्कुल भिन्न थे, फिर भी गहराई से समान। हर व्यक्ति जो उन्होंने मिला, ंघर्ष की एक अनोखी कहानी लेकर आया, लेकिन लचीलापन और जुड़ाव की खोज का साझा धागा उन्हें जोड़ता रहा। फ्रैक्चर्ड हीलर का हृदय इन अन्य लोगों के साथ जुड़ाव में भर गया, हर संवाद एक नरम अनुस्मारक के रूप में काम करता कि कोई भी वास्तव में अपने दुख में अकेला नहीं था।

एक अवसर पर, फ्रैक्चर्ड हीलर माया से मिले, एक माँ जिसने हाल ही में अपने बच्चे को हिंसा के कारण खो दिया था। माया का कच्चा दर्द महसूस किया जा सकता था; उनकी आँखों में शोक की चमक थी, फिर भी उसमें बदलाव लाने का प्रबल संकल्प झलक रहा था। उनकी बातचीत हृदयविदारक दुःख और उसके बाद की आशा की झिलमिलियों के माध्यम से बहती रही। जब दोनों महिलाओं ने अपनी कहानियां साझा कीं, तो उन्होंने एक सेतु बनाया, जो उनके ट्रॉमा के साथ आई साझा कमजोरियों पर निर्मित था। साथ मिलकर उन्होंने स्थानीय कार्यक्रमों का समर्थन करने के लिए योजनाएं बनाईं, जो हिंसा से प्रभावित परिवारों की मदद करते, और अपने दर्द को उद्देश्य में बदल दिया।

सेतु निर्माता के रूप में, फ्रैक्चर्ड हीलर ने दूसरों के लिए स्थान बनाए रखने की आवश्यकता सीखी। यह महत्वपूर्ण था कि ऐसा वातावरण स्थापित किया जाए जहां लोग बिना निर्णय के देखे और सुने महसूस करें। असुरक्षा की शक्ति संक्रामक थी; यह दूसरों को अपनी कहानियां साझा करने के लिए आमंत्रित करती। उन्होंने प्रत्यक्ष देखा कि दर्द के साझा अनुभव से मजबूत जुड़ाव की नींव बनती है, यह बताता कि हमारी कहानियां सहानुभूति की धड़कन हैं।

इन जुड़ावों को बनाते समय, फ्रैक्चर्ड हीलर ने सक्रिय सहभागिता के महत्व को

समझा। उन्होंने ऐसे प्रश्न पूछना सीखा जो गहरी खोज को आमंत्रित करते, जैसे "आपकी यात्रा को किसने आकार दिया है?" या "आप अपने हीलिंग की कल्पन कैसे करते हैं?" ये बातचीत समझ की राह बन गईं, जुड़ाव के उपकरण बन गए जिन्होंने पूर्वधारणाओं की दीवारों को तोड़ा। गहन सहभागिता ने उनके संबंधों को पोषण और सशक्तिकरण वाले बंधनों में बदल दिया, जिससे विचारों, अंतर्दृष्टियों और अनुभवों का समृद्ध आदान-प्रदान संभव हुआ।

इन जुड़ावों में असुरक्षा एक मुद्रा बन गई। अपने दर्द और विजय की कहानियां साझा करके, फ्रैक्चर्ड हीलर ने ऐसा वातावरण बनाया जहां अन्य लोग भी ऐसा करने के लिए सशक्त महसूस करें। यह साझा मानवता की शक्ति को अपनाने का निमंत्रण था। अक्सर, केवल एक व्यक्ति का खुलकर सामने आना ही दूसरों को प्रेरित करने के लिए पर्याप्त होता है। एक सामूहिक हीलिंग का वातावरण उभरा, जो केवल एक समर्थन समूह नहीं बल्कि साझा अनुभवों से बंधा एक समुदाय था, जहाँ हँसी और आँसू सहजता से मिल जाते थे।

फिर भी, सेतु बनाने की यात्रा बिना चुनौतियों के नहीं थी। ऐसे लोगों का सामना जो रक्षात्मक या असुरक्षा के प्रति प्रतिरोधी थे, निराशाजनक क्षण पैदा करता। फिर भी पीछे हटने के बजाय, फ्रैक्चर्ड हीलर ने इन संवादों को करुणा के साथ संभालना सीखा। उन्होंने यह स्वीकार किया कि हर कोई तुरंत अपनी भावनात्मक दीवारें ढहने की अनुमति नहीं देगा। इस वास्तविकता को स्वीकार करना उनके अपने मार्ग को रोकता नहीं था; बल्कि, यह ट्रॉमा के प्रति विभिन्न प्रतिक्रियाओं के सामने धैर्य और समझ के महत्व को मजबूत करता था।

फ्रैक्चर्ड हीलर ने इस विश्वास को अपनाया कि हर व्यक्ति जिससे वे मिलते हैं, अपने अनुभवों का एक संपूर्ण ब्रह्मांड समेटे हुए होता है। किसी व्यक्ति की यात्रा की गहराई पर विचार करना उनके संवादों में एक गहरी स्थिरता लाता था। यह समझना कि हर कहानी में लचीलापन झलकता है, दर्शाता है कि हीलिंग रैखिक नहीं है और क

ोगों के लिए यह लगातार चलने वाली प्रक्रिया है।

क्चर्ड हीलर, कभी-कभी अपनी ही यात्रा में असफलताओं का सामना करते हुए, मझ गए कि अनुभवों की यह आपसी जुड़ाव वास्तव में शक्ति का स्रोत है।

ाठकों को उनके अपने संबंधों और जुड़ावों पर विचार करने के लिए प्रोत्साहित रना गहरी समझ को बढ़ावा दे सकता है। उन्होंने अपने चारों ओर कौन-कौन सी ाधाएँ बनाई हैं? कौन-कौन सी कहानियां अभी साझा नहीं हुई हैं? एक ऐसी दुनिया जहां अक्सर भावनात्मक धैर्य की आवश्यकता होती है, यह याद रखना आवश्यक कि हीलिंग परस्पर असुरक्षा और खुलापन वाले वातावरण में फलती-फूलती है। त्येक व्यक्ति के पास यह क्षमता होती है कि वे दूसरों से जुड़ें, संवाद करें और उनके ाथ अंतराल को पाटें।

से ही पाठक अपनी अनोखी कहानियों पर विचार करते हैं, उन्हें एक व्यावहारिक भ्यास में भाग लेने के लिए आमंत्रित किया जाता है, जिसे जुड़ाव बढ़ाने के लिए डिजाइन किया गया है। यह अभ्यास सहानुभूति को विकसित करने और दूसरों के ाथ अर्थपूर्ण संवाद को प्रोत्साहित करने का उद्देश्य रखता है।

**ुरू करने के लिए:** अपने जीवन में किसी ऐसे व्यक्ति या समुदाय के सदस्य के ारे में सोचें जिसे आप अच्छी तरह नहीं जानते। यह कोई ऐसा व्यक्ति हो सकता है जिसे आप रोज़ाना मिलते हैं, जैसे सहयोगी या पड़ोसी, या कोई अजनबी जिससे ापकी बार-बार मुलाकात होती है। निम्नलिखित संकेतों पर विचार करें:

- **साझा अनुभवों की पहचान करें:**
- आप सोचते हैं कि आप कौन-कौन से अनुभव, चुनौतियां या रुचियां साझा कर सकते हैं? यह परिवार, काम या प्रतिकूल परिस्थितियों से उबरने से संबंधित हो सकता है। इन समानताओं का उपयोग बातचीत शुरू करने के लिए करें।

3. **संपर्क करें:**

4. इस व्यक्ति तक पहुँचने का प्रयास करें। अपनी सहजता के अनुसार, आ सामान्य बातचीत कर सकते हैं या उन्हें कॉफी के लिए मिलने का निमंत्रण सकते हैं।

5. **सक्रिय रूप से सुनने का अभ्यास करें:**

6. बातचीत के दौरान केवल उत्तर देने के लिए नहीं, बल्कि समझने के लिए सुनें दूसरे व्यक्ति को अपनी कहानी साझा करने की जगह दें और उस क्षण उनके साथ उपस्थित रहें। सोचें कि उनकी कहानी आपकी कहानी के सा कैसे प्रतिध्वनित होती है।

7. **अपनी कहानी साझा करें:**

8. असुरक्षा असुरक्षा को आमंत्रित करती है। जब समय सही लगे, अपनी यात्र का एक हिस्सा साझा करें। यह न केवल विश्वास बनाता है बल्कि जुड़ाव क भी गहरा करता है।

9. **अनुवर्ती कदम उठाएं:**

10. बातचीत के बाद, पुनः संपर्क करने पर विचार करें। इन जुड़ावों को बना रखना आपने जो सेतु बनाया है उसे और मजबूत करेगा। एक साधारण संदे या पुनः मिलने का निमंत्रण संबंध को पोषित करने में लंबा रास्ता तय क सकता है।

11. **अपने दृष्टिकोण का विस्तार करें:**

12. जब आप अपने तत्काल नेटवर्क में सहज महसूस करने लगें, तो व्यापक समुदाय का अन्वेषण करने पर विचार करें। स्थानीय कार्यशालाओं, सहायत समूहों या सामाजिक आयोजनों में भाग लें, और ऐसे व्यक्तियों से जुड़ें जिनक पृष्ठभूमि या अनुभव अलग हो।

13. इन अभ्यासों के माध्यम से, पाठकों को प्रोत्साहित किया जाता है कि वे उ दीवारों को तोड़ें जो उन्हें अलगाव में डालती हैं और जुड़ाव में बाधा डालती है पुल बनाना साहस और करुणा दोनों की मांग करता है—ऐसे गुण जो हीलिं

की साझा यात्रा में गहराई से प्रतिध्वनित होते हैं। प्रत्येक बनाया गया जुड़ाव केवल व्यक्तियों के बीच ही नहीं बल्कि समुदायों के बीच भी अंतर को पाटता है, समझ के धागों को बुनते हुए, जो सामूहिक लचीलापन की कहानी को समृद्ध बनाते हैं।

14. जैसे-जैसे फ्रैक्चर्ड हीलर अपनी यात्रा जारी रखते हैं, बनाए गए ये पुल हीलिंग के माध्यम बन जाते हैं। वे जुड़ाव के फैलते प्रभावों को देखना शुरू करते हैं: जरूरत के समय, लोग एकजुट होते हैं, संसाधनों और समर्थन को साझा करते हुए एक समुदाय के रूप में। सहानुभूति खिलती है; समझ आपस में बुनती है, एक-दूसरे को याद दिलाती है कि सतह के नीचे हम सब एक-दूसरे से कहीं अधिक समान हैं, जितना हम अलग हैं।

15. इस जुड़ाव के जाल में, फ्रैक्चर्ड हीलर ने नया अर्थ पाया। हाथ बढ़ाने का कार्य एक चक्र बन गया, जो न केवल स्वयं को बल्कि उनके जुड़े हुए लोगों को भी पोषण देता है। उनके अनुभव ने यह स्पष्ट किया कि सबसे टूटे हुए दिल भी दूसरों की गोद में पूर्णता पा सकते हैं। पुल बनाना एक आमंत्रण है—अलगाव से बाहर निकलने और साझा अनुभवों की गर्माहट में प्रवेश करने का, एक अवसर जो दर्द को सामूहिक शक्ति में बदल देता है।

16. जब आप इस कथा पर विचार करें, तो इसे यह स्मरण करने के रूप में लें कि आपकी यात्रा एक बड़ी मानवीय अनुभव का हिस्सा है। पुल बनाने का कार्य, चाहे वह बातचीत के माध्यम से हो, साझा अनुभवों के माध्यम से या सामूहिक प्रयासों के माध्यम से, गहरे और अर्थपूर्ण जुड़ाव की ओर ले जा सकता है, जो आत्मा को पोषण देते हैं, घावों को भरते हैं और अपनापन का एहसास जगाते हैं। इस तरह, हम एक ऐसी दुनिया का निर्माण करते हैं जहाँ सहानुभूति मार्गदर्शक शक्ति है, ऐसे जुड़ावों को पोषित करती है जो न केवल हमारे जीवन को बदलते हैं बल्कि हमारे समुदायों को भी ऊँचा उठाते हैं। जैसे ही आप अपनी जुड़ाव की यात्रा पर आगे बढ़ते हैं, याद रखें कि प्रत्येक पुल जो आप बनाते हैं, आपको पूर्णता के एक कदम और करीब ले जाता है।

## पूर्णता की बहाली

पूर्णता की ओर यात्रा एक घुमावदार मार्ग है, जिसमें अनपेक्षित मोड़ और टर्न भ होते हैं, जो अक्सर भारी और अभिभूत करने वाले प्रतीत होते हैं। जब मैं अपने अतीत और वर्तमान के इस चौराहे पर खड़ा होता हूं, मैं समझता हूं कि मेरे संबंध मेरे हीलिंग और पुनर्स्थापना की रूपरेखा बनाने में कितने महत्वपूर्ण रहे हैं। हर एक जुड़ाव ने न केवल साथ की गर्माहट प्रदान की बल्कि मेरे अनुभव के उन अंधेरे कोनों को भी उजागर किया, जहाँ कभी आघात की छायाएँ निवास करती थीं।

एक फ्रैक्चर्ड हीलर के रूप में, मैं अच्छी तरह जानता हूं कि आघात द्वारा लगाई गई अलगाव की भारी छाया कितनी प्रबल हो सकती है। ऐसा समय भी था जब मुझे लगता था कि मुझे अपने दर्द की तूफ़ानी लहरों को अकेले ही पार करना होगा, यह मानते हुए कि संवेदनशीलता और खुलापन कमजोरी के लक्षण हैं। लेकिन मेरे यात्र के दौरान, द सेज मेंटर के मार्गदर्शन और द सपोर्टिव नेबर के अटूट समर्थन के तहत मैंने यह समझा कि सच्ची शक्ति दूसरों से जुड़ने की हमारी इच्छा में निहित होती है यही वह माध्यम है जिसके जरिए हम अपने टूटे हुए हिस्सों को पुनर्स्थापित कर सकते हैं।

मेरे गहरे निराशा के क्षणों में, मैंने अक्सर साझा कहानियों में सांत्वना पाई। एक विशेष रूप से भयावह समय में, जिसमें यादें मुझे निगल जाने की धमकी दे रही थीं, मैंने स्थानीय आघात-सहायता समूह में भाग लेने का निर्णय लिया। जब मैं छोटे समुदाय केंद्र के द्वार से प्रवेश कर रहा था, तो संदेह का भार मेरे कंधों पर भारी महसूस हो रहा था। “क्या वे मुझे समझेंगे? क्या मुझे जज किया जाएगा?” ये विचार मेरे मन में धुएँ की तरह लहराते रहे, आशा की दृष्टि को धुंधला करते हुए। फिर भी, जब मैं कुर्सियों की उस मंडली में बैठा, तो अंदर से एक कोमल संकेत महसूस हुआ, जो मुझे खुला रहने के लिए प्रेरित कर रहा था।

एक-एक करके, लोग अपनी कहानियां साझा करने लगे, हर एक कथा हमारे साझा मानवता के ताने-बाने को जोड़ रही थी। मैंने ध्यान से सुना जब एक युवा महिला ने अपनी फ्लैशबैक से लड़ाई बताई, उसकी आवाज कांप रही थी जब वह उन रातों की बात कर रही थी, जो उसे भूल जाने की इच्छा थी। उसके बाद एक मध्यवयीन पुरुष ने साझा किया कि उसने इतनी ऊँची दीवारें बना दी थीं कि निकटतम परिवार भी भीतर नहीं आ पाते थे, इस डर से कि वे कभी उसके मन में उठते अराजकता को समझ नहीं पाएंगे। जैसे-जैसे उनके अनुभव सामने आए, मुझे अपनी कहानी के टुकड़े उनमें प्रतिबिंबित होते दिखाई दिए। उस मंडली की सुरक्षा में, मैंने महसूस किया कि मैं अकेला नहीं हूं; मेरा आघात मुझे अलग नहीं करता, बल्कि जोड़ता है, एक ऐसा बंधन बनाते हुए जिसे तोड़ा नहीं जा सकता।

कथाएँ एक शक्तिशाली स्वीकारोक्ति में बदल गईं कि हीलिंग अकेले नहीं होती। उस कमरे में ऊर्जा बदल गई क्योंकि हमारी कहानियाँ आपस में जुड़ गईं, एक ऐसा किला बनाते हुए जहाँ संवेदनशीलता की कद्र की जाती थी और दर्द को सम्मान दिया जाता था। पहली बार, जो अनंतकाल जैसा महसूस हुआ, मुझे सिर्फ एक टूटी हुई व्यक्ति के रूप में नहीं, बल्कि किसी बड़ी चीज़ का हिस्सा होने के रूप में देखा गया। हम सभी पूर्णता के खोजी थे, अपने आघात के धुंधले पानी में साथ-साथ आगे बढ़ते हुए।

ये सामुदायिक अनुभव मुझे पुनर्स्थापित करने लगे। जब हम उन हंसी के पलों को साझा करते, जो कभी-कभी आंसुओं के बीच उभरते थे, मैंने कनेक्शन में आनंद पाया। समर्थन स्पष्ट था; जब एक आवाज डगमगाई, तो दूसरी उठकर उसे संभालती। हमने अपने मन के तूफानी समुद्र में एक-दूसरे का सहारा बन लिया था। हमारे द्वारा बनाए गए बंधन उन दरारों को भरते, जिनके माध्यम से कभी निराशा बहती थी, और उनके पीछे आशा और लचीलापन उभरते।

कनेक्शन केवल भौतिक निकटता के बारे में नहीं है; यह उद्देश्य और प्रामाणिकता के बारे में है। अपनी यात्रा के दौरान, मैंने सीखा कि कनेक्शन स्थापित करना और

उसे पोषित करना संवेदनशीलता की मांग करता है, अपनी सच्ची पहचान को दिखाने की इच्छा चाहे वह कितनी भी टूटी हुई क्यों न लगे। धीरे-धीरे, मैंने इस नई समझ को समर्थन समूह से बाहर भी फैलाना शुरू किया। एक शाम, मैंने द सपोर्टिव नेबर के साथ अपने फ्रंट यार्ड में बातचीत की, जहाँ सूर्यास्त की गर्म रोशनी बिखरी हुई थी। जब हमने गरम चाय के कपों के साथ हंसी और कहानियाँ साझा कीं, तो मुझे महसूस हुआ कि हमारे दिलों के चारों ओर दीवारें टूट रही थीं।

"जब दुनिया भारी लगती है, तब तुम्हें क्या सांत्वना देता है?" उसने पूछा, उसकी आँखों में सच्ची जिज्ञासा झलक रही थी। थोड़ी हैरानी के साथ, मैंने रुककर विचार किया। अपनी आत्मा को पोषित करने के अपने पसंदीदा तरीकों को साझा करने का सरल कार्य, जैसे प्रकृति में डूबना, कला बनाना या नदी किनारे टहलना, हीलिंग का एक अभ्यास बन गया। जब मैंने उत्तर दिया, तो गर्माहट की लहर मुझमें बह गई, और मैंने महसूस किया कि हमारे बीच गहराते संबंध की हीलिंग शक्ति कितनी प्रबल थी।

इन आदान-प्रदानों के माध्यम से, मैंने देखा कि हमारे जुनून को साझा करने का कार्य न केवल हमारी पहचान को उजागर करता है बल्कि हमारे संबंध को भी मजबूत करता है। हर संवेदनशीलता को उजागर करना, हर कहानी साझा करना हवा में संगीत की तरह गूंजता है, हमारी व्यक्तिगत धुनों को समर्थन, समझ और कनेक्शन की बड़ी रचना में सामंजस्य में बदल देता है। मैंने समझा कि पूर्णता की बहाली का मतलब केवल असंगति को ठीक करना नहीं है, बल्कि हमारे अनुभवों के सुंदर संगीत को पहचानना है।

अपने भीतर मौजूद खालीपन को पहचानना अत्यंत महत्वपूर्ण बन गया। अब मैं उन्हें शर्मिंदगी में ढक नहीं सकता था; इसके बजाय, मैंने उन्हें करुणा के साथ स्वीकार करना सीखा। जैसे ही मैंने अपनी जटिलताओं को गले लगाना शुरू किया, मैंने देखा कि दूसरों तक पहुँचने का कार्य मेरे स्वयं के आत्म-बोध को कैसे बदल देता है। जो संबंध मैंने बनाए, वे चिंतन और परिवर्तन के उत्प्रेरक बन गए, मुझे उन टूटे हुए हिस्सों

ी खोज के लिए आमंत्रित करते, जिन्हें मैंने लंबे समय से नजरअंदाज किया था।

ासे-जैसे मेरी कनेक्शन की समझ गहरी हुई, मैंने इसे सक्रिय रूप से खोजने का यास किया। मैंने स्थानीय संगठनों में स्वयंसेवा की, जो समुदाय निर्माण और आघात प्रभावित लोगों के समर्थन पर केंद्रित थे। अपना समय और करुणा साझा करते ए, मैंने न केवल देने की सुंदरता देखी, बल्कि प्राप्त करने के महत्व को भी अनुभव िया। प्रत्येक बातचीत में मेरे भीतर भूल चुके हिस्सों को जगाने की क्षमता थी— ुशी, हँसी और कनेक्शन के अवशेष, जिन्हें मैंने हमेशा के लिए खो चुका समझा ा।

न देने और लेने के क्षणों में, मैंने अपने आत्म-बोध की पुनर्स्थापना का अनुभव किया। ने समझा कि सच्चा कनेक्शन एक पारस्परिक नृत्य है जो सभी के लिए हीलिंग और र्णता का पोषण करता है। सुरक्षा और समर्थन के क्षण बनाना न केवल दूसरों को ठाता है बल्कि उन बंधनों को भी मजबूत करता है जो किसी की हीलिंग यात्रा की ींव बनाते हैं।

नर्स्थापना में धैर्य और समझ आवश्यक हैं। रिश्ते केवल सतही बातचीत नहीं हैं; न्हें निरंतर पोषण की आवश्यकता होती है, जैसे एक बगीचा जो देखभाल और ध्यान खिलता है। अपने समुदाय में सक्रिय रूप से जुड़कर, मैंने एक ऐसा वातावरण यार करना सीखा जहाँ हीलिंग फल-फूल सके। जानबूझकर कनेक्शन के क्षण नाना न केवल मेरे अपने संबंध की भावना को मजबूत करता है बल्कि मेरे आत्म- ल्य को भी पुष्ट करता है।

क विशेष भावनात्मक क्षण विशेष रूप से जीवंत है। एक ठंडी पतझड़ की दोपहर ी, और मैंने एक सामुदायिक सभा का आयोजन किया जहाँ लोग कहानियाँ साझा र सकते थे और कला का निर्माण कर सकते थे। हममें से एक छोटा समूह मेजों चारों ओर इकट्ठा हुआ, जो कैनवास, रंग और ब्रश से भरी थीं। जैसे ही रंग मिलकर

घुलने लगे और हँसी वातावरण में गूंजने लगी, प्रतिभागियों ने अपनी कला के माध्य
से अपनी यात्रा के हिस्से प्रकट करना शुरू किया। एक साधारण ब्रशस्ट्रोक दर्द औ
आशा की हार्दिक अभिव्यक्ति बन गया, जिससे व्यक्तियों को वह व्यक्त करने क
मौका मिला जो अक्सर अनकहा रहता है।

जैसे ही मैं एक मेज से दूसरी मेज की ओर बढ़ा, मैंने ऐसी बातचीत की जो आत्माअ
को उठाती और बंधन बनाती। एक अन्य प्रतिभागी, डेव, ने गहरे नीले और हल्के ह
रंगों से भरा एक घूमता हुआ कैनवास बनाया था। जब मैंने उससे पूछा कि ये रंग क्य
दर्शाते हैं, तो उसने रुका, संवेदनशीलता उसके ऊपर फैल गई। "आशा औ
निराशा," उसने फुसफुसाते हुए कहा, उसकी आवाज लगभग कानाफूसी थी। "
अभी भी दोनों में संतुलन सीख रहा हूँ।"

उस क्षण, मैंने हमारी साझा समझ की गहराई का अनुभव किया। हम साथ बैठे, उ
सरल कला अभिव्यक्ति में समाहित खुशी और दुःख को अवशोषित करते हुए। उ
साझा मौन में, हमने बिना शब्दों के अपने अनुभवों की जटिलता को समझा। जैसे ह
मैंने उसे देखा, मैंने हमारी कनेक्शन को पहचाना—दो टूटे हुए आत्माएँ एक-दूस
की संवेदनशीलता और शक्ति में सांत्वना पा रही थीं। यह एहसास मुझ पर छा गय
हम केवल अलग-अलग हीलिंग नहीं कर रहे थे; हम सामूहिक लचीलापन और आश
की एक तस्वीर बना रहे थे।

सृजनात्मक माध्यमों के माध्यम से व्यक्तियों से कनेक्ट करने का अवसर यह दर्शात
है कि रिश्ते ही हमारी पूर्णता के ताने-बाने में मजबूती से बुने हुए धागे हैं। अलगा
आश्रय जैसा प्रतीत हो सकता है, लेकिन यह रिश्ते हैं जो हमें तूफानों के बीच सुरक्षि
आश्रय प्रदान करते हैं। कनेक्शन अंधेरे समय में एक प्रकाश स्तंभ के समान है, ज
हमें घर की ओर मार्गदर्शन करता है।

हालांकि हमारे सामुदायिक बंधनों ने मेरी यात्रा को गहराई से समृद्ध किया, मैंने पा

के पूर्णता की पुनर्स्थापना का एक हिस्सा अकेलेपन को अपनाने में भी निहित था। अपने अनुभवों पर ध्यान केंद्रित करने के लिए बिताए गए शांत क्षणों ने मुझे अराजकता में स्पष्टता खोजने में मदद की। उन दोपहरों में जब दुनिया का बोझ भारी लग रहा था, मैंने अकेलेपन की हीलिंग शक्ति की सराहना करना सीखा।

नदी के किनारे बैठकर, पानी मेरे साथ धीरे-धीरे बहता हुआ, मैंने शोर की अनुपस्थिति को गले लगाया, अपने विचारों को स्वतंत्र रूप से उभरने की अनुमति दी। प्रकृति एक पवित्र स्थल बन गई, एक स्मरण स्थान जहाँ मैं अपने दर्द और बनाए गए संबंधों की सुंदरता दोनों पर विचार कर सकता था। मैंने सीखा कि जबकि कनेक्शन महत्वपूर्ण हैं, आत्मचिंतन और आत्म-अन्वेषण के लिए क्षण निकालना भी अत्यंत आवश्यक है।

उन शांतिपूर्ण क्षणों में, मैंने यह पहचाना कि सच्ची पूर्णता कनेक्शन और स्वयं के भीतर संपूर्ण होने की क्षमता दोनों से उत्पन्न होती है। इन दोनों को एकीकृत करने से हम अपनी व्यक्तिगतता को गले लगा सकते हैं और उन बंधनों का जश्न मना सकते हैं जो हम दूसरों के साथ बनाते हैं। मैंने यह समझा कि पूर्णता की पुनर्स्थापना का मतलब हमारे अतीत को अस्वीकार करना नहीं है; बल्कि इसका अर्थ है कि हमारे अनुभवों को उद्देश्यपूर्वक एक साथ बुना जाए।

किन्त्सुगी, जापानी कला जिसमें मिट्टी के बर्तन को सोने से मरम्मत किया जाता है, मेरी हीलिंग यात्रा में एक शक्तिशाली रूपक बन गई। दरारों को छिपाने के बजाय सुंदरता के साथ उजागर किया जाता है। इस दर्शन ने मुझमें यह समझ पैदा की: मेरे और दूसरों के निशान दोष नहीं हैं, बल्कि लचीलापन और विकास के अद्वितीय चिन्ह हैं। हर दरार एक कहानी बताती है, जो पूर्णता की ओर मार्गदर्शन करती है।

जैसे-जैसे मैंने इस पुनर्स्थापना की यात्रा शुरू की, मैं उन समुदायों के प्रति अधिक जागरूक हुआ जिन्होंने मुझे ऊपर उठाया। चाहे वह समर्थन समूहों के माध्यम से हो, चाय के कपों पर विकसित मित्रता के माध्यम से, या स्वयंसेवा के माध्यम से, हर

बंधन ने मेरी संबंध की भावना में योगदान दिया। फिर भी, इन कनेक्शनों में सक्रिय रूप से भाग लेना आवश्यक था; मैंने सीखा कि एक व्यावहारिक दृष्टिकोण न केवल स्वयं के लिए बल्कि पूरे समुदाय के लिए महत्वपूर्ण परिवर्तन ला सकता है।

कनेक्शन के माध्यम से पूर्णता की पुनर्स्थापना की प्रक्रिया एक सहयोगी सामुदायिक परियोजना में परिणत हुई: साझा कहानियों के माध्यम से शक्ति खोजना, कहानी वृत के माध्यम से। हमने सुनना, सहानुभूति रखना और सभी के लिए सुरक्षा की भावना बनाना सीखा। अनुभव साझा करके, हमने शक्तिशाली संबंध बनाए जो हमारे अपने दर्द से परे की यात्रा को प्रकाशित करते हैं।

इन वृतों में, हमने अपनी सामान्य मानवता और हीलिंग की क्षमता को पुनः खोजा साझा करने में दिखाई गई संवेदनशीलता एक प्रकार का अमृत बन गई, टूटी आत्माओं के लिए हीलिंग का बाम। प्रत्येक प्रतिभागी लचीलापन का प्रतीक बनकर आगे बढ़ा, हमें याद दिलाते हुए कि चाहे हमारी यात्राएं कितनी भी टूटी हुई प्रतीत हों हम मिलकर अपनी शक्ति को पुनः प्राप्त कर सकते हैं।

जैसे मैं अपनी स्वयं की पुनर्स्थापना की यात्रा पर विचार करता हूँ, मैं पाठकों से आग्रह करता हूँ कि वे विचार करें कि वे ऐसे कनेक्शन कैसे विकसित कर सकते हैं जो हीलिंग और पूर्णता को बढ़ावा दें। हम दूसरों को जो समर्थन की आवश्यकता में हैं उन्हें हाथ कैसे बढ़ा सकते हैं? हम अपने संबंधों में संवेदनशीलता (vulnerability को कैसे गले लगा सकते हैं?

इन कनेक्शनों को सुगम बनाने के लिए, निम्नलिखित चिंतनशील अभ्यासों पर विचार करें:

**1. अपने कनेक्शन सर्कल की पहचान करें:**

कुछ क्षण लें और उन लोगों को लिखें जो आपके जीवन में समर्थन, प्रोत्साहन, य

ामझ प्रदान करते हैं। नोट करें कि ये व्यक्ति आपकी हीलिंग यात्रा में आपको कैसे ऊपर उठाते हैं।

**. संपर्क करें और साझा करें:**

भपनी सूची में से किसी एक व्यक्ति को चुनें और उनसे बातचीत करने के लिए संपर्क करें, चाहे व्यक्तिगत रूप से या कॉल के माध्यम से। अपने अनुभवों के बारे में कुछ भर्थपूर्ण साझा करें और उन्हें भी ऐसा करने के लिए आमंत्रित करें।

**. सामुदायिक क्रियाकलाप बनाएँ:**

वेचार करें कि आप अपने समुदाय के साथ कैसे जुड़ सकते हैं। यह एक सपोर्ट ग्रुप शुरू करने या उसमें शामिल होने, स्वयंसेवा करने, या कहानियों के साझा होने के र्द-गिर्द किसी सभा का आयोजन करने के माध्यम से हो सकता है। इस कनेक्शन की पहल करने के लिए एक कदम उठाएँ।

**. अकेलेपन के क्षणों को अपनाएँ:**

शांत चिंतन के लिए समय निर्धारित करें। चाहे यह जर्नलिंग, प्रकृति में चलना, या ध्यान करने के माध्यम से हो, अपने अंदर के स्वयं से पुनः जुड़ने की अनुमति दें और भपने अनुभवों की जटिलताओं को समझें।

**. सामूहिक विकास का जश्न मनाएँ:**

सी सभा आयोजित करें या उसमें भाग लें जहाँ कहानियाँ साझा की जाती हैं, और क उद्देश्यपूर्ण स्थान में कनेक्शन को बढ़ावा दें। विचार करें कि आप दूसरों के लिए क संबंध और अपनापन बनाने में कैसे योगदान दे सकते हैं।

न कनेक्शन और अंतर्मुखी चिंतन के अवरोधों में, हम पूर्णता की ओर मार्ग पा सकते

हैं। अपने अनुभवों को एक साथ बुकर, अपनी संवेदनशीलता और ताकत दोनों को अपनाकर, हम आशा का एक ताना-बाना रचते हैं जो केवल हमारे लिए ही नहीं बल्कि हमारे समुदायों तक भी फैलता है। जब हम ऐसे कनेक्शन को बढ़ावा देते हैं जो हीलिंग को प्रोत्साहित करते हैं, तो हम केवल अपनी पुनर्स्थापना के वाहक नहीं बनते, बल्कि दूसरों के जीवन में सामूहिक परिवर्तन के उत्प्रेरक भी बन जाते हैं। पूर्णता की ओर यात्रा जटिल और सूक्ष्म है, फिर भी यह एक यात्रा है जिसे साथ मिलकर तय करना सार्थक है।

# अध्याय 8: सामान्य से परे: मस्तिष्क का विस्तार

## एक नई दृष्टि

ारिश धीरे-धीरे गिर रही थी जब द फ्रैक्चर्ड हीलर अपने पसंदीदा कैफ़े के एक शांत ोने में अकेले बैठे थे, ताज़ी बनी कॉफी की गर्म खुशबू उन्हें एक आरामदायक ंबल की तरह घेरे हुए थी। बाहर, दुनिया एक नाजुक कुहासे की चादर में ढकी हुई ी, प्रत्येक बूँद पृथ्वी में मिलकर उसे ऐसे पोषण दे रही थी, जैसे कोई कविता लिखी ा रही हो। घुटनों पर नोटबुक रखते हुए, वे पृष्ठों की ओर खाली आँखों से देख रहे , उस यात्रा के बारे में विचार कर रहे थे जो उन्होंने आघात और उपचार की ूलभुलैया से पार की थी।

र बार जब बारिश की बूँदें खिड़की पर गिरतीं, द फ्रैक्चर्ड हीलर अपने भीतर की ावनात्मक तूफ़ानों की गूँज महसूस करते। अतीत का अराजकता और हलचल ाभी भी उन्हें पीछा कर रही थी, लेकिन अंदर कुछ बदल गया था: चेतना का एक ूक्ष्म लेकिन गहन विस्तार, जिसने उन्हें दुनिया को जीवंत रंगों में देखने की अनुमति ी, छायाएँ गहराई में बदल गईं, और गहराई ने उन बनावटों को उजागर किया जिन्हें न्होंने पहले अनदेखा किया था।

ैसे ही उन्होंने अपनी कॉफी का घूंट लिया, एक अहसास की लहर उनके भीतर फैल ई। आघात, जिसे कभी एक भारी लंगर के रूप में देखा गया था जो उन्हें निराशा ी गहराइयों में खींचता था, अब खुद को समझ के नए क्षेत्रों में प्रवेश का द्वार प्रकट र रहा था, लगभग जैसे यह एक कुंजी हो जो उनके मन के पहले छिपे दरवाजों को ोल रही हो। इस परिवर्तित दृष्टिकोण के भीतर, उन्होंने खुद की खोज की यात्रा शुरू ी, जैसे हर चोट ने विकास के लिए जगह बनाई हो, और उन्हें अपने और अपने ारों ओर की दुनिया के बारे में जो कुछ भी ज्ञात था, उसे चुनौती देने के लिए प्रेरित िया।

द फ्रैक्चर्ड हीलर को याद आया जब उन्होंने पहली बार यह विचार सुना था कि आघा चेतना का विस्तार कर सकता है। यह उनके एक सत्र के दौरान हुआ था, जिसमें सेज मेंटर, एक ज्ञानी व्यक्ति जिन्होंने धीरे-धीरे उन्हें उनके दर्द की झाड़ियों मार्गदर्शन किया था, उपस्थित थे। "आघात केवल एक शाप नहीं है, बल्कि ए उत्प्रेरक है," द सेज मेंटर ने कहा, अपनी कुर्सी पर पीछे झुकते हुए, आँखों में उत्सा की चमक के साथ। "यह आपको अदृश्य का सामना करने के लिए मजबूर करत है। इसके सामना करने में, आप समझ, सहानुभूति और अंततः परिवर्तन के लि जगह बनाते हैं।"

वे शब्द गहराई से गूंज गए, द फ्रैक्चर्ड हीलर के पूरे अस्तित्व में प्रतिध्वनित हुए। य एक साहसिक विचार था, जो उनके कष्ट के जटिल धागों को खोलने की मांग करत था, लेकिन यह धारणा कि आघात केवल उनके अस्तित्व को तोड़ने के बजाय उ बदल भी सकता है, उनके सबसे अंधकारमय पलों में एक प्रमुख प्रकाशस्तंभ थी।

अपने उपचार के शुरुआती दिनों में, यह विचार पूरी तरह अपरिचित लगता था। ह बार जब वे फ्लैशबैक की गहराइयों से बाहर निकलते या डिसोसिएशन की परतों वे माध्यम से संघर्ष करते, तो उनके मन में केवल विनाश का ही दृश्य होता—एक घुट भरी त्रासदी की भावना जो उनके चारों ओर पर्दे की तरह मंडराती थी। निराशा उनके विश्व को धूसर रंगों में रंग दिया था, जहाँ मुस्कुराते चेहरे उनके खुद के भूतिय व्यक्तित्व के सामने हँसी उड़ाते प्रतीत होते थे।

लेकिन जैसे-जैसे समय ने उनके घावों को युद्ध के निशानों में बदल दिया, उनके म का परिदृश्य भी बदलने लगा। भीतर का हीलर धीरे-धीरे प्रकट हुआ, उन्हें इस उथल पुथल भरे क्षेत्र के माध्यम से मार्गदर्शन करता हुआ। उन्होंने अपनी पहचान को पुन परिभाषित करना और अपनी जटिलताओं को अपनाना सीख लिया। प्रत्ये कठिनाई से प्राप्त अंतर्दृष्टि एक नए ज्ञान की ओर कदम बन गई, हर चुनौती उनवे मन के पहले छुपे कोनों को उजागर करती रही।

दिन-प्रतिदिन, द फ्रैक्चर्ड हीलर ने उस अंतर्संबंध की जालिका को देखना शुरू किया, जो मानव अनुभव को आधार देती है। उन्होंने देखा कि कैसे बारिश की बूँदों पर प्रकाश नाचता है और कैसे जीवन, अपनी अंतर्निहित अराजकता के बावजूद, सौंदर्य से भरा है। प्रकृति उनके लिए एक प्रेरणा बन गई, पुनर्जन्म और पुनर्योजन की सुंदरता को प्रकट करते हुए, ठीक वैसे ही जैसे उनका खुद का आघात से होकर गुजरने का सफर। बारिश की बूँदें स्थिरता का प्रतीक बनकर गिरीं, उद्देश्य के साथ गिरतीं, और तूफ़ान के बावजूद पृथ्वी को पोषण देतीं।

ब्रह्मांड मानो उन्हें धीरे से कह रहा हो, उनकी संवेदनशीलता को अपनाने के लिए प्रेरित कर रहा हो। इसने उन्हें सिखाया कि जीवन केवल कष्ट की एक-आयामी कहानी नहीं है, बल्कि यह आनंद, दर्द, प्रेम और क्षति के धागों से बुना एक विस्तृत ताना-बाना है। यह व्यापक दृष्टिकोण धीरे-धीरे लेकिन निश्चित रूप से आया, और उनके अस्तित्व को उन उपहारों से भर दिया जिनकी उन्होंने कभी कल्पना नहीं की थी।

कैफे में बैठे, द फ्रैक्चर्ड हीलर ने पहचाना कि उनके दृष्टिकोण का बदलना एक निर्णायक क्षण था। उन्होंने समझना शुरू किया कि वास्तविकता स्थिर नहीं है; यह तरल, परिवर्तनशील, और अधिकतर दृष्टिकोण से रंगी हुई है। जहाँ पहले वे प्रत्येक कठिनाई को घाव के रूप में देखते थे, अब वे इन अनुभवों को शिक्षक के रूप में देखना शुरू कर चुके थे, जो महत्वपूर्ण सबक और बुद्धिमत्ता प्रदान करते हैं।

हर उस मुलाकात के साथ, जिसमें दूसरों ने भी अपने बोझ उठाए हुए थे, उनके दिल में सहानुभूति खिल उठी। उनके सहन किए गए दर्द की झलक दूसरों की आँखों में दिखाई देती; हर साझा नजर और समझ एक सार्वभौमिक मानवीय स्थिति की याद दिलाती, एक जटिल डिज़ाइन जिसमें कई कहानियाँ आपस में बुनती हुई थीं। यह एहसास उनके इंटरैक्शन को अलगाव के स्थान से सामूहिक सहनशीलता पर निर्मित एक पुल में बदल देता।

सज्जन मेंटर की आवाज़ उनके मन में गूँज उठी, "सच्चा उपचार अक्सर समुदाय मे उभरता है। तुम्हारा सफर अकेला नहीं है; यह एक सामूहिक विकास है।" उन शब्दो ने यह एहसास क्रिस्टलीकृत किया कि उनके घाव शर्मिंदगी के निशान नहीं हैं, बल्कि जीवित रहने के प्रतीक हैं। ये केवल व्यक्तिगत दर्द से कहीं बड़े थे; ये साझा कहानियों को समेटे हुए व्यापक उपचार पैटर्न का हिस्सा थे।

जब उन्होंने इस संबंध पर और विचार करना जारी रखा, तो फ्रैक्चर्ड हीलर ने यह पहचाना कि अपने अतीत के साये में उतरने के लिए उन्हें कितनी बहादुरी की जरूरत थी। खुलते घाव का सामना करना डरने के बजाय साहस का कार्य था। इसी खोज में उन्होंने आत्म-जागरूकता की नई परतें खोजीं। यादें अब केवल पीड़ा के बिंदु नहीं रहीं, बल्कि उनके सफर पर मार्गदर्शक अंक बन गईं, यह दिखाने वाले कि उन्होंने कहाँ यात्रा की और क्या सीखा।

सशक्त महसूस करते हुए, फ्रैक्चर्ड हीलर ने यह समझकर ताकत पाई कि हर व्यक्ति अपने अनुभवों का एक मोज़ेक है, जीवन की सुंदरता और अराजकता से रंगी एक लगातार विकसित होती कला का टुकड़ा। आघात सतह को आकार दे सकता है लेकिन आंतरिक सार को कम नहीं कर सकता। इसके बजाय, इसने उनके खोज की लालसा को जगाया, उन्हें खुले दिल और दिमाग के साथ अस्तित्व की व्यापकता को अपनाने के लिए प्रेरित किया।

"अगर मैं इस जागृति को और आगे बढ़ा सकूँ तो?" उन्होंने सोचा, यह कल्पना करते हुए कि यह चेतना का विस्तार उनके दैनिक जीवन में कैसे प्रकट हो सकता है। वे इस नई जागरूकता को दूसरों के साथ इंटरैक्शन में कैसे ले जा सकते हैं? इस एहसास ने उनके भीतर एक कम्पास प्रकाशित किया, एक मार्गदर्शक जो उन्हें कठिन क्षणों में झुकने और पीछे हटने के बजाय संलग्न होने के लिए प्रेरित करता।

अपने वातावरण के साथ जुड़ना अब एक अभ्यास बन गया था, एक सचेत प्रयास कि

ाहरे प्रश्न पूछे जाएँ और अधिक अर्थपूर्ण रूप से जुड़ा जाए। उन्होंने दृढ़ता में सुंदरता ेखनी शुरू की, संवेदनशीलता में, और साझा अनुभवों की कच्ची ईमानदारी में। ातचीत सतही आदान-प्रदान से समृद्ध, बहु-स्तरीय जुड़ाव में बदल गई, जहाँ ईमानदारी सर्वोपरि थी और संबंध फले-फूले।

उस कैफे में, फ्रैक्चर्ड हीलर ने इस विस्तारित चेतना का लाभ उठाने का निर्णय लिया। उन्होंने अपने भविष्य के स्वयं को एक पत्र लिखा, जिसमें वे अपने सपनों और आकांक्षाओं को उन सबक़ों के साथ पिरो रहे थे जो उन्होंने सीखे थे। लिखने का यह ार्य स्वयं एक अनुष्ठान बन गया, एक इरादे की घोषणा, जो परिवर्तन, विकास और ीवन की जटिलताओं को अपनाने का वचन देता था।

"प्रिय भविष्य का मैं," उन्होंने लिखा, "यह यात्रा कठिन रही है, फिर भी यहाँ तुम खड़े ो, रूपांतरित। तुम्हारा परिभाषित होना तुम्हारे आघात से नहीं, बल्कि इसके प्रति ुम्हारे प्रतिक्रिया के चयन से होता है। अराजकता को अपनाते रहो, क्योंकि इसके ीतर सृजनात्मकता और नवीनीकरण की संभावना छिपी है। अज्ञात को अपनाओ, योंकि वहीं जीवन की सुंदरता अपनी सबसे कच्ची रूप में विद्यमान है।"

अपने विचारों को समेटते हुए, फ्रैक्चर्ड हीलर कैफे की खिड़की पर लिपटे जीवंत रंगों े प्रभावित हुए। बाहर का तूफ़ान कम हो रहा था, क्षितिज सोने और लैवेंडर के रंगों ें रंगा हुआ था, उन्हें बाहर कदम रखने के लिए आमंत्रित कर रहा था। यह क्षण ्रतीकात्मक प्रतीत हुआ, अंधकार से प्रकाश की ओर एक महत्वपूर्ण संक्रमण, जो उन्हें नए आरंभ की सुंदरता को अपनाने के लिए प्रेरित कर रहा था।

ैसे ही उन्होंने दुनिया में कदम रखा, हवा में एक ताजगी थी, एक ताजगी जो वीनीकरण की गूँज गा रही थी। उपचार यात्रा कहीं भी सरल या रैखिक नहीं थी, ेकिन हर कदम उन्हें वर्तमान में स्थापित कर रहा था, जीवन की जटिलताओं और वरोधाभासों की याद दिला रहा था। हर धड़कन एक सत्य की गूँज थी: जीवन अपने

सबसे प्रामाणिक रूप में, एक आमंत्रण और चुनौती दोनों है।

सज्जन मेंटर की शिक्षाएँ उनकी चेतना के किनारों पर मंडरा रही थीं, कोमल बुद्धिमत्ता की झुनझुनी प्रदान करती हुई। "जीवन में कई पहलू हैं," उन्होंने एक सत्र में समझाया था। "हर एक को आश्चर्य के साथ अपनाओ। आघात तुम्हें तोड़ सकता है, लेकिन उस दरार के माध्यम से, प्रकाश रिसेगा, और तुम्हारे पथ को प्रकाशित करेगा।"

फ्रेक्चर्ड हीलर ने इस विचार को पूरे दिल से अपनाया, इसे आंतरिक कर लिया, चलते हुए, ताजी हवा में सांस लेते हुए जो गीली मिट्टी और खिलते फूलों की खुशबू से भरी थी। उन्होंने अब अंधेरे दिनों का विरोध नहीं किया, बल्कि उन्हें अपने जीवन के ताने-बाने में अभिन्न धागों के रूप में देखा।

निकटवर्ती बाज़ार में, उन्होंने एक माँ को अपने बच्चे को शांत करते हुए देखा, एक स्नेहपूर्ण क्षण जिसने अंदरूनी गर्माहट जगा दी। "उसे एक साधारण आलिंगन में इतनी सुंदरता क्यों दिखाई देती होगी?" उन्होंने सोचा, प्रेम, पीड़ा और आशा की सार्वभौमिकता को पहचानते हुए। उन्होंने उसके साथ एक क्षणिक मुस्कान साझा की, उनके-अपने-अपने सफर की गहराई का मौन सम्मान व्यक्त करते हुए।

पहली बार, फ्रेक्चर्ड हीलर ने यह कल्पना करने की हिम्मत की कि अंधेरे और पीड़ादायक अध्याय भी गहरे संबंधों की ओर ले जा सकते हैं। अनुभव, जो कभी दीवारों के पीछे बंद थे और साझा किए जाने की प्रतीक्षा कर रहे थे, अब समझ के विस्तार की ओर केवल छोटे-छोटे कदम बन गए थे।

धीरे-धीरे, इस खुले दिल वाले दृष्टिकोण ने दूसरों के साथ आघात, लचीलापन, और उपचार के बारे में संवाद करने के प्रति एक नई जुनून को जन्म दिया। हर बातचीत एक अवसर बन गई, एक ऐसा मंच, जो दूसरों को उनके बल और सुंदरता की कोमल

मृति दिलाने का माध्यम बन गया। फ्रैक्चर्ड हीलर ने यह जाना कि अपनी यात्रा को सरों के साथ साझा करने से उनकी ऊर्जा कम नहीं होती, बल्कि उनका मनोबल वजीवित होता है, यह सत्य मजबूत होता है: हम साझा कथाओं से बुने गए हैं।

स शाम अपने डेस्क पर बैठकर, फ्रैक्चर्ड हीलर ने दिन के सबक़ों पर विचार किया। न्होंने अपनी डायरी में लिखा, खुद को यह याद दिलाते हुए कि मौन में, उन क्षणों जब शब्दों की आवश्यकता नहीं होती, और यह जानने में कि अकेलेपन में भी वे भी अकेले नहीं हैं, सुंदरता पाई जा सकती है।

आज, मैंने अपने अस्तित्व के नए आयामों को खोजा," उन्होंने लिखा, होंठों पर स्कान उभरते हुए, उन दृश्यों, खुशबू और ध्वनियों को याद करते हुए जिन्होंने नकी यात्रा को आकार दिया। "हर क्षण विकास का अवसर है, एक स्मृति कि जीवन ाले और सफेद से कहीं अधिक जटिल है। अनुभव के पूरे स्पेक्ट्रम को अपनाना ास्तव में मेरी सबसे बड़ी शक्ति बन गया है। यह एक पुनर्संरचना है, परिवर्तन को पनाना जो मुझे टूटा हुआ नहीं बल्कि खूबसूरती से पूर्ण देखता है।"

ल में उमंग और साँसें स्थिर, फ्रैक्चर्ड हीलर गहरी चिंतनावस्था में डूब गए। उन्होंने स व्यापक दृष्टिकोण पर विचार किया जो उभर आया था, कि कैसे लचीलापन, वेदनशीलता और करुणा जीवन की कथा को समृद्ध करने के लिए आपस में बुनते । खुले हाथों से लिया गया हर सफर अस्तित्व के कैनवास पर एक ब्रशस्ट्रोक बन या, जो प्रकाश और छाया की दिव्य अंतःक्रिया को दर्शाता है।

स खोज यात्रा को जारी रखने के लिए दृढ़ संकल्पित, फ्रैक्चर्ड हीलर ने यह निर्णय या कि वे हर प्रस्तुत अवसर को अपनाएंगे, जीवन को केवल चुनौतियों की श्रृंखला रूप में नहीं, बल्कि अनुभवों के संगीत के रूप में देखेंगे, जिससे सामंजस्यपूर्ण कास संभव हो। हाथ में कलम लिए, उन्होंने पाठकों को अपनी अनूठी यात्राओं का न्वेषण करने के लिए आमंत्रित किया, उन्हें अपने दृष्टिकोणों पर विचार करने और

आत्मा और दूसरों की गहरी समझ तक पहुँचने वाले मार्गों को खोजने के लि प्रोत्साहित किया।

उपचार की यात्रा व्यक्तिगत सीमाओं से परे बढ़ गई; यह उनके लिए लगातार प्रमाण बन गई जो गहराई में देखने की हिम्मत रखते थे, उनके लिए संभावनाओं की गवाही जब उन्होंने एक चिंतनशील अभ्यास तैयार किया, दूसरों को अपनी कहानियों क खोज करने और परिवर्तन के प्रति खुलापन विकसित करने का निमंत्रण, सृजन क यही क्रिया मुक्तिदायक प्रतीत हुई, एक नया अध्याय जिसे लिखा जाना बाकी था।

"अब, अपनी आँखें बंद करो और साँस लो," उन्होंने लिखा। "अपनी यात्रा पर विचा करो, तुमने कौन से दृष्टिकोण परिवर्तन अनुभव किए हैं? विकास के क्षण औ जन्मजात पीड़ा ने तुम्हारे दृष्टिकोण को कैसे आकार दिया है? इस अवसर को गह समझ के लिए अपनाओ, और जान लो कि हर यात्रा, यद्यपि अद्वितीय, परिवर्तन क संभावना लिए हुए है।"

इस अभ्यास के माध्यम से, फ्रैक्चर्ड हीलर ने एक हाथ बढ़ाया, दूसरों को संबंध पुनर्जन्म और परिवर्तन की दुनिया में आमंत्रित किया, यह पहचानते हुए कि सब गहरे अंधकार से सबसे गहरा प्रकाश उभरता है। इसके बाद, उन्होंने आगे बढ़न जारी रखा, छायाओं के माध्यम से एक मार्गदर्शक, सत्य के खोजकर्ता के रूप में, प्रे और साहस से पोषित। हर कदम जीवन की खोज के प्रति एक प्रमाण बन गय सामान्य से परे जीवन की खोज के लिए, हमेशा चेतना के विस्तार के प्रति समर्पित जो हृदय और आत्मा में गूंजता

## परिवर्तन यात्रा

गीली मिट्टी की खुशबू हवा में नाच रही थी, यह याद दिलाते हुए कि विकास अक्स सबसे अप्रत्याशित परिस्थितियों में प्रकट होता है। जब फ्रैक्चर्ड हीलर बाहर कद

रखते हैं, तो ठंडी हवा उनके कान में फुसफुसाती है, अपने साथ स्मृतियों की गूँज लाती हुई—कुछ छायादार और कुछ प्रकाशित। यहीं, दुःख और जागरण के इस सीमा-संघर्ष में, उन्नत चेतना की ओर परिवर्तनकारी यात्रा खुलने लगी, जैसे कमल के फूल की पंखुड़ियाँ कीचड़ भरे पानी से उठती हैं।

रिक्चर्ड हीलर का आंतरिक परिदृश्य स्पष्टता और भ्रम का मोज़ेक था, जीवंत लेकिन खंडित। आघात का सामना करने के बाद, आत्म-स्वभाव में अक्सर एक खाई खुलती है, जो उस आधार को चुनौती देती है जिस पर हमारी पहचान की नींव रखी गई है। हर दिन आत्म-खोज की एक यात्रा में बदल जाता, जिसमें तीव्र स्पष्टता के क्षण संदेह और अनिश्चितता की लहरों से टकराते। ऐसी असंगति शायद परिवर्तन की उपजाऊ जमीन प्रतीत नहीं होती, फिर भी यही वह जगह थी—दर्द के अवशेष और आशा के अंकुरों के बीच का तूफ़ानी खेल।

रिक्चर्ड हीलर के मन में अनगिनत दृश्य उभरते और डूबते रहे; यादों के झलकियाँ अनायास सामने आईं, और उन्होंने महसूस किया कि उन स्मृतियों में अंतर्दृष्टि के बीज छिपे हुए हैं। इन क्षणों की समीक्षा करते हुए उन्होंने अपनी चेतना के क्षेत्र में मार्गदर्शन करना शुरू किया। खोने और अलगाव के तीव्र भाव नए दृष्टिकोण और समझ के साथ मिश्रित हो गए, एक आश्चर्यजनक तुलना पैदा करते हुए जो उन्हें चकित भी करती और प्रेरित भी करती।

उनके मन में मिरर-इमेज चाइल्ड की छवि झिलमिलाई, एक ऐसी आकृति जो मासूमियत और आघात को जोड़ती थी, उन्हें उनकी कभी की खुशियों और जीवंतता की याद दिलाती। इस आंतरिक पहलू को अपनाना महत्वपूर्ण हो गया, क्योंकि इससे रिक्चर्ड हीलर को अपनी यात्रा में अंतर्निहित नाजुकता को स्वीकार करने का अवसर मिला। उन्होंने महसूस किया कि उनका बाल-समान आश्चर्य नष्ट नहीं हुआ था; बल्कि वह रूपांतरित हुआ था, छायाओं के बीच फिर से खोजे जाने की प्रतीक्षा में।

प्रत्येक अनुभव के साथ, फ्रैक्चर्ड हीलर ने देखा कि परिवर्तन शायद ही कभी सीध होता है। एक शाम, जब वे तारों की विस्तृत चादर के नीचे खड़े थे, तो एक तीव्र स्पष्टत फूट पड़ने की धमकी देने लगी—यह समझ कि तारे सबसे अंधेरी रातों में भी आश जगा सकते हैं। फिर भी, किसी अन्य दिन, केवल साधारण गतिविधियों में संलग्न होन ही संतुलन को अराजकता की ओर झुका सकता था, यादें सक्रिय कर सकता था जे सामना करने के लिए बहुत तीव्र महसूस होतीं। स्पष्टता और भ्रम के बीच यह दोलन उनके उपचारात्मक कथानक का एक अभिन्न हिस्सा बन गया, यह दर्शाते हुए वि संघर्ष और प्रगति साथ-साथ मौजूद रहते हैं।

इन चिंतन के क्षणों में, फ्रैक्चर्ड हीलर ने पाया कि वे अपने उस मार्ग के सहयोगिये के बारे में सोच रहे थे, वे आवाज़ें जो उनके परिवर्तन की यात्रा को बयान करती थीं उनके जीवन की यात्रा में मिलने वाले प्रत्येक पात्र ने आघात से निपटने के विभिन्न पहलुओं का प्रतिनिधित्व किया, भावनात्मक पुनर्प्राप्ति की जटिलताओं को उजाग किया।

उदाहरण के लिए, द सपोर्टिव नेबर अक्सर अपनी यात्रा के अंश साझा करते, उन रातों का ज़िक्र करते जब वे परिस्थितियों के बोझ तले जकड़े हुए, जागते रहे। वे उन रातों की बात करते जो चिंता से भरी थीं, फिर भी कुछ स्पष्टता के क्षणों से भरी थी जब शहर की रोशनी नीचे टिमटिमाती थी और आशा सुबह की पहली किरण की तरह भीतर घुसती। ऐसी बातचीत से मिली बुद्धिमत्ता ने यह विचार मजबूत किया वि परिवर्तन एक साझा अनुभव है, जो उन ध्वनिक स्थानों में फलता-फूलता है जह संवेदनशीलता और सहानुभूति मिलती हैं।

एक अन्य सहयोगी, द सेज मेंटर, ने सुझाव दिया कि असुविधा ही विकास को जन्म देती है। "रिक्तता," उन्होंने एक बार कहा, "हमेशा एक खालीपन नहीं होती। कभी कभी यह एक ऐसा पात्र बन जाती है जिसके माध्यम से नई अंतर्दृष्टियाँ प्रवाहित होती हैं।" फ्रैक्चर्ड हीलर ने इस विचार को सराहा कि असुविधा एक उत्प्रेरक के रूप मे

काम कर सकती है, जो उन्हें गहरी समझ की ओर ले जाती है। द सेज मेंटर के विचार उनके हृदय में गूंजते रहे: वास्तविक परिवर्तन धैर्य और संवेदनशीलता के परस्पर खेल से जन्म लेता है, छाया और प्रकाश का नृत्य।

इस ज्ञान से परिपूर्ण, फ्रैक्चर्ड हीलर ने अपने आघात को केवल एक बाधा के रूप में नहीं, बल्कि विकास के लिए उत्प्रेरक के रूप में देखने लगे। उन्होंने महसूस किया कि आघातपूर्ण अनुभवों में निहित दर्द चेतना को नए क्षेत्रों की ओर निर्देशित कर सकता है। अपने आंतरिक संसार को नेविगेट करते हुए, उन्होंने मन के पहले अप्राप्य क्षेत्रों की खोज की, ऐसे क्षेत्र जहाँ रचनात्मकता और अंतर्दृष्टि मिलती हैं, उन्हें उनके अस्तित्व के पहले अनजान क्षेत्रों में मार्गदर्शन करती हैं।

यहीं पर फ्रैक्चर्ड हीलर ने सिनेस्थेसिया की विचित्र घटना का अनुभव किया, जीवंत अनुभव जहाँ रंग ध्वनियों के साथ नृत्य करते हैं, और भावनाएँ संवेदनाओं में बदल जाती हैं। इन जागृत अनुभवों ने उन्हें मंत्रमुग्ध कर दिया, जीवन में पहले अनदेखे बारीकियों की गहरी सराहना की अनुमति दी। उन्होंने इस परिवर्तन को एक उपहार के रूप में अपनाया; यह उनके परिवेश के साथ अधिक गहरे संबंध बनाने की प्रेरणा करता था, एक ऐसे दुनिया का द्वार खोलता था जो सुंदरता और संभावना से भरा था।

प्रत्येक संवेदनशीलता के क्षण ने उन्हें अस्तित्व की जटिलताओं पर ध्यान लगाने के लिए आमंत्रित किया। एक दिन, जब वे धूप से झिलमिलाते जंगल में चल रहे थे, उन्होंने देखा कि सरसराते पत्तों की आवाज़ हँसी की तरह लग रही थी: कोमल और आमंत्रित करती हुई। हवा पुरानी खुशियों की फुसफुसाहट लाती थी, और हर सांस के साथ, वायु नवीनीकरण की सार ले जाती थी। उन्होंने ब्रह्मांड के साथ एक बंधन महसूस किया, उस तरंग दैर्ध्य पर मौजूद थे जो उनके अनुभवों में छिपे दर्द से परे था।

इन परिवर्तनकारी क्षणों के बीच, व्यावहारिक अभ्यास अक्सर विकसित होती चेतना को और समृद्ध करते थे। फ्रैक्चर्ड हीलर ने जर्नलिंग शुरू की, अपने विचारों को पृष्ठों

पर उकेरते हुए, जिन्होंने मौन को मुक्तिदायक catharsis से भर दिया। लेखन एक शरण बन गया, एक तरह का रसायनशास्त्र (alchemy), जो कच्ची भावनाओं को कहानियों में बदल देता था जिन्हें पकड़ा और पढ़ा जा सकता था। प्रत्येक शब्द जो लिखा गया, समझ की ओर एक कदम था, अशांत जलों पर एक पुल।

एक शाम, जब सांध्यकाल उतरा और आकाश सूर्य के अंतिम किरणों से झिलमिला रहा था, उन्होंने एक अभ्यास आरंभ किया जिसमें स्मरण शक्ति का उपयोग करना था, उन परिवर्तनकारी अनुभवों की पहचान करना जो उनकी पहचान को आकार देते थे। कलम हाथ में लेते हुए, फ्रैक्चर्ड हीलर ने चिंतन किया:

"मेरे लिए गहन परिवर्तन का क्षण क्या था?" यह प्रश्न गहराई से गूंजा। उन्होंने महत्वपूर्ण घटनाओं की जटिलताओं पर विचार किया, उस दिन तक पीछे जाकर जब उन्होंने अपने आघात का सामना करने का निर्णय लिया था, बजाय इसके कि मौन में डूबे रहें। वह अकेला निर्णय अब अशांत समुद्र में एक प्रकाशस्तंभ के रूप में कार्य कर रहा था, उनके हीलिंग की यात्रा का मार्गदर्शन करते हुए।

फ्रैक्चर्ड हीलर ने मित्रों के साथ साझा की गई हंसी के क्षणों को लिखा, छायाओं के बीच बढ़ती उज्ज्वलता और उन समयों को भी लिखा जब उन्होंने एकांत में बिताया, जहाँ भय का आवरण उठ गया, और दुःख के बीच आनंद के क्षण प्रकट हुए। यह प्रकाश और छाया का नृत्य उनके अस्तित्व को समृद्ध करता था; यह एक स्वीकृति बन गया कि परिवर्तन एक स्पेक्ट्रम है, न कि द्विआधारी स्थिति।

अपनी स्वयं की चिंतनशीलता से प्रेरित होकर, फ्रैक्चर्ड हीलर दूसरों को आमंत्रित करने के लिए प्रेरित हुए। उन्होंने एक ऐसा आयोजन कल्पना किया जहाँ व्यक्ति आगे आकर उस मौन को तोड़ सकें जो अक्सर आघात को घेर लेता है। कठिनाइयों और विजय की कहानियों को साझा करके, प्रतिभागी एक सामूहिक कथा बुन सकते हैं जो आशा और परिवर्तन के साथ प्रतिध्वनित हो। इस आवाज़ों के संगम में, प्रत्येक

तिभागी को अपने सफर को प्रकाशित करने का अवसर मिलेगा, उन साझा नुभवों को उजागर करते हुए जो मानवता को उसकी जटिलता में जोड़ते हैं।

स सभा की तैयारी फ्रैक्चर्ड हीलर की आत्म-खोज की निरंतर यात्रा के साथ आकार ने लगी। उन्होंने चेतना का पता लगाने के तरीके के रूप में विभिन्न कलात्मक ाध्यमों के साथ प्रयोग करना शुरू किया। पेंटिंग एक पसंदीदा माध्यम बन गया। नवास पर रंग फैलाते हुए, उन्होंने अपनी भावनाओं को चित्रित किया: क्रोध के लिए ड़कता हुआ लाल, उज्ज्वल क्षणों के लिए जीवंत पीला, और दुःख की गहराई को र्शाने के लिए संयमित नीला। प्रत्येक स्ट्रोक उनके सफर का एक टुकड़ा कैद करता ा, रंग के माध्यम से कथित परिवर्तन की उठापटक को दर्शाता था।

ल्द ही यह स्पष्ट हो गया कि फ्रैक्चर्ड हीलर केवल अपने परिवर्तन में निष्क्रिय तिभागी नहीं थे, बल्कि अपनी नियति के सक्रिय निर्माता थे। उन्होंने कथा को पुनः रूप देने की शुरुआत की, अपने भविष्य को आकार देने की अपनी शक्ति पर विचार रते हुए, जो अतीत के अनुभवों में निहित थी। असुविधा को अपनाना एक महत्वपूर्ण षय बन गया, जो सहयोगियों के साथ चर्चाओं से उभरा, इसके विकास में भूमिका ी गहरी समझ को आमंत्रित करता हुआ।

भा की तैयारी में यह स्पष्ट हो गया कि जो लोग इसमें शामिल होंगे उन्हें अपने सुविधा को खुले तौर पर तलाशने के लिए प्रोत्साहित किया जाएगा, उन भय को यक्त करने के लिए जो लंबे समय से अनकहे रहे थे। इसके लिए एक संरचित भ्यास तैयार किया गया: प्रतिभागी जोड़ों में विभाजित होंगे और बारी-बारी से अपने रिवर्तनकारी क्षण साझा करेंगे जबकि दूसरा ध्यानपूर्वक सुनेगा। यह अभ्यास वीकार्यता का वातावरण स्थापित करेगा, एक ऐसा सुरक्षित स्थान जहाँ कमजोरियाँ मझ में बदल सकती हैं।

से-जैसे सभा का दिन निकट आया, फ्रैक्चर्ड हीलर के भीतर उत्सुक घबराहट की

भावना घर कर गई। परिवर्तन की अनिश्चितता में जो सुंदरता है, वह उनके भीत गहराई से गूंजती थी; उन्हें समझ में आया कि विकास के लिए यह साहस आवश्यव है कि अनिश्चितताओं का सामना सीधे किया जाए, और यात्रा के हर अप्रत्याशित मो को एक सबक बनने दिया जाए।

निर्धारित दिन, खुला स्थान हँसी और संकोची परिचयों से गूँज रहा था। एक-एक क व्यक्ति आगे बढ़े और अपनी परिवर्तनकारी यात्राओं के अंश साझा किए। फ्रैक्च हीलर ने ध्यान से सुना, सहानुभूति से हृदय भर गया, जब दिल टूटने की कहानि लचीलापन के साथ मिश्रित होकर उपस्थित लोगों के बीच प्रतिध्वनित हुईं। उन्हों यह महसूस किया कि असुविधा के क्षण एक सार्वभौमिक सत्य को समेटे हुए थे विकास केवल आसान क्षणों से नहीं बल्कि उन परीक्षाओं से उत्पन्न होता है जो ह हमारी सीमाओं के परे ले जाती हैं।

सभा के समापन पर, फ्रैक्चर्ड हीलर ने महसूस किया कि उनके समुदाय का तान बाना मजबूत हुआ है, साझा कथाओं, चिंतन और अंतर्दृष्टियों से निर्मित। प्रत्येव आवाज़ अपनी पहचान का एक धागा लिए हुए थी, सामूहिक रूप से मानव अनुभ की जटिल प्रकृति को दर्शाती हुई। व्यक्तियों ने संपर्क जानकारी साझा की, और य वादा किया कि वे अपनी स्वयं की परिवर्तनों की बाहों में एक-दूसरे का समर्थन करन जारी रखेंगे।

आने वाले हफ्तों में, फ्रैक्चर्ड हीलर ने अपने जीवन में नए संबंधों के धागे पाए। उन्हों समुदाय के अन्य लोगों से संपर्क किया, साझा अनुभवों में सांत्वना खोजी। कॉफी औ कला कार्यशालाओं के लिए निमंत्रण आया, और उनके माध्यम से उन्होंने गहन संवा में भाग लिया, जिससे प्रत्येक व्यक्ति के भीतर विद्यमान मानवता की परतें प्रकट हुई अब अलग-थलग नहीं, वे सहानुभूति और विकास की प्रतिबद्धता से जुड़े नेटवर्क फल-फूल रहे थे।

जैसे-जैसे समय बीता, फ्रैक्चर्ड हीलर अक्सर उन्हीं क्षणों की ओर लौटते, जिन्होंने उनके परिवर्तन को उजागर किया। उन्होंने समझा कि यह यात्रा रेखीय नहीं थी, बल्कि शिखरों और घाटियों के बीच एक घुमावदार नृत्य थी, एक ऐसी यात्रा जो स्वयं और दूसरों के साथ संबंधों के माध्यम से संवर्धित हुई थी। उन्होंने प्रकाश का पीछा करना सीखा, छायाओं का स्वागत किया, और दोनों में शक्ति पाई।

अपनी उन्नत चेतना की यात्रा के समापन पर, फ्रैक्चर्ड हीलर एक नए क्षितिज की कगार पर खड़ा था, जो निरंतर विकास के वादे से परिपूर्ण था। उन्होंने जाना कि उनके मार्ग की जटिलता परिवर्तन की सुंदरता को ढकती नहीं, बल्कि उसे और प्रगाढ़ बनाती है। प्रत्येक अनुभव कथा को साहसिक बनाता है, जिससे आशा, लचीलापन और गहन संबंधों की एक जीवन-कथा का रजाई तैयार होती है।

जब उन्होंने अपनी डायरी में अंतिम शब्द लिखे, तो उन्होंने उस प्रश्न पर विचार किया जिसे उन्होंने शुरुआत में रखा था: "कौन सा परिवर्तनकारी अनुभव मेरी पहचान को परिभाषित करता है?" उत्तर उनके भीतर उमड़ उठा, चुनौती के प्रत्येक क्षण, संदेह की प्रत्येक झिलमिलाहट, और स्पष्टता की प्रत्येक लहर आशा के सामान्य धागे से बुनी गई, और एक ऐसा जीवन निर्मित हुआ जो अनंत सुंदरता की ओर लगातार विकसित हो रहा था।

सुधार और उपचार के तूफानी अराजकता के बीच, फ्रैक्चर्ड हीलर केवल पूर्ण ही नहीं, बल्कि विस्तारित भी हुआ, प्रामाणिकता में स्थिर, रचनात्मकता की ज्वाला में प्रज्वलित आत्मा के साथ, और उन असीम पहलुओं की खोज के लिए उत्सुक आंखों के साथ, जो चेतना की प्रतीक्षा कर रहे थे। इस परिवर्तनकारी यात्रा में यह समझ उभरकर आई कि असुविधा से डरना नहीं बल्कि उसे अपनाना चाहिए, यह एक मार्गदर्शक शक्ति है जो अनदेखी दुनिया की ओर विकास को प्रेरित करती है।

यही था जीवन का सार आघात के बाद, एक ऐसा संगीत जो पूर्ण सामंजस्य में बजाया

गया, प्रत्येक स्वर, प्रत्येक हृदयस्पंदन के साथ विकसित होता, मात्र अस्तित्व की सीमाओं को पार कर, गहन जीवन के क्षेत्र में प्रवेश करता। यही जागरण था, वह उद्घाटन कि दर्द के परे परिवर्तन का कैनवास है, जो सभी को साहसपूर्वक अज्ञात के क्षेत्र में कदम रखने के लिए आमंत्रित करता है।

## अज्ञात को अपनाना

छायाएँ फ्रैक्चर्ड हीलर के चारों ओर भारी लटकी हुई थीं, जब वे अपनी ही अनिश्चितता की कगार पर खड़े थे। दुनिया एक विशाल, अज्ञात सागर की तरह महसूस हो रही थी, और संदेह की हर लहर उन्हें डुबोने का खतरा बन रही थी। उन्होंने वर्षों अपने आघात के बाद की चुनौतियों का सामना करते हुए अपनी पहचान के टुकड़ों को जोड़ने में बिताए थे, लेकिन अब एक नई चुनौती सामने खड़ी थी: अज्ञात का विशाल विस्तार। यह एक डरावनी संभावना थी, जिसने उन्हें भय से भर दिया, लेकिन इसके भीतर संभावनाओं की चमक भी झिलमिला रही थी।

एक गहरी साँस लेते हुए, फ्रैक्चर्ड हीलर ने अपने डर पर विचार करने दिया। परिचित की सीमा में बने रहना आसान था, भले ही वह परिचितता दर्द से भरी हो। पिछले आघात की यादें उनके मन में प्रतिध्वनि की तरह बनी थीं, उन्हें उन घावों की याद दिलाते हुए जो अभी भी सतह के नीचे धड़क रहे थे। आगे क्या था, वह भयावह था—संभावनाओं का एक घूमता हुआ भंवर, जो उत्साह और चिंता दोनों के मिश्रण से भरा था। वे ऐसा महसूस कर रहे थे जैसे एक बिना कंपास के जहाज़, अनिश्चितता की हवाओं में बहते हुए।

लेकिन जैसे ही वे निराशा के परिचित चक्र में फंसने लगे, उनके विचारों में द सैज मेंटर की आवाज़ गूंजने लगी, अराजकता के बीच एक शांति की उपस्थिति। "भय स्वाभाविक है, प्रिय," मेंटर ने एक बार कहा था, "लेकिन यह तुम्हारा स्वामी नहीं होना चाहिए। अज्ञात को अपनाना भय को मिटाने के बारे में नहीं है; यह उसे कुछ ऐसा

बनाने के बारे में है जो तुम्हें आगे बढ़ाए।"

ये शब्द फ्रैक्चर्ड हीलर की चेतना में गूंज उठे, उनके दृष्टिकोण में नए पहलू को आमंत्रित करते हुए। उन्हें एहसास हुआ कि हर बार जब वे किसी अज्ञात चीज़ का सामना करते थे, तो यह एक अवसर बनाता, एक द्वार खोलता, एक पथ प्रदान करता—भले ही आगे का मार्ग धुंध से ढका प्रतीत होता। क्या हो सकता है कि उनके भय के पीछे एक ऐसी दुनिया छिपी हो, जो संभावनाओं से भरी हो, और उनके कदम रखने का इंतजार कर रही हो?

जैसे ही उन्होंने इस विचार पर मनन किया, उन्हें समझ आया कि अज्ञात को अपनाना अपने भावनाओं की जटिलता को स्वीकार करने के बराबर है। यह असुरक्षा की ओर झुकने के बारे में था, यह समझते हुए कि भय को स्वीकार करना कमजोरी नहीं, बल्कि साहस का प्रतीक है। अज्ञात का सामना करना उस विकास की ओर एक नया मार्ग बनाने के समान था जिसकी उन्हें बेहद आवश्यकता थी। हाँ, इसमें जोखिम था, लेकिन साथ ही परिवर्तन, उपचार, और खोज का अवसर भी था।

असुरक्षा अब दुश्मन नहीं, बल्कि एक मित्र बन गई थी। फ्रैक्चर्ड हीलर को दूसरों के साथ जुड़े रहने के क्षण याद आए—वे संक्षिप्त लेकिन गहन अनुभव, जब अपने भय साझा करने से समझ की नई कड़ियाँ बन गई थीं। ईमानदारी की हर गूंज ने उन्हें याद दिलाया कि सतह के नीचे, अन्य लोग भी अज्ञात के साथ इसी संघर्ष से गुजरते हैं। साथ मिलकर, उन्होंने एक सामूहिक शक्ति पाई, जिसने उनके व्यक्तिगत यात्राओं की सीमाओं को पार किया।

जब उन्होंने सोचा कि यह दृष्टिकोण उनके भय के साथ संबंध को कैसे बदल सकता है, तो फ्रैक्चर्ड हीलर ने जर्नलिंग की ओर रुख किया, एक पवित्र अनुष्ठान जिसे उन्होंने अपनी भावनात्मक दुनिया को समझने के लिए स्थापित किया था। अपनी जगह की शांति में, उन्होंने अपने पुरानी घिसी-पिटी नोटबुक को उठाया, एक नई पृष्ठ पर

पलटते हुए, तैयार होकर अपने विचारों को प्रवाहित करने के लिए। उन्होंने अपने भय को स्याही में उतारना शुरू किया, उन्हें वह मान्यता देते हुए जिसके वे हकदार थे।

वे किससे डर रहे थे? अगर उन्हें परिवर्तन का भय हो? अपने स्वयं-निर्धारित सीमाओं से बाहर कदम रखने, अपनी पहचान को पुनः कल्पना करने की प्रत्याशा, एक खाई के ऊपर खड़े होने के समान लग रही थी। जो वे कभी थे और जो वे बन सकते थे उसके बीच की दूरी चौड़ी और डरावनी थी। हर बार जब उन्होंने इसे पार करने का सोचा, तो चिंता की लहर उनके ऊपर टूटती।

अगर उनके पिछले आघात अप्रत्याशित तरीकों से फिर सामने आएं तो क्या होगा? यह विचार लगभग उन्हें पक्षाघात कर देने वाला था। उन्होंने अपने सीने में कसावट महसूस की, जैसे संकट के क्षण उनकी नई दृढ़ संकल्प की चट्टानों से टकरा रहे हों। अपने आप को फिर से खोने का भय, आगे बढ़ने के लिए किए गए कठिन प्रयासों के बाद पीछे हटने का डर, एक परिचित आतंक था।

अगर वे वापस अपना रास्ता नहीं पा सके तो क्या होगा? अज्ञात की स्याही-धब्बेदार खाई में खुद को खो देने का विचार गहरी जड़ें जमाए चिंता को उत्तेजित करता। क्या वे जीवन में लक्ष्यहीन बहते रहेंगे, खुद को किसी समुदाय या संबंध में जोड़ पाने में असमर्थ? इन सवालों के उत्तर बस पहुँच से बाहर तैरते रहे, और अनिश्चितताएं उनके मन पर पंजा जमाए रही।

फिर भी, इन भय की भंवर में, आशा की एक झिलमिल लौ जगी। फ्रैक्चर्ड हीलर ने महसूस किया कि इन भय में भी संभावनाओं के बीज छिपे हुए थे। अगर वे करीब से देखें, तो परिवर्तन के भय के नीचे विकास की चाह छिपी थी। फ्रैक्चर्ड हीलर ने यह पहचानना शुरू किया कि अराजक अज्ञात परिवर्तन का अवसर प्रस्तुत करता है। वे केवल जीवित नहीं रहेंगे, नहीं—वे फल-फूल सकते हैं।

लिखते रहे, एक ऐसी कहानी रचते हुए जिसमें उनकी भावनाओं को स्वीकार किया या लेकिन उन्हें खोज की ओर बढ़ने वाले कदम के रूप में पुनः रूपांकित किया या। हर भय जिसे उन्होंने लिखा, उसके बाद यह सोचने लगे कि अज्ञात को अपनाने क्या उभर सकता है। अगर परिवर्तन अप्रत्याशित खुशियाँ लाए? अगर अपने तीत का सामना साहस के साथ करने से नए रिश्तों, सपनों और आकांक्षाओं के र खुलें? संभावनाएँ असीमित थीं।

से-जैसे पृष्ठ शब्दों से भरते गए, उन्होंने हल्का महसूस करना शुरू किया। अपने य का ठोस रूप में सामना करने की क्रिया ने उन्हें अमूर्त छायाओं से दृश्य इकाइयों बदल दिया, जिन्हें संभालना और कम भयावह लगने लगा। फ्रैक्चर्ड हीलर इस नई सुरक्षा की स्थिति में बैठे, एक नाजुक संतुलन बनाए हुए—अपने भय को स्वीकार रने और आशा को फलने-फूलने देने के बीच।

ज मेंटर की आवाज़ लौट आई, धीरे-धीरे याद दिलाते हुए। "तुम्हारे पास अपनी त्रा को आकार देने की शक्ति है। भय में रहने का स्थान नहीं है; यह विकास के ए उत्प्रेरक है। इसे अपनाओ, और इसे तुम्हें मार्गदर्शन करने दो।"

क्चर्ड हीलर ने इस ज्ञान में सांत्वना पाई। उन्हें अपने जीवन की वे घटनाएँ याद ाईं, जहाँ भय को अपनाने से छिपे रास्ते प्रकट हुए थे। अज्ञात में कदम रखने का र क्षण रचनात्मकता, संबंध और अपनी जीवन यात्रा की गहरी समझ का अवसर स्तुत करता था।

ायद, उन्होंने सोचा, परिवर्तन के भय का सामना करना किसी महान साहसिक त्रा की तरह था। उन्होंने जीवन को एक विशाल कैनवास के रूप में कल्पना करना ुरू किया, जिसमें अनगिनत रंग, बनावट और कहानियाँ थीं, जो पेंट होने की प्रतीक्षा र रही थीं। अज्ञात को अपनाना मतलब था ब्रश उठाना और स्वतंत्र रूप से पेंट रना, हर स्ट्रोक के साथ अपने आप को और प्रकट करना। जबकि गंतव्य अज्ञात

था, ईमानदार असुरक्षा के प्रत्येक क्षण को रचने की क्रिया उनके अतीत की सीमाअ से परे विकास का वादा करती थी।

अपने कमरे में, छायाएँ लंबी हो गईं, लेकिन उन्होंने क्षितिज पर नई रोशनी डाली हर संकल्प की घोषणा के साथ, फ्रैक्चर्ड हीलर ने कल्पना की उन स्थानों की, जिन वे कभी रह सकते थे। अगर वे नए समुदायों की खोज करें और उन व्यक्तियों के सा संबंध स्थापित करें जो आघात और हीलिंग की बारीकियों को समझते हों? अगर नए रास्तों पर चलें, जो कभी असंभव लगते थे, और अपनी कहानी उन लोगों के सा बुनें जो सांत्वना और शक्ति की तलाश में हैं?

वे उत्साह और जिज्ञासा से लिखते रहे। उन्होंने उन चीज़ों की सूची बनाई जिन्हें अनुभव करना और तलाशना चाहते थे। नए शौक, रुचियाँ और रिश्ते केवल क्षणिव इच्छाएँ नहीं थे, बल्कि एक ऐसे विश्व के द्वार थे जो संबंध और साझा विकास प फलता-फूलता था। हर शब्द के साथ, हर प्रतीक उनकी आँखों के सामने नृत्य करत अनिश्चितता के सामने संभावनाओं को बुला रहा था।

जो जीवंत दृश्य उनके सामने थे, उन्होंने उन्हें आगे बढ़ने के लिए आमंत्रित किया फ्रैक्चर्ड हीलर ने अपने जीवन की कल्पना की, जिसमें अनुभवों के रंगीन धागों बुना गया था, जो टालने के बजाय अपनाने से रचा गया था। वे जानते थे कि अज्ञात प्रत्येक कदम में कुछ भय होता है, लेकिन यह भय उत्साह और आश्चर्य के साथ सह अस्तित्व कर सकता था। अज्ञात अब दुश्मन नहीं रहा, बल्कि एक द्वार था, जो खो और अन्वेषण के लिए बुला रहा था।

जैसे ही फ्रैक्चर्ड हीलर ने अपनी कलम रखी, वे नोटबुक के पृष्ठ में अपने प्रतिबिंब क देखकर आश्चर्यचकित हुए—वे केवल आघात के जीवित नहीं थे, बल्कि जीवन बहादुर अन्वेषक थे। उन्होंने अब समझ लिया कि हीलिंग की यात्रा कोई सीधी रा नहीं थी; यह एक घुमावदार सड़क थी, जो विचलनों, रहस्यों और सुंदर अनिश्चितताअ

से भरी थी।

इस क्षण में, उन्होंने अज्ञात को गहन परिवर्तन की संभावना के रूप में अपनाया, एक परिदृश्य जो चार्ट किए जाने की प्रतीक्षा कर रहा था। छायाएँ गायब नहीं होंगी, लेकिन उन्हें प्रतिबिंब के उपकरण के रूप में देखा जा सकता था, उनके अस्तित्व के लिए बाधा के रूप में नहीं।

इस यात्रा में मार्गदर्शन के लिए, उन्होंने सैज मेंटर के शब्दों की ओर रुख किया। "अज्ञात को अपनाओ, क्योंकि यह एक कैनवास के रूप में कार्य करता है। इसे अपने रंगों से भरो और अपने अनुभवों से एक उत्कृष्ट कृति बनाओ। बच्चे की जिज्ञासा के साथ अन्वेषण करो, और उस चीज़ से न डरें जिसे तुम नहीं जानते।"

रिक्चर्ड हीलर ने दृढ़ संकल्प का अनुभव किया। उन्होंने कल्पना की कि वे प्रत्येक दिन का सामना उस उत्साह के साथ करेंगे जैसे एक कलाकार नए प्रोजेक्ट पर निकलता है, उनका हृदय खुले हुए उन अनुभवों के लिए जो उनका इंतजार कर रहे थे। क्या होगा अगर वे अज्ञात से डरने के बजाय उसे उस तरह अभिवादन करें जैसे किसी पुराने मित्र को करते हैं—अजीब लेकिन परिचित, अंतरंग लेकिन अप्रत्याशित?

नवीन उद्देश्य के साथ, उन्होंने यह निर्णय लिया कि वे अपने भविष्य को एक अन्वेषक के हृदय के साथ नेविगेट करेंगे, विकास के अवसरों की खोज करेंगे। वे ऐसे क्षणों की तलाश करेंगे जो भय उत्पन्न करें लेकिन साथ ही जुनून को भी प्रज्वलित करें, नए स्थानों की यात्रा करेंगे, विविध लोगों से मिलेंगे, उन वार्तालापों में भाग लेंगे जो उनके विश्वासों को चुनौती दें, और उन कौशलों का अभ्यास करेंगे जिन्हें उन्होंने अपनी सच्चाई साझा करने में विकसित किया है।

रिक्चर्ड हीलर जानते थे कि यह यात्रा चुनौतियों के बिना नहीं आएगी। लेकिन अपने भय और अनिश्चितताओं का सामना करना भी पूरी तरह जीने की प्रतिबद्धता का

प्रतिनिधित्व करता था: गहरे संबंध, समृद्ध अनुभव और नए विचारों का विकास अज्ञात में प्रत्येक कदम के साथ, वे एक ऐसी कहानी बुनेंगे जो पहले कभी कल्पन की गई किसी भी कहानी से अधिक जीवंत और गतिशील होगी।

यात्रा के अंतिम अभ्यास के रूप में, उन्होंने पाठकों को अपने साथ चिंतन करने के लिए आमंत्रित करने की तैयारी की। "एक क्षण निकालकर अपने भय को जर्नल मे उतारो," उन्होंने लिखा, "और खुद को यह अन्वेषण करने दो कि आप उन्हें कैसे पुन परिभाषित कर सकते हैं। अपने आप से पूछो: आपकी अनिश्चितताओं के पीछे कौन कौन से अवसर छिपे हैं? कौन से सपने अज्ञात की उन जगहों में जन्म लेने के लिए लालायित हैं?"

फ्रैक्चर्ड हीलर का हृदय आशा से भर गया क्योंकि उन्होंने इस यात्रा में सक्रिय भागीदारी के महत्व को पहचाना।

चिंतन का निमंत्रण दोहरी था: एक, अपने भय को अपनाने का आह्वान; और दूसरा साझा अनुभवों से जुड़े समुदाय के रूप में साथ मिलकर सपनों को विकसित करने के लिए प्रोत्साहन। जब भेद्यता नेतृत्व करती है, तो अज्ञात और अधिक चमकदार हो सकता है, उन्हें सामूहिक रूप से हीलिंग की ओर मार्गदर्शन करते हुए।

और उस साझा प्रकाश में, फ्रैक्चर्ड हीलर जानते थे कि वे इस यात्रा को अकेले नहीं तय करेंगे। आगे का मार्ग संभावनाओं से चमक रहा था, साहस, आशा और खोज के साझा वचन से बुना हुआ—एक ऐसा वचन जो जीवन के गहरे सवालों के उत्तर की प्रतीक्षा करता है और उन्हें अपने भीतर समेटे हुए है।

# अध्याय 9: अनंत की सिम्फनी: PTSD के बाद का जीवन

## भविष्य की कल्पना

फ्रेक्चर्ड हीलर शांत झील के किनारे खड़ी थी, जिसकी सतह सूर्य की कोमल किरणों से चकाचौंध कर रही थी, जैसे काँच के टुकड़े चमक रहे हों। उसके चारों ओर की दुनिया जीवंत रंगों से रंगी हुई थी; वृक्षों का हरा रंग कोबाल्ट नीले आकाश के खिलाफ गर्व से खड़ा था, जहाँ हल्के बादल आलस से तैर रहे थे। यह शांति का दृश्य था, उसके मन में कभी रहे अराजकता के विपरीत। इस क्षण में, उसने अपने भीतर गहराई से एक हलचल महसूस की, आशा की एक फुसफुसाहट, जो मौन में गूँज रही थी और उसे अपने अतीत के बोझ से मुक्त भविष्य की कल्पना करने के लिए प्रोत्साहित कर रही थी।

जैसे ही उसने स्थिर पानी में देखा, फ्रेक्चर्ड हीलर ने अपनी यात्रा पर विचार किया। पानी की हर लहर उस अनगिनत अनुभवों का प्रतीक थी, जिन्होंने उसे आकार दिया। दर्दनाक अनुभव, हालांकि कठिन, एक उत्प्रेरक बने थे; उन्होंने उसे उसके गहनतम भय का सामना करने, अपने भीतर खुदाई करने और उस लचीलापन को खोजने के लिए मजबूर किया जिसे उसने कभी नहीं जाना था। उसके अतीत की छायाएँ अब दुश्मन नहीं बल्कि शिक्षक बन गई थीं, जो उसे आत्म-खोज और सशक्तिकरण की ओर मार्गदर्शन कर रही थीं। अब वह समझ गई थी कि आघात कोई अंतिम निष्कर्ष नहीं है, बल्कि उसकी कहानी का एक अध्याय है, परिवर्तन का उत्प्रेरक, जो उसे उद्देश्यपूर्ण जीवन की ओर ले जाता है।

"हम हमेशा अपनी परिस्थितियों को नहीं चुन सकते," सेज मेंटर की आवाज उसके मन में गूँजी, जो उनकी कई वार्ताओं में दी गई बुद्धिमत्ता के साथ अनुनाद कर रही

थी। "सबसे महत्वपूर्ण यह है कि हम उन पर कैसे प्रतिक्रिया करते हैं। भविष् संभावनाओं का एक विशाल विस्तार है। इसे आकार देना हमारा है।"

नवीन स्पष्टता के साथ, फ्रैक्चर्ड हीलर ने अपने हीलिंग सफर में इरादे की केंद्रीय भूमिका को पहचाना। केवल आगे बढ़ना पर्याप्त नहीं था; उसे यह कल्पना करनी थ कि आगे क्या है, अपने अनुभवों की बुनाई से बुनी गई आकांक्षाओं की एक जीवंत दृष्टि। यह समय था इरादे और लक्ष्य निर्धारित करने का, जो उसे भविष्य में उसके कदमों में मार्गदर्शन कर सकते थे। जैसे ही उसने गहरी सांस ली, उसने अनिश्चितत का बोझ हटता हुआ महसूस किया, जिसे संभावनाओं की बढ़ती भावना ने बदल दिया।

"मैं अपने जीवन के लिए क्या चाहती हूँ?" उसने भीतर से पूछा। स्वतंत्रता, आनंद संबंध... उद्देश्य। शब्द उसके मन में धीरे-धीरे बह रहे थे, जैसे पत्ते कोमल हवा म बह रहे हों, प्रत्येक शब्द उसकी उभरती दृष्टि का एक टुकड़ा। वह अंधकार से होक गुज़री थी, और अब वह प्रकाश को अपनाने के लिए तैयार थी।

जब उसने अपने लक्ष्यों पर विचार किया, तो कई चित्र उसके मन में उभरने लगे, ह एक पिछले से अधिक जीवंत। उसने खुद को दर्शकों के सामने खड़ा देखा, अपन हीलिंग और लचीलापन की कहानी साझा करते हुए, दूसरों के लिए आशा की एव किरण बनकर, जो अपने ही कठिन मार्गों को नेविगेट कर रहे थे। यह विचार उर गर्मजोशी से भर गया, एक जुनून को प्रज्वलित किया जो उसके भीतर उज्ज्वल रू से जल रहा था। वह उनके चेहरे देख सकती थी: आशावान, उत्सुक, सांत्वना क तलाश में। फ्रैक्चर्ड हीलर ने कल्पना की कि उसके शब्द उनके चारों ओर एव आरामदायक आलिंगन की तरह लिपट रहे हैं, समझ और प्रोत्साहन प्रदान कर र हैं।

इसके बाद, उसके मन की आंख उस कला की ओर मुड़ी जो उसके हीलिंग प्रक्रिय

ा अभिन्न हिस्सा रही थी। हवा में रंगों के घूर्णन के साथ, उसने खुद को कैनवास पर पना दिल उंडेलते हुए देखा, ऐसे टुकड़े बनाते हुए जो दूसरों के साथ गहराई से तिध्वनित होते। जब शब्द अपर्याप्त लगते थे, तो कला उसकी आवाज बन गई थी, ावनाओं और आघात को व्यक्त करने का एक शक्तिशाली माध्यम। उसने उन ार्यशालाओं की कल्पना की जहाँ प्रतिभागी अपनी रचनात्मकता का अन्वेषण कर कते थे, कला का उपयोग करके अपनी भावनाओं और आघात को नेविगेट कर कते थे। दूसरों की यात्रा को सुविधाजनक बनाने का विचार उसे उत्साह से भर देता ा, हीलिंग और जुड़ाव का एक परस्पर आदान-प्रदान, साझा अनुभवों से खिलता क समुदाय।

हीं, कल्पना की जीवंत पेंटिंगों के बीच, उसे स्पष्टता मिली, एक बुलावा जो उसे आगे ढ़ने के लिए प्रेरित कर रहा था। उसके अनुभव दर्द और हीलिंग के बीच एक पुल रूप में कार्य कर सकते थे, दूसरों के लिए एक मार्ग प्रस्तुत कर सकते थे। उसने पने मन में कक्षाओं की कल्पना की, जहाँ हँसी और जीवंत चर्चा से भरी हों, जहाँ वीकार्यता सर्वोच्च हो, और संवेदनशीलता को समझ और सहानुभूति के साथ देखा ाए। हर व्यक्ति को देखा और मूल्यवान महसूस कराया जाएगा, उनकी कहानियों ा सम्मान किया जाएगा, जैसे उसकी अपनी कहानी का सम्मान किया गया था।

ालाँकि, भविष्य की कल्पना केवल उसकी कलात्मक आकांक्षाओं तक सीमित नहीं ो सकती थी। फ्रैक्चर्ड हीलर ने महसूस किया कि उसे अपने व्यक्तिगत संबंधों का ोषण करने की आवश्यकता थी, उन संबंधों को संवारने की जो उसके दर्द ने कभी ोड़ दिए थे। उसने दोस्तों और प्रियजनों के साथ मिलकर बैठने की कल्पना की, प्रेम तैयार किए गए भोजन साझा करते हुए, उन कहानियों से समृद्ध जो उन्हें जोड़ती ीं। उसने साधारण पलों की खुशी देखी, जैसे प्रकृति में चलना, हँसी की गूंज, और ांत बातचीत जो सुबह तक चलती।

रादे निर्धारित करना केवल आकांक्षाओं का मानचित्र बनाने के बारे में नहीं था; यह

एक ऐसा जीवन बनाने के बारे में था जो प्रामाणिक और संतोषजनक महसूस हो। य
खुद को याद दिलाने का एक तरीका था कि हर सपना, चाहे कितना भी दूर क्यों
लगे, उसे हासिल करने लायक है। हर निर्धारित इरादे के साथ, उसने अपने सपन
से जुड़ाव महसूस किया, उन्हें धीरे-धीरे करीब खींचते हुए, जब तक कि अपने औ
अपने लक्ष्यों के बीच की दूरी पार करने योग्य न लगने लगे।

झील के किनारे इस चिंतनशील स्थान से, उसने अपनी डायरी निकाली, जिनके प
पुरानी सोच-विचारों से भरे और घिसे हुए थे। जैसे ही उसने उन्हें पलटा, पुराने ले
सामने आए: निराशा, अनिश्चितता, और भय के क्षण। उसने उस यात्रा को स्वीका
किया जिसे उसने तय किया था; वे शब्द अब उसे परिभाषित नहीं करते थे, बल्कि
इस नये मार्ग पर कदम रखने के पत्थर बन गए थे।

फ्रैक्चर्ड हीलर ने एक नया पन्ना उठाया, और अपने दिल की बात कागज पर बह
दी। उसने बड़े अक्षरों में लिखा: “अपने भविष्य की कल्पना।” उसके नीचे, उस
अपनी इच्छाओं को सूचीबद्ध किया, स्पष्टता और उद्देश्य के साथ अपने सपनों क
जीवन दिया।

1. अपनी कहानी साझा करना ताकि दूसरों को प्रेरणा मिल सके।
2. दूसरों को हील करने में मदद के लिए आर्ट थेरेपी सत्र संचालित करना।
3. गहरे, सार्थक संबंध विकसित करना।
4. प्रकृति के साथ जुड़ना और उसके द्वारा दी जाने वाली हीलिंग को अपनाना।
5. आत्म-देखभाल और व्यक्तिगत विकास को प्राथमिकता देना।

हर इच्छा उसके भीतर प्रतिध्वनित हुई, जैसे ही उसने उन्हें जोर से पढ़ा। शब्दों
अपनी एक लय ले ली, उनके जीवन में महत्व स्थापित किया। ये केवल आकांक्षा
नहीं थीं; ये उर्वर भूमि में बोए गए बीज थे, जो पोषण के लिए तैयार थे और फलने
फूलने की क्षमता रखते थे।

अपनी सूची पर विचार करते हुए, फ्रैक्चर्ड हीलर ने अपनी इच्छाओं को क्रियात्मक लक्ष्यों में बदलने का आग्रह महसूस किया। इच्छाएँ आधार तैयार करती हैं, लेकिन व्यावहारिक कदम आगे बढ़ने का मार्ग प्रशस्त करेंगे। इस नई दृष्टि के साथ, उसने छोटे, प्राप्त करने योग्य उद्देश्य निर्धारित किए जो उसे उसकी बड़ी आकांक्षाओं की ओर ले जाएँगे।

अपनी कहानी साझा करने के लिए, शायद वह ब्लॉग लिखना शुरू कर सकती थी या स्थानीय प्रकाशनों में लेख जमा कर सकती थी। उसने यह कल्पना की कि सोशल मीडिया को एक मंच के रूप में इस्तेमाल करके समान विचारधारा वाले लोगों से जुड़ा जा सकता है, जो समझ, हीलिंग और समुदाय की तलाश में हैं। हर पोस्ट एक प्रकाशस्तंभ के रूप में कार्य कर सकती थी, दूसरों को आशा के आदान-प्रदान में खींचते हुए।

आर्ट थेरेपी सत्र संचालित करने के लिए, उसने प्रशिक्षण पाठ्यक्रमों में नामांकन करने पर विचार किया, जो उसे प्रमाणित आर्ट थेरेपिस्ट बनने में सक्षम बनाएंगे। ये पाठ्यक्रम उसे आवश्यक उपकरण प्रदान करेंगे ताकि वह दूसरों को रचनात्मकता के माध्यम से अपनी भावनाओं को व्यक्त करने में मदद कर सके। प्रत्येक सीखी गई पाठ उसके लक्ष्यों की इमारत में एक मौलिक निर्माण खंड होगी।

संबंधों को विकसित करने के लिए इरादों और प्रामाणिकता की आवश्यकता थी। उसने मासिक सभाओं का आयोजन करने की कल्पना की, जिसमें दोस्तों और अन्य उत्तरजीवियों का मिश्रण हो, जहाँ वे कला, कहानियाँ और हँसी साझा कर सकें। ये शामें प्रिय अनुष्ठानों में बदल जाएँगी, उन संबंधों को पोषण देंगी जिन्हें वह अपने दिल के करीब रखती थी।

प्रकृति के साथ जुड़ने के लिए बस उसे अधिक बार बाहर कदम रखना होगा, अपने आस-पास की दुनिया को अपनाना होगा। जैसे-जैसे वह प्रकृति में यात्रा करती, वह

अपनी साहसिक यात्राओं को फोटोग्राफी के माध्यम से दस्तावेज़ित कर सकती थी जीवन की कच्ची सुंदरता को उसके सभी रूपों में कैद करती। प्रत्येक आउटिंग के साथ, वह प्रकृति के साथ गहरा संबंध बनाएगी, उन तत्वों में सांत्वना पाएगी जो पहले उसके आघात के बाद अजनबी लगे थे।

अंततः, फ्रैक्चर्ड हीलर ने आत्म-देखभाल को प्राथमिकता देने का महत्व पहचाना वह एक आत्म-देखभाल कार्यक्रम बनाएगी, जिसमें ध्यान, डायरी लेखन, और नियमित शारीरिक गतिविधि को अपनी दैनिक दिनचर्या में शामिल किया जाएगा। ये सभी छोटे लेकिन महत्वपूर्ण कार्य उसे याद दिलाएंगे कि उसकी हीलिंग एक सतत यात्रा है, जिसे ध्यान और देखभाल की आवश्यकता है।

अपने इरादों और लक्ष्यों को अब स्वरूप देने के साथ, फ्रैक्चर्ड हीलर ने अपना विज़न बोर्ड तैयार करना शुरू किया। उसने अपने आस-पास से सामग्री इकट्ठा की, रंगीन पत्रिकाएँ जिनमें जीवंत परिदृश्यों, कलात्मक अभिव्यक्तियों, व्यक्तिगत विकास और संबंधों की तस्वीरें भरी थीं। प्रत्येक चित्र उसके इच्छित भविष्य का प्रतीक था, उसकी आकांक्षाओं का मूर्त प्रतिनिधित्व।

जैसे ही उसने प्रत्येक छवि को सावधानीपूर्वक काटकर बोर्ड पर सजाया, उसकी उत्तेजना बढ़ती गई। उसने रंगों के मिश्रण पर ध्यान केंद्रित किया, कल्पना की कि उसके जीवन के प्रत्येक खंड सामंजस्यपूर्ण रूप से आपस में जुड़ रहे हैं। एक हल्की हवा उसके चारों ओर नाच रही थी, जैसे काम करते समय उसे प्रोत्साहित कर रही हो, उसकी रचनात्मकता को स्वतंत्र रूप से प्रवाहित होने के लिए प्रेरित कर रही हो

अपने विज़न बोर्ड को पूरा करना एक परिवर्तनकारी अनुभव था, केवल दृष्टिगत पहलू के लिए ही नहीं, बल्कि उस भावनात्मक बोझ के लिए भी जिसे उसने अपने कंधों से उतारा। एक नज़र में, वह अपने सपनों का सार देख सकती थी, उसकी हीलिंग का प्रतिबिंब, उस जीवन का मार्गदर्शन जिसे वह चाहती थी।

फ्रैक्चर्ड हीलर अपने बनाए हुए विज़न बोर्ड की ओर पीछे हटकर उसे निहारने लगी, उसका दिल नई आशा से भर उठा। उसने समझा कि अपने भविष्य की कल्पना करना केवल अतीत से भागने के बारे में नहीं था; यह उसे उसके अतीत को अपनाने के बारे में भी था, उसे उस व्यक्ति का अभिन्न हिस्सा मानने के लिए जो वह बन चुकी थी। आघात ने उसे अनुभवों के मोज़ेक में ढाल दिया था, प्रत्येक टुकड़ा उसकी यात्रा की गहन समझ में योगदान दे रहा था।

जब वह झील के किनारे खड़ी थी, डूबते सूर्य की गर्म रोशनी में नहाई हुई, फ्रैक्चर्ड हीलर ने अपने भीतर एक दृढ़ संकल्प का संचार महसूस किया। वह अपनी कहानी साझा करने, उसके सामने आए अवसरों को अपनाने, और अंततः अपने मन में आकार ले चुके सपनों को जीवित करने के लिए तैयार थी। संभावनाएँ आकाश की तरह असीम थीं, उसके envisioned भविष्य की ओर हर कदम के साथ सामने आने के लिए प्रतीक्षारत।

एक ऐसी दुनिया में जहाँ आघात कभी उसके अस्तित्व को छाया में ढक देता था, अब वह प्रकाश और आशा के नृत्य में मजबूती से खड़ी थी। हर तय किए गए इरादे और पीछा किए गए लक्ष्य के साथ, फ्रैक्चर्ड हीलर ने एक कथा बुनना शुरू किया जो शक्ति, समुदाय और उद्देश्य के साथ गूंजती थी। यह एक ऐसा अध्याय था जिसे जीना योग्य था, एक कहानी जो अभी बताई जानी बाकी थी, और वह इसके सामने आने वाले सब क़ुछ को अपनाने के लिए उत्सुक थी।

अपनी यात्रा की कल्पना उसके हीलिंग अनुष्ठानों में शामिल माइंडफुलनेस अभ्यासों में सहज रूप से बहती चली गई। रचनात्मकता की यह क्रिया उसकी दैनिक दिनचर्या का एक अनिवार्य हिस्सा बन गई, जो उसकी विकास और आनंद के प्रति प्रतिबद्धता को मजबूत करती थी।

एक अभ्यास में नियमित रूप से अपने विज़न बोर्ड के साथ जुड़ना शामिल था। उसने

इसे हर दिन देखने का संकल्प लिया, एक क्षण निकालकर हर लक्ष्य में कदम रखते हुए खुद की कल्पना करने की, और प्रत्येक सपने से जुड़ी भावनाओं को महसूस करने की। प्रत्येक सुबह, वह अपने विज़न के साथ समय बिताती, अपने इरादों को फुसफुसाती और अपने दिल को उन सपनों के साथ संरेखित होने देती जिन्हें उसने बनाया था। समय के साथ, उसने न केवल लक्ष्य, बल्कि उस यात्रा की कल्पना करना सीख लिया, जिसे वह उसे पाने के लिए तय करेगी।

यह अनुष्ठान एक पवित्र स्थान बन गया, एक ऐसा समय जब वह संभावनाओं की ऊर्जा तक पहुँच सकती थी। उसने दृश्य कल्पना की प्रक्रिया में आनंद पाया, खुद को उस गर्व को महसूस करने की अनुमति दी जो उसके भीतर उमड़ता जब उसने अपनी कहानी साझा करने, कार्यशालाओं का नेतृत्व करने, और गहरे संबंधों को पोषित करने की कल्पना की। प्रत्येक दिन अपने प्रति प्रतिबद्धता को नवीनीकृत करने का अवसर था, आने वाले समय का एक रोमांचक स्वाद।

और उन चिंतन के क्षणों में, उसने एक अप्रत्याशित रहस्य की खोज की: अपने भविष्य की कल्पना करना केवल उसके सपनों को आकार नहीं दे रहा था; यह उसके अतीत के घावों को भी भर रहा था। प्रत्येक इरादे के साथ, उसने खुद के उन टुकड़ों को पुनः प्राप्त करना शुरू किया, जिन्हें आघात ने ढक दिया था: कलाकार, चिकित्सक, मित्र यह सब मिलकर आशा की एक सिम्फनी बन गया, जो उसके पूरे अस्तित्व में गूंज रही थी।

समय के साथ, फ्रैक्चर्ड हीलर अपने मार्ग पर और आगे बढ़ती गई, एक ऐसा जीवन बनाते हुए जो उद्देश्य, आनंद और संबंधों से परिपूर्ण था। जब उसने अपने सपनों को वास्तविकता में रंगीन किया, तो उसने सबसे गहन सच्चाई को खोजा: हीलिंग कोई अंतिम गंतव्य नहीं थी। यह एक सतत यात्रा थी, अनंत संभावनाओं से भरी, जो भविष्य की कल्पना करने की शक्ति से शुरू होती थी।

## वेजयों का जश्न मनाना

ोमी देर दोपहर की धूप में, फ्रैक्चर्ड हीलर अपने पसंदीदा कोने में शांति से बैठे थे, क छोटा अलकोव जो पौधों से सजाया गया था, जो उम्मीद की लताओं की तरह ोवारों पर चढ़ रही थीं। पास में चहचहाते पक्षियों की परिचित आवाज़ वातावरण को र रही थी, और जैसे ही उन्होंने खिले हुए चमेली के फूलों की खुशबू साँसों में माहित की, आभार की लहर उनके भीतर फैल गई। यह स्थान उनके लिए एक नाहगाह बन गया था, एक ऐसी जगह जहाँ वे अपने हीलिंग यात्रा की जटिलताओं र चिंतन करते थे। यहीं उन्होंने बड़े और छोटे दोनों विजय क्षणों का जश्न मनाने का हन महत्व सीखा।

से ही उन्होंने अपनी आँखें बंद कीं, फ्रैक्चर्ड हीलर ने अपने शुरुआती दिनों को याद केया, जब हर कदम जैसे गाढ़ी कीचड़ में फंसने जैसा लगता था। PTSD की ंधकार ने उनके दृष्टिकोण को ढक लिया था, और पिछले आघात की गूँज उनके न में प्रतिध्वनित हो रही थी। फिर भी, संघर्षों के बीच, उजाले की झलकियाँ उभरने गीं, प्रगति के हल्के संकेत जो और गहरी परिवर्तनों का मार्ग प्रशस्त करेंगे। उन्होंने हसूस किया कि इन क्षणों को मान्यता देना केवल आत्म-प्रशंसा का विषय नहीं था; ह लचीलापन विकसित करने और उम्मीद को पोषित करने का माध्यम था।

क विशेष स्मृति उभर आई, एक ऐसा दिन जो पहली नज़र में तुच्छ प्रतीत होता था, किन उसमें एक विशाल बदलाव का वजन था। वह एक बारिश भरा दोपहर था, ौर बाहर की दुनिया भीतर की उलझनों की तरह ही थी। फ्रैक्चर्ड हीलर पिछले कई फ्तों से घर से बाहर मुश्किल से निकल पाए थे, चिंता और भय की जंजीरों में जकड़े ए। लेकिन उस दिन, उन्होंने संकल्प की एक झलक के साथ जागा। उन्होंने धीरे-ीरे बिस्तर से खुद को उठाया, उद्देश्य की भावना से भरे हुए, जो लगभग अपरिचित ग रही थी।

कई घंटे बिस्तर में बिताने के बाद, उन्होंने बाहर कदम रखने का साहस जुटाया। पत्ते पर पड़ते बारिश की लयबद्ध बूँदों की आवाज़ एक सिम्फनी की तरह गूँज रही थी जो उनकी दुनिया से जुड़ने की लालसा को प्रतिबिंबित कर रही थी। पुराने जले हु रेनकोट में लिपटे, वे बगीचे में चले गए, हर कदम उनके आत्म-निर्णय की पुनः प्राप्ति का संकेत था। जब वे पौधों की देखभाल करने के लिए घुटनों के बल झुके, तो उन् पोषण के इस कार्य में एक अनोखी खुशी महसूस हुई, जो उनके द्वारा पहले किए ग उपेक्षा से पूरी तरह भिन्न थी।

अत्यधिक बढ़े हुए झाड़ियों को छाँटना, हवा में फूलों को झूलते देखना केवल बागवानी नहीं था; यह अस्तित्व का जश्न था। उस क्षण, फ्रैक्चर्ड हीलर ने महसूस किया कि यह छोटी जीत जश्न मनाने योग्य थी। हर छाँटी हुई शाखा उनके मन में उ मानसिक जंगली पौधों पर विजय पाने का प्रतीक थी। उस शाम उन्होंने अप आरामदायक कोने में एक मोमबत्ती जलाई, जिसकी लौ अंधकार के बीच खोजी ग रोशनी का प्रतिनिधित्व करती थी। उन्होंने इस क्षण को स्वीकार किया, एक छोट लेकिन महत्वपूर्ण विजय, और इसे मानसिक रूप से अपनी स्मृति में अंकित किया

इस स्मृति पर विचार करते हुए, फ्रैक्चर्ड हीलर ने दूसरों तक पहुँचने की प्रेरणा पाई उन लोगों की कहानियाँ इकट्ठा करने के लिए जो समान रास्तों पर चले थे। प्रत्येक व्यक्ति की यात्रा एक अनूठी सिम्फनी थी, संघर्ष, लचीलापन और जश्न के सुरों से भर हुई। उन्होंने इन कहानियों को दस्तावेज़ करना शुरू किया, यह समझते हुए वि व्यक्तिगत विजय दूसरों के लिए आशा के दीपक के रूप में काम कर सकती है, ज अभी भी अंधकार में फंसे हैं।

एक कहानी जो विशेष रूप से उजागर हुई, वह थी सहायक पड़ोसी की, एक साथ यात्री जो नजदीकी क्षेत्र में रहता था। फ्रैक्चर्ड हीलर की यात्रा के बारे में सुनकर उन्होंने अपना अनुभव साझा किया, एक अप्रत्याशित जीत जिसने उनके जीवन के दृष्टिकोण को पुनः आकार दिया। यह दिन फ्रैक्चर्ड हीलर की याद के बारिश भ

दोपहर की तरह था, जब उनकी पुरानी पीड़ा उभर गई थी, और सबसे सरल गतिविधियाँ भी असंभव लग रही थीं। फिर भी, निराशा में डूबने के बजाय, सहायक पड़ोसी ने अपने पिछवाड़े में एक छोटी सभा आयोजित करने का निर्णय लिया, जिसमें दोस्तों और परिवार को आमंत्रित किया गया।

इस कार्यक्रम की तैयारी आसान नहीं थी। हर कार्य भारी प्रतीत हो रहा था, आमंत्रण भेजने से लेकर मेज और कुर्सियाँ सजाने तक। लेकिन उन्होंने अपने कार्यों पर पीड़ा को हावी नहीं होने दिया, बल्कि प्रत्याशा की ऊर्जा को अपनाया। सभा की शाम, जब विशाल आकाश में तारे चमकने लगे, सहायक पड़ोसी ने अपने भीतर खुशी की लहर महसूस की। उन्होंने प्रियजनों के मुस्कुराते हुए चेहरे देखे, हँसी की गर्माहट को महसूस किया, और यह महसूस किया कि समुदाय का जश्न मनाने का उनका निर्णय उनके सामने आई चुनौतियों पर एक शक्तिशाली विजय थी।

इस सभा ने केवल सहायक पड़ोसी के लिए ही नहीं, बल्कि सभी उपस्थित लोगों के लिए उद्देश्य की एक नई भावना उत्पन्न की। यह साहस का कार्य, अलगाव से बाहर निकलने और जुड़ाव का स्थान बनाने का, सामूहिक रूप से मनाई गई विजय थी। क्रैक्चर्ड हीलर ने इस लचीलापन की सराहना की और अपने स्वयं के हीलिंग यात्रा में सामूहिक उत्सवों को शामिल करने की प्रेरणा पाई।

जैसे-जैसे उन्होंने कहानियाँ इकट्ठा कीं, उन्हें मिरर-इमेज चाइल्ड की एक और प्रेरणादायक कहानी मिली, एक पात्र जो खोई हुई मासूमियत को दर्शाता है और रचनात्मकता के माध्यम से ताकत हासिल करता है। एक भावपूर्ण बातचीत में, उन्होंने साझा किया कि कला उनके लिए कैथारसिस का माध्यम रही है। वर्षों तक, उन्होंने स्वयं-संदेह और न्याय के भय के कारण चित्रकला के प्रति अपने जुनून को छिपाया। फिर भी, एक दिन उन्होंने अपने स्थानीय सामुदायिक केंद्र में एक कला प्रदर्शनी आयोजित करने का निर्णय लिया, जिसमें दोस्तों, परिवार और पड़ोसियों को आमंत्रित किया गया।

उनके मन में बेचैनी दौड़ गई जैसे-जैसे वह दिन करीब आया। अगर कोई नहीं आय तो? अगर उनकी कला का मजाक उड़ा तो? ये विचार छायाओं की तरह उनके मन में घूमते रहे, जब तक कि उन्होंने अपनी यात्रा के भीतर उन पलों को याद नहीं किया जिन्होंने उन्हें सशक्त बनाया। मिरर-इमेज चाइल्ड ने गहरी सांस ली, अपने पूर्ववर्त जश्नों के बारे में सोचते हुए, और अपने जुनून का सम्मान करने का निर्णय लिया!

आर्ट शो के दिन, जब लोग उनके चित्रों के चारों ओर इकट्ठा हुए, पुष्टि की गर्मजोर्श ने मिरर-इमेज चाइल्ड को घेर लिया। हर प्रशंसा, हर दयालु शब्द उन्हें यह पहचानने के लिए प्रेरित करता है कि संवेदनशीलता अकल्पनीय विजय की ओर ले जा सकर्त है। समुदाय और सृजन की खुशी से घिरे हुए, उन्होंने आत्म-संदेह की जेल से अंतत मुक्ति का अनुभव किया। इस अनुभव ने यह सिद्धांत मजबूत किया कि विजय अकेले में नहीं होती; यह पूरे समुदाय में गूंजती है। एक ही हीलिंग यात्रा का जश्न मनाकर दूसरों को अपने स्वर को पुनः प्राप्त करने के लिए प्रेरित किया जाता है।

इन साझा कहानियों के माध्यम से, द फ्रैक्चर्ड हीलर ने सामूहिक लचीलापन क सुंदरता को पहचाना। प्रत्येक कहानी ने यह सत्य उजागर किया कि विजय विभिन्न रूपों में मौजूद होती है, और छोटे-छोटे जीतों का जश्न मनाना भी शक्ति की नीं तैयार कर सकता है, एक सामंजस्यपूर्ण सिम्फनी की तरह।

उन्होंने सोचा कि बड़ी चुनौतियों के बीच उपलब्धियों को नजरअंदाज करना कितन आसान होता है। लेकिन जागरूकता सबसे शक्तिशाली उपकरणों में से एक थी ज प्रगति को अपनाने और उसका जश्न मनाने में मदद करती थी। एकत्रित कहानियों स प्रेरित होकर, द फ्रैक्चर्ड हीलर ने समुदाय के जश्न के लिए एक स्थान बनाने का निर्ण लिया। उन्होंने एक सभा की कल्पना की, जिसमें लोग अपनी कहानियां साझा करें अपनी विजय का जश्न मनाएं, और एक ऐसा वातावरण तैयार करें जो जुड़ाव से पोषि हो।

कुछ महीनों बाद, जश्न का दिन आया; प्रत्याशा ने हवा को घेर लिया क्योंकि आगंतुक बड़ी संख्या में आने लगे। स्थल, एक चमकदार सजाए गए हॉल में, कला प्रदर्शनी, आनंदमय संगीत और आरामदायक बैठने की व्यवस्था के साथ एक आमंत्रित आश्रय में बदल गया। जब द फ्रैक्चर्ड हीलर भीड़ में से गुजर रहे थे, तो वे अपने भीतर एड्रेनालाईन की लहर महसूस कर सकते थे, खुशी और घबराहट का मिश्रण। उन्होंने इस सभा की मेजबानी को साझा जीतों और कहानियों की शक्ति का प्रमाण मानते हुए चुना, एक मौका कि समुदाय को लचीलापन की जीवंत बनावट में बुना जा सके।

जब अपनी कहानी साझा करने का समय आया, द फ्रैक्चर्ड हीलर एक मंत्रमुग्ध दर्शकों के सामने खड़े हुए। उन्होंने अपने संघर्ष के पलों के बारे में, संवेदनशीलता पर अपने विचारों के बारे में, और जीत का जश्न मनाने के गहन महत्व के बारे में बात की। जब उन्होंने अपनी यात्रा साझा की, तो श्रोताओं की आंखों में आँसू चमकने लगे, और सिर हिलाने की समझ के साथ गूंज उठी। यह संबंध एक साझा तीव्रता का निर्माण करता है, एक एहसास कि वे सभी कुछ बड़े का हिस्सा हैं, एक सामूहिक हीलिंग प्रक्रिया जो साथ में विकसित हो रही है।

सामूहिक कहानी कहने की प्रक्रिया तब जारी रही जब प्रतिभागियों ने बारी-बारी से माइक्रोफोन पर अपने अनोखे अनुभव साझा किए। प्रत्येक कहानी में हंसी, सहानुभूति और गर्मजोशी की लहरें उठीं। एक महिला ने साझा किया कि वर्षों की चुप्पी के बाद अंततः अपनी भावनाओं को जर्नल में व्यक्त करना उनके लिए एक सफलता थी, अपनी सच्चाई के प्रति प्रतिबद्धता में एक विजय। एक युवक ने अपने आत्म-लागू बाधाओं को पार करके अंततः नृत्य सीखने की अपनी यात्रा सुनाई, एक जुनून जिसे उसने लंबे समय तक निर्णय के डर के कारण दबा रखा था। जब उन्होंने साथ में जश्न मनाया, तो कमरे में आशा की गूंज भर गई, सभी को याद दिलाते हुए कि हीलिंग छोटे-छोटे जीतों के सामूहिक जश्न में मौजूद होती है।

जश्न के बीच, द फ्रैक्चर्ड हीलर ने एक चिंतनशील अभ्यास प्रस्तुत किया ताकि सभी

को अपने स्वयं के विजय के पलों को साझा करने के लिए आमंत्रित किया जा सके मेजों पर कागज और मार्कर वितरित किए गए, और उन्होंने प्रतिभागियों को अप छोटे से छोटे उपलब्धियों को लिखने के लिए प्रोत्साहित किया। वातावरप रचनात्मकता से झिलमिलाने लगा, जैसे-जैसे लोग अपने विचारों को नोट कर रहे थे द फ्रैक्चर्ड हीलर हवा में मान्यता की ऊर्जा महसूस कर सकते थे, प्रत्येक विजय जश्न में एक और परत जोड़ दी।

जैसे-जैसे लोग अपनी उपलब्धियों को जोर से पढ़ने लगे, हंसी और हृदयस्पर्शी खुश एक साथ गूंजने लगी। किसी ने साझा किया कि उन्होंने अपने आप को संवेदनशीलत का एक पल दिया, दोस्त से समर्थन मांगकर, जो हीलिंग की दिशा में पहला कदम था। एक अन्य प्रतिभागी ने खुशी-खुशी बताया कि उन्होंने सफलतापूर्वक घर पर केक बनाया, जो उन्होंने लंबे समय तक कठिन कार्य माना था। प्रत्येक कहानी ने सभी क याद दिलाया कि विजय कई रूपों और आकारों में आती है, और यही स्वीकार्यत लचीलापन को उत्पन्न करती है।

सभा के अंत तक, हवा में एक अविश्वसनीय उपलब्धि की भावना फैल गई। द फ्रैक्चर हीलर ने अपने दिल में गर्व महसूस किया क्योंकि उन्हें एहसास हुआ कि ये छोटे ज सामूहिक रूप से समुदाय को आघात की छाया के खिलाफ मजबूत करते हैं। उन्हों पहचाना कि जब कोई अपनी विजय का जश्न मनाता है, तो यह अस्तित्व के ताने-बा में लहरें पैदा करता है, साझा मानवता की एक सुंदर याद दिलाता है।

शाम का समापन हंसी और गले मिलने के साथ हुआ, और उपस्थित लोग हल्के म से चले गए, जैसे कनेक्शन और जश्न के माध्यम से अपने बोझ को उतार दिया हो। फ्रैक्चर्ड हीलर अब खाली हॉल में खड़े थे, एक शांत प्रकाश उस जगह में डाली ग खुशी को रोशन कर रहा था। उन्होंने समुदाय की शक्ति, साझा की गई यादों औ उस शाम बनाए गए संबंधों पर विचार करने का एक पल लिया, जो उस एक रात से कहीं आगे तक गूंजते रहेंगे।

' फ्रैक्चर्ड हीलर के लिए, हीलिंग की यात्रा एक अनंत नृत्य थी, एक सिम्फनी जो त्येक विजय के जश्न के साथ चरम पर पहुँचती थी। उन्होंने सीखा कि उपलब्धियों गे पहचानना, चाहे वह कितनी भी छोटी क्यों न हों, केवल हीलिंग यात्रा का केंद्र नहीं T।

मय के साथ, उन्होंने अपने विचारों को लिखित शब्दों में बदल दिया ताकि समान स्तों पर चलने वाले अन्य लोगों के लिए एक मार्गदर्शिका बन सके। उन्होंने अपनी चनाओं में अभ्यास शामिल किए ताकि पाठकों को अपनी विजय का जश्न मनाने का शक्त अवसर मिल सके। उन्होंने सभी को मान्यता के क्षणों में शामिल होने के लिए आमंत्रित किया, अपने हीलिंग यात्रा में ऐसे टच पॉइंट्स जहां वे व्यक्तिगत रूप से कास का जश्न मना सकें: छोटे-छोटे कदम, संवेदनशीलता के कार्य, और तिकूलताओं के खिलाफ बनाए गए साहसी संबंध।

श्न में एक ऐसी ऊर्जा थी जो किसी के अस्तित्व के सबसे अंधेरे कोनों को भी रोशन र सकती थी। यह आघात के निशानों को मिटाता नहीं था, लेकिन उनके किनारों गे नरम कर देता था; यह प्रेम और सहानुभूति को हीलिंग प्रक्रिया में काम करने के नए आमंत्रित करता था। और जैसे-जैसे उन्होंने इन विचारों को साझा करना जारी खा, द फ्रैक्चर्ड हीलर ने एक नवीनीकृत उद्देश्य की भावना महसूस की, यह जानकर क प्रत्येक विजय के जश्न में, आशा के बीज होते हैं, जो कई लोगों के जीवन में फल-रल सकते हैं।

न पलों को पहचानने की यात्रा को और महत्व देने के लिए, उन्होंने पाठकों को यक्तिगत जश्न की परंपराएँ बनाने के लिए आमंत्रित किया। एक सरल अभ्यास भरा: एक छोटा प्रतीक खोजें, शायद ताकत का प्रतीक एक पत्थर या लचीलापन ग प्रतीक एक कार्ड, और इसे पास रखें ताकि यह दैनिक जीवन में प्रकट होने वाली जय की याद दिलाए। इसका उपयोग एक टचस्टोन के रूप में करें, एक एंकर की रह, जिस पर आप वापस लौट सकते हैं जब अंधकार फिर से घेर ले।

इस प्रकार, विजय का जश्न मनाकर और सामूहिक लचीलापन के अनुभवों में शामि होकर, हीलिंग एक अकेली लड़ाई से बदलकर एक साझा यात्रा बन गई, एक साइ सिम्फनी, जो विपरीत परिस्थितियों के सामने शक्ति का प्रदर्शन करती है। य लगातार एक निमंत्रण था कि दर्द को शक्ति में बदलें और बार-बार यह पहचानें वि PTSD के बाद का जीवन अनंत संभावनाओं से भरा है, जिन्हें अपनाना, संजोना औ जश्न मनाना है।

## सामूहिक जागरण

जैसे ही सूर्य क्षितिज के नीचे डूबा, और एक गर्म सुनहरी छाया पूरे समारोह प बिखरी, द फ्रैक्चर्ड हीलर परिचित चेहरों के एक घेरे के सामने खड़े थे, जिनमें से ह एक ने आघात और हीलिंग के उनके साझा सफर की गूँज थी। यह पल केव व्यक्तिगत संघर्षों का समापन नहीं था, बल्कि सामूहिक जागरण का उत्सव थ सामुदायिक शक्ति में पनपने वाले लचीलापन का प्रतीक। वातावरण में एक स्प एकता की भावना थी, एक बिजली जैसी ऊर्जा जो हर व्यक्ति में दबी हुई थी, उ कहानियों के साथ कंपन करती हुई जिसने उन्हें एक साथ जोड़ा था।

उनके चारों ओर, समुदाय ने एक साधारण पार्क को आशा के एक आश्रय में बद दिया था। हाथ से बने सजावटी रंग जीवंतता से नाच रहे थे, प्रत्येक एक साझा की ग अनोखी कहानियों का प्रतिबिंब था। ऊपर झूलती रोशनियाँ धीरे-धीरे चमक रही थ उन तारों की तरह जो मंद होती रोशनी में झिलमिला रहे थे। खाने से भरे मेज, पीढ़िय से पारित साझा व्यंजन, प्रेम और जीवित रहने का प्रतीक थे। संगीत हवा में बह रह था, पुरानी धुनों को नए लयों के साथ मिलाते हुए, जो लचीलापन और हीलिंग की बा कह रहे थे।

द फ्रैक्चर्ड हीलर ने गहरी साँस ली, उन दोस्तों और सहयोगियों के चेहरों को निहार हुए जो अब परिवार बन गए थे। उसी क्षण, यादें लौट आईं: गर्म चाय के कप पर हु

ातें, मौन समझ में बिताए गए कच्चे पल, दर्द की धुंध को तोड़ती हँसी, और आंसू जिन्होंने अलगाव की भावना को धो डाला। उन्होंने साथ में अंधकार से यात्रा की थी, अक्सर यह अनिश्चित था कि क्या दूसरी ओर उन्हें रोशनी मिलेगी, फिर भी वे यहाँ खड़े थे, एक-दूसरे की उपस्थिति से प्रकाशित।

जैसे ही समारोह शुरू हुआ, एक-एक करके लोग घेरे में आए और अपनी कहानियाँ साझा कीं, यह एक भेद्यता और प्रामाणिकता का अनुष्ठान था जिसने संबंध को बढ़ावा दिया। उन्होंने शुरुआत की द सपोर्टिव नेबर से, जिसकी आवाज़, कभी अनकहे भावनाओं के बोझ से कांपती थी, अब शक्ति के साथ गूँज रही थी। "जब मैं पहली बार इस समुदाय में आया, तो मुझे लगा कि मैं अकेला हूँ, चुपचाप पीड़ित। लेकिन अपने डर और दुःख साझा करने के माध्यम से, मैंने पाया कि मैं अलग-थलग नहीं हूँ। मेरा दर्द आप में से हर एक में झलकता था। साथ में, हमने केवल परिचित होने से आगे बढ़कर एक बंधन बनाया; हम एक परिवार बन गए।"

द फ्रैक्चर्ड हीलर ने देखा कि दर्शकों के चेहरे सहानुभूति के साथ बदल रहे थे, सिर हिला कर सहमति व्यक्त कर रहे थे जैसे ही द सपोर्टिव नेबर बोलते रहे। "हमने हर सभा में देखा है कि साझा करने से केवल हमारा बोझ हल्का नहीं होता, बल्कि हमारी सामूहिक आत्मा भी मजबूत होती है। मैंने सीखा है कि हीलिंग केवल व्यक्तिगत प्रयास नहीं है; यह एक यात्रा है जिसे सबसे अच्छा साथ में तय किया जाता है।"

हर साझा की गई कहानी के साथ, घेरे में ऊर्जा बदल रही थी, प्रत्येक कहानी पिछली कहानी पर निर्माण कर रही थी, दिल के दर्द, साहस और आशा के रंगों से चित्रित अनुभवों का एक मोज़ेक बन रही थी। इसके बाद द मेमोरी कीपर और द साइलेंट ऑब्जर्वर की आवाज़ें उभरीं, जो असंभव लगने वाले संघर्षों की जीवंत तस्वीरें पेश कर रही थीं—दरवाजों के पीछे लड़ी गई लड़ाइयाँ, चिंता की घुटन, और अनचाहे विचारों की लगातार गूँज। फिर भी, उनके संघर्षों की पृष्ठभूमि में, उन्होंने उन अद्भुत परिवर्तनों को उजागर किया जिनका वे अनुभव कर चुके थे।

"मुझे याद है जब मैंने पहली बार हमारे समुदाय का समर्थन महसूस किया," द मेमोरी कीपर ने साझा किया, उनके चेहरे पर दर्द के अवशेषों के बीच एक कोमल मुस्कान खिली। "आपके बीच खड़े होकर, मैंने दबाव को मुक्त होते देखा, मेरे डर समझ की गर्माहट में घुल गए। मैं इतने लंबे समय तक अकेले आघात के साथ जी रही थी, यह मानते हुए कि मैं दूसरों के लिए बोझ हूँ। इसके बजाय, मैंने साथी पाए, अन्य लोग जिन्होंने उन छायाओं को समझा जिन्हें मैं ने नेविगेट किया। जो पल हमने साझा किए, चाहे मौन में हों या हँसी में, वे सभी धागे थे जिन्होंने मुझे फिर से जोड़ दिया।"

जैसे ही हर व्यक्ति बोलने के लिए आगे आया, उन्होंने केवल अपनी कहानियों की परतों को खोला ही नहीं बल्कि यह भी सुदृढ़ किया कि हीलिंग एक सामूहिक प्रयास है। द सेज मेंटर, जिन्होंने अनगिनत खुलती कहानियों के साक्षी बने थे, ने अपने विचार साझा किए: "हमारी यात्राओं से जो गहरी सच्चाई हमें मिलती है, वह यह है कि चाहे हम कितने भी टूटे हुए महसूस करें, हम साथ में अधिक पूर्ण होते हैं। हम एक-दूसरे के लिए दर्पण बन जाते हैं, जब कोई कमजोर महसूस करता है तो शक्ति दिखाते हैं, जब डर डुबोने की धमकी देता है तो साहस दिखाते हैं, और जब निराशा बड़ी हो तो आशा दिखाते हैं। आप में से प्रत्येक ने इस हीलिंग की सिम्फनी में एक महत्वपूर्ण भूमिका निभाई है।"

द फ्रैक्चर्ड हीलर कृतज्ञता से अभिभूत महसूस कर रहे थे। उनकी यात्रा पहले कलंक की जंजीरों में शुरू हुई थी, लेकिन अब यह शक्ति और प्रामाणिकता के साथ गूँज रही थी। उन्होंने देखा कि कैसे प्रत्येक साझा अनुभव सामूहिक चेतना में समाहित होकर उन लोगों को उठाता है जिन्होंने अभी तक अपनी आवाज़ नहीं पाई थी। यह स्पष्ट हो गया कि वे केवल अपनी हीलिंग नहीं कर रहे थे; वे दूसरों के लिए एक मार्ग भी तैयार कर रहे थे।

जैसे-जैसे सूर्य और नीचे डूबता गया, आकाश को सुनहरी नारंगी और लैवेंडर के शानदार रंगों में रंगते हुए, शेरिंग सर्कल जारी रहा, और हर कहानी के बाद जो मौन

आया, वह भी भारी महत्व रखता था। कुछ लोग शांत मनन में खड़े रहे, साझा अनुभवों की गहराई को आत्मसात करते हुए, जबकि अन्य ने सांत्वना भरे स्पर्श या नरम प्रोत्साहन की फुसफुसाहटें दीं। इस पवित्र स्थान में, संवेदनशीलता को कमजोरी नहीं माना गया; यह मानव अनुभव का प्रमाण था, सामूहिक साहस जो उनके आयोजन के ताने-बाने में बुना गया था।

धीरे-धीरे अंधकार के आवरण में लिपटे हुए, समुदाय ने एक अभ्यास में भाग लिया, एक मार्गदर्शित चिंतन का क्षण, जिसका उद्देश्य उनके बंधन को मजबूत करना और एक-दूसरे के प्रति उनकी प्रतिबद्धता को पुनः स्थापित करना था। द फ्रैक्चर्ड हीलर को इस सेगमेंट का नेतृत्व करने का सम्मान मिला, उन्होंने प्रत्येक व्यक्ति का मार्गदर्शन किया कि वे आगे अपने समुदाय में योगदान कैसे दे सकते हैं। “आइए एक पल लें और उन शक्तियों पर विचार करें जो हम प्रत्येक लाते हैं,” उन्होंने कहा, और सर्कल के चारों ओर अपनी दृष्टि फैलाई। “आपने अपनी यात्रा में कौन-कौन सी सहनशीलता खोजी है? कौन-कौन सी कहानियाँ आप साझा कर सकते हैं ताकि दूसरों को मदद मिले जो समान मार्ग पर चल रहे हैं?”

जैसे ही विचार घूमने लगे, प्रत्येक प्रतिभागी ने अपनी आँखें बंद कर लीं, और मौन ने उनके विचारों को सहारा दिया। द फ्रैक्चर्ड हीलर ने उन्हें प्रोत्साहित किया कि वे अपनी विकसित की गई शक्तियों की कल्पना करें, चाहे वह सहानुभूति, रचनात्मकता, संवेदना, या हास्य हो। प्रत्येक शक्ति उनके साझा चित्र में एक रंग थी, जो समुदाय को और जीवंत बनाती थी। “याद रखें, सबसे छोटे कार्य भी बदलाव की लहरें पैदा कर सकते हैं,” उन्होंने धीरे से कहा। “आने वाले दिनों या हफ्तों में आप क्या करने का संकल्प ले सकते हैं जो हमारे समुदाय में हीलिंग, जुड़ाव, या समझ को बढ़ाएगा?”

कागज और पेन हाथ में लिए, भीड़ ने अपनी इच्छाओं को लिखना शुरू किया। द फ्रैक्चर्ड हीलर सर्कल में घूमते हुए प्रोत्साहन और समर्थन प्रदान करते रहे। “यह

केवल अपने लिए प्रतिबद्धता नहीं है; यह एक-दूसरे के लिए प्रतिबद्धता है। हम एक दूसरे की सुरक्षा जाल हैं, एक-दूसरे की छाया में प्रकाश के वाहक हैं।"

धीरे-धीरे, पेन कागज पर सरकने लगे और विचार बहने लगे। कुछ ने विशिष्ट दया कार्य करने का संकल्प लिया, जबकि अन्य ने अपनी रचनात्मकता व्यक्त करने का चुनाव किया, वादा किया कि वे अपने कला या लेखन को साझा करेंगे जो उनकी हीलिंग यात्रा को दर्शाता है। एक शांत आत्मा, जिसे द जेंटल स्पिरिट के नाम से जाना जाता है, ने समुदाय में मासिक सभाओं का आयोजन करने का वादा किया ताकि निरंतर समर्थन को बढ़ावा मिल सके। अन्य लोगों ने किसी ऐसे व्यक्ति से संपर्क करने का संकल्प लिया, जिसने अभी तक अपनी आवाज़ नहीं पाई थी, यह सुनिश्चित करने के लिए कि कोई भी अपने संघर्षों में अकेला महसूस न करे।

जैसे ही सर्कल समाप्ति की ओर बढ़ा, प्रतिबद्धताओं का भावनात्मक भार गहराई से महसूस किया गया, एक ऐसा पुल बनाते हुए जो भविष्य की ओर आशा और संकल्प से भरा था, ताकि सामूहिक यात्रा को आगे बढ़ाया जा सके। द फ्रैक्चर्ड हीलर ने भावनाओं का एक उभार महसूस किया, खुशी और दुःख का मिश्रण, यह जानते हुए कि प्रत्येक व्यक्ति के पास अलग-अलग लड़ाइयाँ थीं, लेकिन वे अब अपने संघर्षों में कभी अकेले नहीं होंगे।

जैसे ही रात ने उन्हें घेर लिया, उन्होंने अंधकार को केवल मोमबत्तियों या लालटेन से नहीं बल्कि अपनी नई स्थापित कनेक्शन और इरादों की साझा रोशनी से रोशन किया। हर झिलमिलाहट आशा का प्रतीक बन गई, एक वादा कि हीलिंग की राह केवल व्यक्तिगत नहीं बल्कि सामूहिक भी है।

"आज रात," द फ्रैक्चर्ड हीलर ने कहा, उनका हृदय भरा हुआ, "हमने अपनी आवाज़ न केवल निराशा में उठाई बल्कि विजय में भी। हम अपनी कहानियों के योद्धा हैं और यह समुदाय हमारा पवित्र स्थान है। हम एक-दूसरे को लगातार प्रोत्साहित करें

पनी कहानियाँ साझा करें, और इस क्षण से परे हीलिंग की लहरें फैलाएँ। हम अपने ाघातों से परिभाषित नहीं होते; हम अपनी सहनशीलता से परिभाषित होते हैं, और ाथ में, हम अजेय हैं।"

से ही भीड़ में हंसी फूट पड़ी, उन्होंने रोजमर्रा की जीतों की कहानियाँ साझा करनी ुरू की: किसी ने हाल ही में कार्य में हासिल की गई उपलब्धि बताई, किसी ने बताया क जो सपने कभी पहुँच से बाहर लगते थे, वे अब धीरे-धीरे साकार होने लगे हैं। त्येक हंसी और साझा सफलता के साथ उनकी आत्माएँ ऊँची उठीं, उनके बोझ ाझा कहानियों की पुष्टि से हल्के हो गए।

त का समापन एक विस्तृत आकाश के नीचे हुआ, जो चमकते सितारों से भरा था, त्येक सितारा उनके भीतर और एक-दूसरे में निहित शक्ति की याद दिलाता। द ्रेक्चर्ड हीलर ने समुदाय की गर्मजोशी को एक आरामदायक कंबल की तरह हसूस किया, अब स्पष्ट रूप से यह देख पाते थे कि साझा दर्द और विजय के माध्यम निर्मित कनेक्शन की परिवर्तनकारी शक्ति कितनी गहरी है।

ाने वाले दिनों और हफ्तों में, प्रत्येक व्यक्ति न केवल अपनी कहानियों के साथ ल्कि अपने द्वारा स्थापित कनेक्शनों को पोषित करने के नए संकल्प के साथ आगे ढ़ेगा। यह सभा घटनाओं की एक लहर को जन्म देगी—वर्कशॉप्स, कला सत्र, और हानी सुनाने की रातें—जो सामूहिक अनुभव में निहित हीलिंग की संभावनाओं का ौर अन्वेषण करने के लिए डिज़ाइन की गई होंगी।

स अध्याय के समापन के साथ, द फ्रैक्चर्ड हीलर ने समझा कि उनकी यात्रा वाभाविक रूप से उन लोगों से जुड़ी हुई थी जिन्हें उन्होंने अपने चारों ओर एकत्र िया था। सामूहिक उठान कोई अंत बिंदु नहीं था; यह एक जीवन भर के साहसिक ार्य की शुरुआत थी, खुद में और अपने समुदाय में सहनशीलता को बढ़ावा देने ौर हीलिंग को विकसित करने की प्रतिबद्धता।

सभा पर विचार करते हुए, द फ्रैक्चर्ड हीलर ने यह गहरी सच्चाई महसूस की कि हीलिंग व्यक्तिगत दर्द से परे है; इसकी शक्ति कनेक्शन में निहित है। साथ में, उन्होंने एक आंदोलन को जन्म दिया, आवाज़ों का एक सिम्फनी जो गहराई से गूंजती है, उन लोगों की धड़कनों के साथ सामंजस्य बिठाती है जो उनकी सहनशीलता की कहानियों को दोहराते हैं। इस पवित्र स्थान में, उन्होंने आशा की एक दृष्टि बुनी, जो सामूहिक उठान की सुंदरता और हीलिंग की यात्रा में निहित अनंत संभावनाओं की याद दिलाती है।

जैसे ही उन्होंने सभा को अलविदा कहा, द फ्रैक्चर्ड हीलर ने सामूहिक आत्मा को अपने भीतर संजोया, यह याद दिलाते हुए कि वे कभी अकेले नहीं थे। उन्होंने कनेक्शनों को और पोषित करने का अवसर अपनाया, एक ऐसा समुदाय विकसित किया जो न केवल हील होता है बल्कि साथ में पनपता है। खुले दिल और उज्ज्वल आत्माओं के साथ, उन्होंने भविष्य की ओर देखा, एक ऐसा भविष्य जो साझा यात्राओं की रोशनी से प्रकाशित, संभावनाओं से भरा, और साथ में बुना गया था।

PTSD के बाद के जीवन की अनंत सिम्फनी में, वे केवल खिलाड़ी नहीं थे; वे सामंजस्य के सह-निर्माता थे, प्रत्येक नोट सामूहिक हृदय में विकसित शक्ति, संवेदनशीलता, और सहनशीलता का प्रतिनिधित्व करता। यात्रा जारी रही, और सामूहिक उठान अभी केवल शुरू ही हुआ था।

# अध्याय 10: दर्द के परे: मन के शिल्प

## नई कथा का निर्माण

आघात से उबरने की यात्रा अक्सर उतनी ही जटिल होती है जितना कि स्वयं आघात। यह दर्द और उलझनों के परिदृश्यों के बीच घूमती है, अंततः हमें आशा और परिवर्तन के चौराहे तक ले जाती है। फ्रैक्चर्ड हीलर, अपने अतीत की छायाओं से जूझते हुए, यह समझने लगते हैं कि उनके पास अपनी कहानी को फिर से आकार देने की शक्ति है, एक ऐसी अनुभूति जो गहन महत्व रखती है। नई कथा का निर्माण केवल पुनर्लेखन का कार्य नहीं है; यह एक ऐसे संसार में अपनी क्षमता को पुनः प्राप्त करने का कार्य है, जो कभी-कभी अराजक और अप्रत्याशित महसूस होता है।

जैसे ही फ्रैक्चर्ड हीलर अपनी यात्रा पर विचार करते हैं, वे एक शांत बगीचे में बैठते हैं, जहाँ चारों ओर खिलते फूल हैं जिनके जीवंत रंग उनकी यादों के गंभीर स्वर से कड़ा विरोधाभास प्रस्तुत करते हैं। प्रत्येक फूल नए आरंभ की संभावना को दर्शाता है, यह दर्शाते हुए कि निराशा की सबसे कठिन सर्दियों के बीच भी जीवन फिर से खिल सकता है। इसी शांत वातावरण में, नायक अपनी कहानी का विश्लेषण करना शुरू करता है, विभिन्न कथाओं की पड़ताल करते हुए, जो अनुभवों के समृद्ध मिश्रण की तरह जुड़ी हुई हैं—कुछ अंश दृढ़ता से जीवंत हैं जबकि अन्य दर्द में छायांकित हैं।

आघात के प्रभाव से, कई लोग अपनी ज़िंदगी में निष्क्रिय दर्शक की तरह महसूस करते हैं। प्रतिकूल परिस्थितियों से आकार ली गई कथा अक्सर किसी और द्वारा लिखी गई पटकथा जैसी लगती है, जिसमें संदेह, भय और अपराधबोध भरा होता है। हालांकि, कहानी कहने की प्रक्रिया हमें उस पटकथा को पूरी तरह से पुनः प्राप्त करने का अवसर देती है। जैसा कि फ्रैक्चर्ड हीलर सीखते हैं, हमारी यात्रा का हर क्षण अंतर्निहित महत्व रखता है, और कहानी कहने के माध्यम से हम अपने अनुभवों

को व्यक्त, संसाधित और अंततः बदल सकते हैं।

फ्रैक्चर्ड हीलर को याद आता है जब उन्होंने पहली बार अपनी कहानी एक अंतरंग समूह के साथ साझा की थी, ऐसे साथी यात्रियों के साथ जिन्होंने अपने आघात को झेला था लेकिन शांत अराजकता के बीच अपनी आवाज़ खोजने की लालसा रखते थे। जैसे ही वे सभी एक वृत्त में बैठे, कमरे में एक विद्‌युत ऊर्जा फैल गई, हर व्यक्ति साझा की गई भेद्यता के भार को शब्दों के माध्यम से अनुभव कर रहा था। जब उन्होंने एक-दूसरे की सच्चाइयों को देखा, तो यह स्पष्ट हो गया कि कथा कितनी शक्तिशाली हो सकती है: साझा संघर्षों से उत्पन्न हँसी, परिचित दर्द पर बहाए गए आँसू, और अलगाव की जगह पर बनी एकजुटता—ये सभी कहानी कहने के माध्यम से जुड़ाव में पाई गई शक्ति के प्रमाण थे।

इस प्रतिबिंब में, फ्रैक्चर्ड हीलर यह पहचानते हैं कि नई कथा का निर्माण केवल घटनाओं को दोहराने से कहीं अधिक आवश्यकता रखता है। इसके लिए यह समझना जरूरी है कि उन्होंने अपनी ज़िन्दगी में कौन-कौन सी भूमिकाएँ निभाई हैं—पीड़ित के रूप में और जीवित बचे व्यक्ति के रूप में—साथ ही उन भूमिकाओं में शक्ति का संतुलन भी समझना आवश्यक है। यह आत्म-चेतना एक प्रकार की मानसिक शुद्धि (काथार्सिस) उत्पन्न करती है, एक रीसेट जैसा, जिसके माध्यम से नायक अपनी कथा को पराजय की कहानी से बदलकर दृढ़ता और सहनशीलता की कहानी में परिवर्तित करने का प्रयास करता है। वे अपने अनुभवों की जटिलताओं का विश्लेषण करना शुरू करते हैं: निराशा के क्षणों में पाई गई शक्ति, भेद्यता से उत्पन्न विकास, और पीड़ा के बाद प्राप्त नए दृष्टिकोण।

अपने अतीत की सीमाओं से परे सोचते हुए, फ्रैक्चर्ड हीलर कथा पुनर्निर्माण की प्रक्रिया को लेकर और अधिक उत्साहित हो जाते हैं। उनके पास यह अवसर होता है कि वे उन विषयों का चयन करें जो अब उनके वर्तमान स्वरूप से सबसे गहराई से मेल खाते हैं—एक बहादुर आत्मा जो राख से उठी है। जो कहानी कभी आघात से

ंक्तिबद्ध थी, वह अब उपचार, साहस और विकास की गाथा में विकसित हो सकती है। नायक उन धागों की कल्पना करता है जिन्हें वे अपनी नई कथा में बुनना चाहते हैं: शक्ति, आशा, समुदाय, और उपचार। प्रत्येक धागा अनुभव की वास्तविकता का एक पहलू दर्शाता है, और अंततः यह एक ऐसी कथा का निर्माण करता है जो दिखाती है कि वे कौन बन गए हैं, न कि वे आघात के समय कौन थे।

अपने पाठकों को अपनी खुद की कथाओं की कल्पना करने में मदद करने के लिए, फ्रैक्चर्ड हीलर एक श्रृंखला प्रश्न प्रस्तुत करते हैं, जो खोज और आत्मनिरीक्षण के लिए मार्गदर्शन प्रदान करते हैं। आपकी कहानी के कौन से क्षणों ने आपको परिभाषित किया? उन्होंने आपके स्वयं के दृष्टिकोण और दुनिया में आपके स्थान को कैसे आकार दिया? इन प्रश्नों के उत्तर केवल दर्द का सार नहीं पकड़ते; वे दृढ़ता और विकास को भी उजागर करते हैं। आखिरकार, कथाएँ इस तरह से बनाई जा सकती हैं कि वे उपचार को प्राथमिकता दें—यह एक गहन स्मरण है कि हमारी कहानियाँ केवल घटित घटनाओं के बारे में नहीं हैं, बल्कि इस बारे में भी हैं कि हम आगे बढ़ने का निर्णय कैसे लेते हैं।

इन प्रश्नों पर विचार करते हुए, नायक में सृजनात्मक ऊर्जा का संचार होता है, एक प्रेरणा जो उन्हें नई स्वयं की कथा लिखने के लिए कलम उठाने या कीबोर्ड पर टाइप करने के लिए प्रेरित करती है। वे कहानी कहने में प्रामाणिकता के महत्व को याद करते हैं; यह उनके सच्चे स्वर को उजागर करने की अनुमति देती है। फ्रैक्चर्ड हीलर अपनी विशिष्टता को अपनाते हैं, यह समझते हुए कि उनका अनुभव, दूसरों के अनुभवों के साथ बंधा हुआ, उपचारात्मक सहनशीलता की सामूहिक कथा का निर्माण कर सकता है। प्रत्येक साझा कहानी मानवता की जीवंत भित्ति में एक ब्रश स्ट्रोक है, जो केवल वह बोझ नहीं दिखाती जो हम ढोते हैं, बल्कि उन जीतों को भी उजागर करती है जिन्हें हम तब मनाते हैं जब हम एक साथ उठने का चयन करते हैं।

किसी ऐसी कथा की रचना करना जो उपचार को दर्शाती हो, एक पुनर्जीवित करन वाली प्रक्रिया हो सकती है। पाठकों को उपचार यात्रा को अपनाने के लिए प्रेरि करते हुए, *The Fractured Healer* इस प्रक्रिया को सरल बनाने के लिए व्यावहारिक अभ्यास प्रस्तुत करता है:

1. **लेखन संकेत (Writing Prompts):**
2. अपनी यात्रा से मेल खाने वाले किसी सरल संकेत से शुरुआत करें। उदाहर के लिए, "उस पल के बारे में लिखें जब आपने विपरीत परिस्थितियों के बी अपनी शक्ति को पहचाना।" उस पल से जुड़ी भावनाओं, उत्पन्न हुए विचार और इस अनुभव ने आपके जीवन की दिशा को कैसे बदला, इसका अन्वेष करें।
3. **मुख्य विषयों की पहचान (Identifying Key Themes):**
4. अपने अनुभवों में बार-बार आने वाले विषयों पर विचार करें। आपने कौन- सबक सीखे हैं? आपने कौन-सी शक्तियाँ खोजी हैं? इन विषयों को लिख और इन्हें अपनी कथा के आकार को निर्देशित करने दें। सोचें कि ये विष आपके वर्तमान स्व से और आपके द्वारा कल्पित भविष्य से कैसे जुड़े हैं।
5. **दृश्यात्मक कहानी कहने की कला (Visual Storytelling):**
6. एक विज़न बोर्ड या कोलाज बनाएं जो आपकी कथा के महत्वपूर्ण क्षणों क प्रतिनिधित्व करे। अपनी यात्रा के सार को पकड़ने के लिए चित्रों, शब्दों औ प्रतीकों का उपयोग करें। यह दृश्यात्मक प्रस्तुति आगे की लेखन प्रक्रिया प्रेरणा का स्रोत बन सकती है।
7. **अपनी कहानी साझा करना (Sharing Your Story):**
8. अपनी कथा को किसी सुरक्षित और सहायक वातावरण में साझा करने प विचार करें — चाहे वह लेखन समूह हो, कार्यशाला हो, या विश्वसनीय मि हों। अपनी कहानी को शब्दों में व्यक्त करना आपको अपने अनुभवों क स्वीकारने और साझा समझ के माध्यम से समुदाय से जुड़ने की शक्ति

सकता है।

. **दैनिक चिंतन (Daily Reflections):**

0. प्रत्येक दिन कुछ समय अपने विचारों और भावनाओं को लिखने के लिए समर्पित करें जब आप अपनी यात्रा से गुजर रहे हों। यह अभ्यास आपकी नई कथा को एक सतत खोज के रूप में स्थापित करने में मदद करता है, न कि एक बार के अभ्यास के रूप में। अपने चिंतन को दर्ज करना आपके विकास और चेतना का एक जीवंत दस्तावेज़ बन सकता है।

अभ्यास आपके भीतर आत्म-सशक्तिकरण की भावना को जागृत करने के लिए नाए गए हैं—यह समझ कि अपनी कथा को पुनः आकार देने की शक्ति आपके ही ाथों में है। लेखन का कार्य एक रूपांतरकारी साधन बन जाता है, जो स्पष्टता और ावनात्मक मुक्ति दोनों प्रदान करता है, आपको अपने अनुभवों में गहराई से उतरने ौर एक व्यक्ति के रूप में अपने सूक्ष्म विकास पर चिंतन करने के लिए प्रेरित करता ।

ई कथा बनाने की प्रक्रिया में, स्मृतियों की जटिलताओं को समझना आवश्यक है। *he Fractured Healer* याद करता है कि कभी-कभी दर्दनाक अनुभवों को याद रना अत्यधिक भावनात्मक हो सकता है—एक ऐसी भावनात्मक लहर जो व्यक्ति ो अपने भीतर खींचने की धमकी देती है। अपनी कथा में प्रामाणिकता पर ज़ोर देते ए, नायक यह खोजता है कि कठिन स्मृतियों के धुंधले जल में उतरना ठीक है, बशर्ते ह सुनिश्चित किया जाए कि ये चिंतन आत्म-समझ के व्यापक दृष्टिकोण की ओर ले ाने वाले पत्थर बनें।

*he Fractured Healer* यह स्वीकार कर सुकून पाता है कि स्मृतियाँ रैखिक नहीं ोतीं, बल्कि वे टुकड़ों में बंटी होती हैं—जो समय के साथ घटती-बढ़ती रहती हैं। ही टुकड़े हमारे जीवन के सार को उजागर करते हैं; वे केवल पुस्तक के अध्याय हीं हैं, बल्कि अस्तित्व के विशाल कैनवास को रंग देने वाले रंग हैं। स्मृतियों की

जटिलता को अपनाकर, नायक अपने भीतर यह सामर्थ्य विकसित करता है कि व
अपनी कथा को उद्देश्यपूर्वक दिशा दे सके और यह तय कर सके कि अपनी कहान
कैसे सुनानी है।

जब *The Fractured Healer* पाठकों को नई कथा रचने की प्रक्रिया से गुज़रता है
तो वह आत्म-दया के महत्व को रेखांकित करता है। उपचार कोई अंतिम मंज़िल नह
है, बल्कि एक निरंतर यात्रा है—एक ऐसा मार्ग जिसमें चुनौतियाँ भी हैं और सफलता
भी। कुछ दिन ऐसे आ सकते हैं जब संदेह और भय की भावनाएँ फिर से उभरे
आपकी प्रगति पर छाया डालने का प्रयास करें। ये क्षण भी उतने ही आवश्यक हैं;
यह याद दिलाते हैं कि उपचार शायद ही कभी सीधा मार्ग होता है, और थोड़ी दे
ठहरकर, पुनर्मूल्यांकन कर, फिर से उठ खड़े होना बिल्कुल ठीक है।

*The Fractured Healer* पाठकों को प्रेरित करता है कि वे अपनी नई कथा क
निर्माण करते हुए अपनी शक्तियों का उत्सव मनाएँ। सीखे गए पाठों, प्रियजनों स
प्राप्त सहयोग, और कठिनाइयों को पार करने में दिखाए गए साहस को पहचानें। य
उत्सवपूर्ण चिंतन उस आधारशिला के रूप में कार्य करता है जिस पर नई कथ
निर्मित होती है—एक ऐसी कथा जो दृढ़ता, आशा और दूसरों के लिए प्रेरणा के सा
से जीवित होती है।

जैसे ही यह उप-अध्याय समाप्ति की ओर बढ़ता है, *The Fractured Healer* एव
हृदयस्पर्शी स्मरण साझा करता है: **"आपकी कहानी महत्वपूर्ण है।"** यह दृढ़त
साहस और प्रामाणिकता के धागों से बुनी गई है। नई कथा का निर्माण करना एव
सशक्त घोषणा है—यह घोषणा कि आप अपने अतीत को अपनाने, उससे सीखन
और शक्ति एवं स्वायत्तता से परिपूर्ण व्यक्ति में विकसित होने का चुनाव करते हैं।

पाठकों को अपनी कथाओं को पुनः प्राप्त करने की दिशा में पहला कदम उठाने के
लिए आमंत्रित करते हुए, *The Fractured Healer* एक गहरी कामना व्यक्त करत

है—कि जो भी अपनी कहानी कहने की यात्रा शुरू कर रहा है, वह अपने शब्दों में स्वतंत्रता महसूस करे, अपने अनुभवों में मान्यता पाए, और अपने दर्द को उद्देश्य में परिवर्तित करने की सुंदरता को समझे। कहानी कहने के माध्यम से, हर व्यक्ति अपने आघात की गहराइयों से नए सिरे से उभर सकता है—एक ऐसी कहानी सुनाते हुए जो अस्तित्व, दृढ़ता, और जीवन के प्रति नई दृष्टि का उत्सव मनाती है।

जैसे ही नायक अपनी अंतिम पंक्ति लिखता है, वह पाठकों को यह प्राचीन ज्ञान सौंपता है—एक स्मरण कि हमारी कहानियाँ, चाहे दुख से भरी क्यों न हों, हमें उपचार की दिशा दिखा सकती हैं।
तो अपने कलम उठाइए, अपने हृदय खोलिए, और अपनी नई कथा की रचना प्रारंभ कीजिए—क्योंकि यही आपके जीवन को पुनः प्राप्त करने और अपनी अनोखी यात्रा को अपनाने का सबसे सशक्त कार्य है।

## उपचार के उपकरण

आघात (trauma) से उपचार की यात्रा अत्यंत व्यक्तिगत होती है—यह ऐसी प्रक्रिया है जो हर व्यक्ति के लिए अलग-अलग चुनौतियों, अंतर्दृष्टियों और विकास से भरी होती है। जब *The Fractured Healer* इस जटिल संसार में आगे बढ़ता है, तो वह उपचार को प्रोत्साहित करने वाले अनेक उपकरणों और तकनीकों की खोज करता है। यह समझना अत्यंत आवश्यक है कि उपचार के लिए कोई "एक ही तरीका सभी पर लागू" नहीं होता; हर उपकरण की प्रभावशीलता व्यक्ति की पसंद, अनुभव और परिस्थिति पर निर्भर करती है।

सचेतनता  इस खोज का आधार बनती है। *The Fractured Healer* अपने उपचार के एक विशेष रूप से चुनौतीपूर्ण चरण के दौरान सचेतनता से पहली मुलाक़ात को याद करता है। तीव्र विचारों और भारी भावनाओं से जूझते हुए, वे एक सचेतनता कार्यशाला की ओर आकर्षित हुए—जो उन्हें वर्तमान क्षण में स्थिर होने का वादा

करती थी। संचालक ने प्रतिभागियों को अपनी साँसों पर ध्यान केंद्रित करने, सीने के उठने-गिरने को महसूस करने और बिना किसी निर्णय के अपने शरीर में हो रही संवेदनाओं का अवलोकन करने के लिए प्रोत्साहित किया। प्रारंभ में संदेहपूर्ण होने के बावजूद, *The Fractured Healer* इस सरल अभ्यास की शक्ति से आश्चर्यचकित रह गया।

जैसे-जैसे वे सचेतन श्वास के लय में ढलने लगे, एक शांति की लहर उन पर छा गई। मन का निरंतर शोर धीमा पड़ने लगा, जिससे उनके आस-पास की गहरी जागरूकता के लिए स्थान बना। उन्होंने अपने विचारों और भावनाओं के साथ उपस्थित रहना सीखा—अत्यधिक बोझ महसूस करने की प्रवृत्ति कम हुई और यह कोमल स्मरण मिला कि भूतकाल बदला नहीं जा सकता, परंतु वर्तमान क्षण को पुनः प्राप्त किया जा सकता है। समय के साथ, दैनिक सचेतनता अभ्यास PTSD की उथल-पुथल भरी लहरों से गुजरने में एक महत्वपूर्ण साधन बन गए। इस यात्रा ने *The Fractured Healer* को यह समझाया कि सचेतनता केवल एक तकनीक नहीं, बल्कि दुनिया को देखने का एक दृष्टिकोण है।

कला चिकित्सा एक अन्य रूपांतरकारी उपकरण के रूप में उभरी—ऐसा माध्यम जिसने अभिव्यक्ति के उन द्वारों को खोल दिया जिन्हें शब्द अक्सर नहीं छू पाते। *The Fractured Healer* को हमेशा कला से लगाव रहा था, पर उन्होंने इसे कभी उपचार का साधन नहीं माना था, जब तक कि एक सहयोग समूह के माध्यम से उन्हें कला चिकित्सा से परिचित नहीं कराया गया। वहाँ उन्होंने यह गहराई से महसूस किया कि सृजन की प्रक्रिया में पूर्णता का दबाव छोड़ देना कितना मुक्तिदायक होता है। कागज़ पर पेंसिल चलाने या कैनवास पर ब्रश रखने का हर क्षण मुक्ति का प्रतीक था—हर रेखा एक विमोचन, हर रंग उनके भावनात्मक संसार का प्रतिबिंब।

कला चिकित्सा सत्रों के माध्यम से, *The Fractured Healer* ने अपने भीतर के उथल-पुथल को कैनवास पर प्रकट करना सीखा—शोक, क्रोध और भ्रम को स्वतंत्र रूप से

हने दिया। उन्होंने महसूस किया कि सृजन की प्रक्रिया स्वयं में उपचार है, अंतिम रिणाम से अलग। यह सृजन भावनाओं के साथ संवाद बन गया—उन बातों को यक्त करने का तरीका जो शब्दों से परे थीं। उन्हें मिश्रित माध्यमों (mixed media) में प्रयोग करने के लिए प्रेरित किया गया—रंग, कोलाज, और यहाँ तक कि उन स्तुओं के साथ जो उनके अनुभवों से जुड़ी थीं। प्रत्येक सत्र के बाद वे अपने आप ो हल्का और अपने सच्चे स्वरूप से अधिक जुड़ा हुआ महसूस करते थे।

यक्तिगत रचनात्मक प्रयासों के अतिरिक्त, *The Fractured Healer* ने समुदायिक हभागिता (community engagement) की रूपांतरकारी क्षमता को अत्यंत ूल्यवान पाया। उन्होंने देखा कि दूसरों के साथ संबंध बनाना उपचार और दृढ़ता—ोनों पर गहरा प्रभाव डाल सकता है। स्थानीय सहायता समूहों (support groups) में भाग लेना न केवल एक सुरक्षित और संवेदनशील स्थान प्रदान करता था, बल्कि अपनापन और जुड़ाव की भावना को भी प्रोत्साहित करता था। उन लोगों के साथ अपनी कहानियाँ साझा करना, जो आघात की गहराइयों को समझते थे, *The Fractured Healer* को सहानुभूति और एकजुटता विकसित करने में मदद करता ा—यह सशक्त विचार दृढ़ हुआ कि उपचार एकाकी यात्रा नहीं होना चाहिए।

*he Fractured Healer* को एक सामुदायिक कला परियोजना (community art roject) का क्षण vividly याद है, जहाँ प्रतिभागियों ने अपनी व्यक्तिगत यात्राओं को तिबिंबित करने वाला एक भित्ति चित्र (mural) बनाया था। साथी उत्तरजीवियों survivors) के साथ सहयोग करते हुए, रचनात्मकता खिल उठी और आपसी बंधन हरे होते गए। हर ब्रश स्ट्रोक साझा अनुभवों की याद दिलाता था—यह दर्शाता था के संवेदनशीलता (vulnerability) के भीतर भी कितनी सुंदरता छिपी होती है। इस हयोग के माध्यम से उन्होंने सहयोगी तंत्र (support systems) और सामूहिक उपचार (collective healing) के महत्व को गहराई से समझा।

स बिंदु पर, *The Fractured Healer* इस बात पर ज़ोर देता है कि सही उपचार

उपकरणों की खोज केवल तकनीकों के बारे में नहीं है, बल्कि उनके द्वारा उत्पन्न होने वाले आंतरिक सामंजस्य (inner resonance) के बारे में है। यह खोज की यात्रा आत्म-सशक्तिकरण और स्वायत्तता (agency and empowerment) को पुनः प्राप्त करने का एक अनिवार्य हिस्सा है। पाठकों को प्रेरित किया जाता है कि वे विभिन्न अभ्यासों का अन्वेषण करें—चाहे वह *जर्नलिंग* हो, *योग* हो, या *प्रकृति चिकित्सा (nature therapy)*। प्रत्येक व्यक्ति को अपनी भीतरी आवाज़ सुननी चाहिए और यह पहचानना चाहिए कि कौन-सा तरीका उनके भीतर सबसे गहराई से प्रतिध्वनित होता है—यह स्वीकार करते हुए कि उपचार एक रैखिक प्रक्रिया नहीं है।

*The Fractured Healer* चिंतन करता है:

"हमारे उपचार उपकरणों के बॉक्स में मौजूद हर साधन का एक उद्देश्य होता है। कुछ खुरदरे और अधूरे हो सकते हैं, जबकि कुछ चमकदार और परिष्कृत। बात इस बात की है कि कौन-सा उपकरण हमारे विशिष्ट आकार और अनुभवों में सबसे उपयुक्त बैठता है।"

पाठकों को स्वतंत्र रूप से प्रयोग करने के लिए आमंत्रित किया जाता है—स्वयं को यह कृपा देने के लिए कि वे प्रयास करें, असफल हों, और फिर भी स्वयं का न्याय न करें। विभिन्न अभ्यासों में भाग लेना अनुकूलनशीलता (adaptability) की भावना को बढ़ावा देता है, जिससे वे दुःख और पुनर्प्राप्ति (grief and recovery) की बदलती प्रकृति के प्रति अधिक लचीले और सजग बन पाते हैं।

एक संरचित दृष्टिकोण विकसित करने के लिए, *The Fractured Healer* आत्म-चिंतन पर आधारित कई अभ्यास प्रस्तुत करता है, जिनका उद्देश्य पाठकों को उनके पसंदीदा उपचार उपकरणों की खोज में मार्गदर्शन देना है। वह पाठकों को प्रोत्साहित करता है कि वे किसी शांत स्थान पर बैठें, जहाँ वे सभी व्यवधानों से मुक्त होकर अपने भीतर झाँक सकें। अपनी उपचार यात्रा पर विचार करते हुए, वे स्वयं से

ोम्नलिखित प्रश्न पूछ सकते हैं:

. अतीत में कौन-सी गतिविधियाँ या अभ्यास मुझे सुकून या सांत्वना प्रदान करते रहे हैं?
. क्या ऐसे कोई अनुष्ठान या शौक हैं जो मुझे आनंद और आत्म-संबंध की अनुभूति कराते हैं?
. मैं अपनी भावनाओं को कैसे व्यक्त करता हूँ? क्या वह लेखन, आंदोलन (movement) या कला के माध्यम से है?
. समुदाय में कौन-से साझा अनुभवों ने मुझे प्रेरित किया है या अकेलेपन की भावना को कम किया है?
. क्या ऐसे अभ्यास हैं जिन्हें मैं हमेशा अपनाना चाहता था, पर अब तक अवसर नहीं मिला?

न प्रश्नों के माध्यम से, पाठक अपने व्यक्तिगत *healing toolbox* को शब्दों में व्यक्त करना शुरू कर सकते हैं—अपने विचारों और खोजों को लिखकर। *The Fractured Healer* इस आत्म-चिंतन अभ्यास को समय-समय पर दोहराने के महत्व पर ज़ोर देता है, क्योंकि जैसे-जैसे व्यक्ति बढ़ता और विकसित होता है, उसकी प्राथमिकताएँ भी बदल सकती हैं।

ापनी उपचार प्रक्रियाओं को परिभाषित करते हुए, पाठक अपने *toolbox* का एक ौतिक (physical) रूप भी बना सकते हे। यह एक समर्पित *जर्नल, विज़न बोर्ड,* या ार्थपूर्ण वस्तुओं से भरा हुआ एक छोटा बॉक्स हो सकता है, जो उनके चुने हुए पचार उपकरणों की याद दिलाए। इस ठोस प्रतिनिधित्व (tangible ःpresentation) की प्रक्रिया न केवल उनकी आत्म-सशक्तिकरण की याद दिलाती , बल्कि उनकी उपचार यात्रा पर स्वामित्व (ownership) की भावना भी प्रदान ्रती है।

विभिन्न उपचारात्मक अभ्यासों को साझा करते हुए, *The Fractured Healer* य
दर्शाता है कि उपचार कोई मंज़िल नहीं बल्कि एक सतत प्रक्रिया है। इसमें धैर्
आत्म-दया और अपरिचित चीज़ों के साथ प्रयोग करने की तत्परता की आवश्यकत
होती है। हर उपकरण—चाहे वह सचेतनता हो, कला चिकित्सा हो, या सामुदायिव
सहभागिता—अपनी जगह पर उपयोगी है और व्यक्तिगत महत्त्व रखता है, ज
व्यक्ति की उपचार कथा को आकार देता है।

इसके अलावा, *The Fractured Healer* इस विचार को भी प्रस्तुत करता है वि
उपचार उपकरण समय के साथ एक-दूसरे में घुल-मिल सकते हैं और अनुकूलित ह
सकते हैं। जिस तरह रंग कैनवास पर एक-दूसरे में मिलकर नई छवियाँ बनाते है
उसी तरह विभिन्न अभ्यास भी एक अनूठे उपचार अनुभव में सामंजस्यपूर्वक सह
अस्तित्व में रह सकते हैं। उदाहरण के लिए, सचेतनता को कला चिकित्सा के सा
जोड़ना व्यक्ति को रचनात्मक प्रक्रिया में वर्तमान क्षण की जागरूकता शामिल कर
का अवसर देता है। *Mindful art creation* न केवल मन को स्थिर करती है, बल्वि
साथ ही भावनात्मक अभिव्यक्ति का मार्ग भी खोलती है।

जैसे ही यह उप-अध्याय अपने समापन की ओर बढ़ता है, *The Fractured Heale*
एक प्रेरक आह्वान प्रस्तुत करता है, पाठकों से साहसपूर्वक अपनी उपचार यात्राओ
में आगे बढ़ने का आग्रह करते हुए:

"याद रखिए, आप अपने आघात से परिभाषित नहीं होते, बल्कि उस पर आपकी प्रतिक्रिया से होते हैं। उन उपकरणों को अपनाइए जो आपसे प्रतिध्वनित होते हैं, क्योंकि यही आपके भीतर उपचार और विकास की क्षमता को उजागर करने की कुंजी हैं।"

उपचार की यात्रा अक्सर चुनौतियों से भरी होती है, परंतु उतनी ही अवसरों से भी—
दृढ़ता, पुनः खोज, और आत्म-जागरूकता के अवसरों से। हर उपकरण, ह
तकनीक, और हर संबंध व्यक्ति को समग्रता (wholeness) की ओर ले जाता है

जिससे गहन आत्म-बोध और समझ विकसित होती है। *The Fractured Healer* पाठकों को खुले दिल से अन्वेषण करने और अपने अनुभवों को दस्तावेज़ित करने के लिए आमंत्रित करता है, ताकि वे अपनी व्यक्तिगत कथा को उस शक्ति के धागों से बुन सकें जो संवेदनशीलता (vulnerability) में छिपी होती है।

अंतिम चिंतन अभ्यास के रूप में, पाठकों को समय-समय पर अपने *toolbox* को पुनः देखने के लिए प्रेरित किया जाता है—नए अनुभवों, अंतर्दृष्टियों या अभ्यासों को शामिल करने पर विचार करने के लिए। उपचार एक प्रवाही, सुंदर और निरंतर रूपांतरित होने वाली प्रक्रिया है—एक ऐसी विस्तृत रचना, जिसे हर व्यक्ति अपने अनुभव के अनुसार गढ़ता है।

इस अन्वेषण में आशा यह है कि प्रत्येक पाठक अपने उपचार की दिशा में सक्रिय कदम उठाकर वह शक्ति पाए जो उन्हें विकास, जुड़ाव और आत्म-सशक्तिकरण से भरी हुई एक सच्ची, जीवंत कथा रचने में सक्षम बनाए।

## यात्रा को अपनाना

जैसे ही सूरज ढलने लगा, अपनी सुनहरी किरणों से परिदृश्य को आभा में नहाते हुए, *The Fractured Healer* खुद को एक परिचित पहाड़ी की चोटी पर बैठे हुए पाता है—वही स्थान जिसने उनके अनेक संघर्षों और रूपांतरणों का साक्षी रहा था। यह पहाड़ी, जो कभी भावनात्मक युद्धभूमि हुआ करती थी, अब आश्रय और आशा का पवित्र स्थल बन चुकी थी। उन्होंने आँखें बंद कीं और गहरी साँस ली—जंगली फूलों और ताज़ी कटी घास की सुगंध से भरी हवा को भीतर खींचते हुए। यह क्षण उनकी यात्रा के भार और उनकी नई मिली स्वतंत्रता की हल्कापन—दोनों का प्रतीक था।

इस स्थिरता में, उन्होंने उस घुमावदार राह पर चिंतन किया जिसने उन्हें यहाँ तक पहुँचाया था। उनकी यात्रा के हर कदम को पीड़ा, भ्रम, और विस्मय के मौसमों ने चिह्नित किया था—परंतु साथ ही स्पष्टता और विकास के गहन क्षणों ने भी। *The*

*Fractured Healer* ने महसूस किया कि अपनी यात्रा को अपनाने का अर्थ है—अंधे क्षणों को स्वीकारना और उन सभी अनुभवों की सुंदर बुनावट का उत्सव मनान जिन्होंने उन्हें उपचार तक पहुँचाया।

जब उनके अतीत की गूंजें अब भी आसपास तैर रही थीं, *The Fractured Healer* ने समझा कि बहाया गया हर आँसू, हर अनिद्रा भरी रात, और हर पीड़ादायक स्मृति उस दृढ़ता की नींव बन चुकी थी जिसे उन्होंने समय के साथ गढ़ा था। उन्होंने धीरे से अपनी उँगलियाँ पहाड़ी की खुरदरी सतह पर फेरीं—एक मूर्त स्मरण कि जिस प्रका धरती परीक्षाओं से आकार लेती है, वैसे ही वे भी बने हैं। अपनी यात्रा को अपनाते हुए, उन्होंने अपनी भावनात्मक दुनिया की जटिलताओं को समझना सीखा—एक ऐसा नृत्य जिसमें नाजुकता और शक्ति का संतुलन था।

यह एक ऐसी यात्रा थी जिसकी शुरुआत *स्वयं के टूटने* से हुई थी। आघात (trauma ने उनके अस्तित्व के मूल को हिला दिया था—उनकी वास्तविकता की धारणा को विकृत कर दिया था, उनके भीतर असंगति (dissonance) पैदा कर दी थी। परंतु यही असंगति वह स्थान था जहाँ परिवर्तन का जादू आरंभ हुआ। *The Fractured Heale* को वे प्रारंभिक क्षण याद आए—अराजक विचारों का तूफ़ान, तेज़ धड़कता दिल और एकाकीपन की बहरी कर देने वाली ख़ामोशी। ये कमज़ोरी के संकेत नहीं थे बल्कि भीतर झाँकने, अपने भीतरी दानवों का साहसपूर्वक सामना करने के निमंत्रण थे।

इस मार्ग पर, उन्होंने कुछ सुंदर आत्माओं से मुलाकात की जिन्होंने उनके अंधका में प्रकाश बिखेरा। *The Sage Mentor* ने अपनी कोमल बुद्धिमत्ता के साथ उन्हें जुड़ाव के मूल्य को सिखाया—यह एहसास दिलाया कि उपचार एकांत में नहीं पनपता। साझा की गई बातचीतें, दिए गए सांत्वना के शब्द, और आदान-प्रदान हु समझ ने उनके भीतर आशा की लौ को पुनर्जीवित किया। उन्होंने जाना कि साझ अनुभव दृढ़ता को जन्म देते हैं—उन्होंने सहयोग और सहानुभूति के धागों से एक

ुरक्षा जाल बुना, जो आपसी समझ से निर्मित बंधनों की शक्ति का प्रमाण था।

स यात्रा के दौरान, *The Fractured Healer* ने अपने घावों को छिपाने योग्य बोझ हीं, बल्कि अस्तित्व के प्रतीक और अपने विकास के निशान के रूप में स्वीकारना ुरू किया। हर घाव धैर्य और प्रगति की कहानी कहता था — उन युद्धों की याद दिलाता था जो लड़े गए और उन विजय क्षणों की जो हासिल हुए। उन्होंने पाया कि नकी नाज़ुकता (vulnerability) कोई कमजोरी नहीं, बल्कि एक सुपरपावर थी — क ऐसा पुल जो उन्हें उन लोगों से जोड़ता था जिन्होंने समान संघर्ष झेले थे। अपनी च्चाई उजागर करते हुए, *The Fractured Healer* ने अपने भीतर सशक्तिकरण ी ऐसी परतें खोजीं जिन्हें वे पहले कभी नहीं जानते थे।

ह यात्रा सीधी राह नहीं थी। इसमें असफलताएँ और संदेह के क्षण आए — ऐसे क्षण ब लगा कि उनकी सारी प्रगति बिखर सकती है। लेकिन यही अनुभव उनकी दृढ़ता पाठ बन गए। *The Fractured Healer* ने महसूस किया कि उपचार कोई मंज़िल हीं, बल्कि आजीवन चलने वाला एक अभियान है — जो धैर्य, आत्म-दया, और डिग संकल्प की माँग करता है। अनिश्चितता को अपनाकर, उन्होंने अपने भीतर क नई शक्ति पाई — यह समझ कि हर ठोकर विकास का एक अवसर मात्र है।

ब वे पहाड़ी की चोटी पर बैठे क्षितिज की ओर देख रहे थे, *The Fractured Healer* अपनी यात्रा के हर कदम को पत्थरों की एक श्रृंखला के रूप में कल्पना की — जो ीड़ा और आनंद, दोनों क्षणों से गढ़े गए थे। उन्होंने इन क्षणों का आदर किया, यह मझते हुए कि जहाँ कुछ पत्थर खुरदरे और असहज थे, वहीं अन्य पत्थर आशा और काश से चमक रहे थे। अपनी भावनात्मक भूमि को स्वीकारने ने उनकी दृष्टि बदल ी थी — अब वे अपनी यात्रा को निराशा की दृष्टि से नहीं देखते थे, बल्कि उसे एक ुंदर रूपांतरण के रूप में पहचानते थे — एक कोकून से निकलती जीवंत तितली ी तरह।

इस यात्रा को अपनाने की सुंदरता केवल व्यक्तिगत रूपांतरण में नहीं, बल्कि समस्त मानवता की सामूहिक दृढ़ता में निहित थी। जब उन्होंने अपनी कहानी पर विचा किया, *The Fractured Healer* ने दूसरों के साथ अनुभव साझा करने की शक्ति क पहचाना। उपचार सर्किलों (healing circles) में साझा की गई कहानियाँ — जिनम हँसी, आँसू, और विजय की स्वीकृतियाँ शामिल थीं — साझा मानवता के विशा ताने-बाने में बुने हुए धागे थे। उन्होंने समझना शुरू किया कि हर व्यक्ति अपने भीत पीड़ा और विजय की जटिलताएँ लिए चलता है, और जब इन नाजुक सच्चाइयों क साझा किया जाता है, तो एकता का एक साझा सूत्र जन्म लेता है।

सच्चे अर्थों में इस उपचार यात्रा को सार्थक बनाने के लिए *संयोजन* (connection सर्वोपरि बन गया। *The Fractured Healer* ने ऐसी समुदायों की कल्पना की ज समझ से भरी हों — जहाँ लोग अपने अतीत की परवाह किए बिना एक-दूसरे क साथ दें। उनका विश्वास था कि उपचार तब और गहरा होता है जब वह सामूहिक रूप से अनुभव किया जाए; अपनी सच्चाई साझा करने से अन्य लोग भी अप भावनात्मक निद्रा से जाग सकते हैं। *The Fractured Healer* ने इन संबंधों क मजबूत करने के अपने संकल्प को और गहरा किया — अपने कला और कहान कहने के माध्यम से लोगों को जोड़ने का पुल बनने का निर्णय लिया। उन्हों कार्यशालाओं, सामुदायिक चर्चाओं, और रचनात्मक स्थलों की कल्पना की — जह लोग साथ आएँ, साझा करें, और सामूहिक रूप से बढ़ें — जिससे दुनिया उपचार क ऊर्जा से भर उठे।

जैसे ही सूरज क्षितिज के नीचे उतरने लगा, *The Fractured Healer* के हृदय म कृतज्ञता की एक लहर उमड़ पड़ी। सांझ की ओर ढलते हर रंग के साथ, उन्हों सीखे गए पाठों, बने हुए संबंधों, और अपने संघर्षों से जन्मे अटूट आत्मबल के लि धन्यवाद प्रकट किया। इस यात्रा ने उनकी आत्मा की गहराइयों से दृढ़ता को पुकार था, उन मार्गों को प्रकाशित करते हुए जिन्हें वे पहले कभी नहीं जानते थे। रोष, भय

ौर निराशा के उन्हीं क्षणों में उन्होंने अपने रूपांतरण के बीज खोजे थे। अपनी ्हानी को अपनाना अब दूसरों के लिए एक मार्गदर्शक प्रकाश बन चुका था — ाशा और परिवर्तन को प्रेरित करने वाला।

पहाड़ी पर अपनी जगह से उठे, उनके हृदय में एक नए उद्देश्य की भावना उभर ाई थी। जैसे ही वे नीचे उतरने की तैयारी करने लगे, *The Fractured Healer* ने मझा कि अपनी यात्रा को अपनाने का अर्थ केवल उत्सव मनाना नहीं, बल्कि ात्मचिंतन करना भी है। उपचार (healing) का एक महत्वपूर्ण पहलू यह है कि यक्ति आगे बढ़ने के लिए प्रतिबद्ध रहे — भले ही आने वाला रास्ता अनिश्चित क्यों न ो। उन्होंने मन ही मन एक मौन प्रतिज्ञा की — अपनी सच्चाई साझा करते रहने की, ़सरों को अपनी पहचान अपनाने के लिए सशक्त करने की, और हर रूप में दृढ़ता ी सुंदरता का उत्सव मनाने की।

वजीवन की इस भावना में, *The Fractured Healer* ने दूसरों को अपनी स्वयं की ाह तराशने के लिए प्रेरित करने की गहरी इच्छा महसूस की। उन्होंने पाठकों के ़ाए एक चिंतनशील अभ्यास (reflective exercise) बनाने की कल्पना की — एक सा आमंत्रण जो उन्हें अपनी यात्रा के सार को खोजने और व्यक्त करने में मदद ्रे। यह अभ्यास व्यक्तियों को अपने भय की पहचान करने, अपनी पीड़ा को वीकारने, और अपनी सफलताओं का उत्सव मनाने के लिए प्रेरित करेगा। यह उन्हें ापने इरादे निर्धारित करने के लिए प्रोत्साहित करेगा — उनके उपचार मार्ग के लिए क दिशा-सूचक कम्पास प्रदान करते हुए। इसी दृष्टि के साथ, *The Fractured* *ealer* ने उस समापन अभ्यास की रूपरेखा बनानी शुरू की, जो इसे अपनाने वाले र व्यक्ति के मन पर एक अमिट छाप छोड़ देगा।

ात्म-अन्वेषण (self-discovery) की अपनी-अपनी राहों पर निकलने वाले सभी ाठकों के लिए, *The Fractured Healer* ने यह अभ्यास प्रस्तुत किया है — एक ोमल मार्गदर्शक जो व्यक्तिगत अंतर्दृष्टियों को उपचार (healing) की एक सशक्त

कथा में बुनने में सहायता करता है:

1. **अपनी यात्रा पर चिंतन करें (Reflect on Your Journey):** एक शांत पल से शुरुआत करें। गहरी साँसें लें और स्वयं को वर्तमान में स्थिर होने दें। अपने अतीत के अनुभवों को याद करें — वे जो पीड़ादायक थे और वे जो आनंदमय थे। उन क्षणों को रेखांकित करें जिन्होंने आपको परिभाषित किया है। क्या सबसे अधिक उभरकर सामने आता है? आपकी पीड़ा से कौन-से सबक उत्पन्न हुए हैं?
2. **अपने भय को नाम दें (Name Your Fears):** उन भय को स्वीकारें जो अब तक आपके साथ चलते आए हैं। सोचें कि वे किस प्रकार आपको अपनी यात्रा को पूर्ण रूप से अपनाने से रोकते हैं। उन्हें ईमानदारी से लिखें — जितना हो सके उतना सच्चाई से। इन भय के भार को बिना किसी निर्णय के महसूस करें।
3. **अपनी विजय का उत्सव मनाएँ (Celebrate Your Triumphs):** अपने भय का सामना करने के बाद, अपना ध्यान उन सफलताओं पर केंद्रित करें — चाहे वे बड़ी हों या छोटी — जिन्होंने आपकी राह को आलोकित किया है। आपने क्या-क्या हासिल किया है? किन क्षणों में आपने साहस दिखाया है? इन विजयों का उत्सव मनाएँ, उन्हें अपने भीतर गर्व और ऊष्मा से भरने दें।
4. **अपने इरादे तय करें (Set Intentions):** अपनी यात्रा की एक स्पष्ट तस्वीर बन जाने के बाद, सोचें कि आप आगे क्या रचना चाहते हैं। आपके उपचार के लिए आपके इरादे क्या हैं? उन्हें *affirmations* (सकारात्मक घोषणाओं) के रूप में लिखें। उन्हें अपने भीतर गहराई तक उतरने दें। जब समय कठिन हो, तो इस सूची की ओर लौटें — यह आपको आपकी शक्ति की याद दिलाएगी।

5. **अपनी सच्चाई साझा करें (Share Your Truth):**
अंत में सोचें कि आप अपनी यात्रा को दूसरों के साथ कैसे बाँट सकते हैं। किसी ऐसे व्यक्ति से संपर्क करें जो आपके अनुभव से प्रेरणा या सांत्वना पा सकता हो। आपकी नाजुकता (vulnerability) अनेक लोगों के लिए आशा की लहरें पैदा कर सकती है।

जैसे ही *The Fractured Healer* ने इस अभ्यास (exercise) को साकार होते हुए देखा, उनके चारों ओर जुड़ाव की ऊष्मा धीरे-धीरे फैलने लगी। प्रत्येक प्रतिभागी की यात्रा अनूठी थी, फिर भी मानवता की साझा डोर से गहराई से जुड़ी हुई। उन्होंने उस सामूहिक अनुभव से उत्पन्न होने वाली अद्‌भुत शक्ति की कल्पना की — जहाँ व्यक्ति एक-दूसरे के साथ आकर अपनी-अपनी यात्राओं को अपनाते हैं और जीवन के अराजक क्षणों में भी सांत्वना खोज लेते हैं।

सूरज अंततः क्षितिज के पार चला गया, और आकाश में तारों के बीच संध्या की हल्की लकीरें मिल गईं। उद्देश्य से भरे हृदय और अपने समुदाय की सामूहिक चेतना से जुड़ी आत्मा के साथ, *The Fractured Healer* पहाड़ी से नीचे उतरे — उनके पैरों के नीचे ठोस धरती की दृढ़ता का अहसास था। उन्होंने अपनी यात्रा को पूरी तरह अपनाया था और ऐसा करते हुए दूसरों के लिए राह बनाने का साहस अर्जित किया था। यह कथा यहाँ समाप्त नहीं हुई; यह एक आंदोलन में रूपांतरित हो गई — दृढ़ता, जुड़ाव और आशा की सतत यात्रा, जो दूसरों को भी अपनी राहों को अपनाने के लिए प्रेरित करती रहेगी।

रात की हवा संभावनाओं से भरी हुई थी, सभी को उपचार की अपनी-अपनी यात्राएँ शुरू करने के लिए प्रेरित करती हुई। हर आगे बढ़ता कदम उस सामूहिक भावना की गूंज था — कि अपने संघर्षों में भी हम जुड़े रहते हैं, अस्तित्व के उसी ताने-बाने में बुने हुए हैं।

इस एकता में, *The Fractured Healer* को गहरा उद्देश्य मिला — यह समझ कि अपनी यात्रा को अपनाना केवल व्यक्तिगत रूपांतरण नहीं, बल्कि उन साधारण पलों साझा हँसी और उस दृढ़ता का उत्सव है जो सबसे नाजुक दिलों में भी खिल सकती है। और जब तारों ने आसमान में झिलमिलाना शुरू किया — अंधेरे में प्रकाश का वादा करते हुए — उनकी यात्रा केवल उपचार का मार्ग नहीं रही, बल्कि एक *प्रकाशस्तंभ* बन गई, जो उन सभी के लिए राह रोशन कर रही थी जो आगे बढ़ने का साहस रखते थे।

यह गूंज आगे बढ़े, उन सभी के हृदयों में शक्ति और सशक्तिकरण भरते हुए जो अपनी यात्रा को अपनाने का साहस करते हैं। *The Fractured Healer* ने आसमान की ओर आख़िरी बार देखा, कृतज्ञता की एक प्रार्थना फुसफुसाई, और अपनी राह पर आगे बढ़ गए — आशा और अटूट दृढ़ता की भावना से सुसज्जित।

साथ मिलकर, वे इस अद्भुत उपचार-यात्रा पर आगे बढ़े — हर धागा जीवन के भव्य ताने-बाने में जुड़ता गया, अनंत की एक मधुर *संगीत-लहरी* की तरह — जो मानवीय अनुभव की सुंदरता का उत्सव मनाती है, और पीड़ा से परे जाकर यात्रा में छिपे उस खज़ाने को उजागर करती है।

# धन्यवाद, इस यात्रा में मेरे साथ जुड़ने के लिए

वाह! क्या सफ़र रहा, है ना?

जैसे ही हम इस गहन यात्रा को समेटते हैं — वह यात्रा जो हमने *PTSD* के विषय पर मिलकर बुनी है — मैं एक पल लेना चाहता हूँ अपनी गहरी कृतज्ञता व्यक्त करने के लिए। सचमुच, धन्यवाद — आपने अपना समय, अपनी आत्मा, इन पन्नों में उड़ेल दी। आपके इस साहसिक कदम, मेरे साथ अंधेरों में चलने की तत्परता ने उस लौ को प्रज्वलित रखा है जो इस अक्सर गलत समझी जाने वाली कथा को प्रकाश में लाने की कोशिश करती है।

आपने उन कहानियों के साथ जुड़ाव बनाया है जो मानवता के लिए पुकारती हैं — और ऐसा करते हुए, आप उन सशक्त पात्रों के साथ मंच पर खड़े हुए हैं जिन्होंने उपचार (healing) और दृढ़ता (resilience) की झलकियाँ प्रस्तुत कीं। चाहे वे दिल को झकझोर देने वाली कथाएँ रही हों जिन्होंने आपकी संवेदनाओं को छुआ, या वे व्यावहारिक अभ्यास जिन्होंने आपके भीतर बंद दरवाज़ों को धीरे से खोला — मुझे आशा है कि आपने खुद को सशक्त महसूस किया होगा!

पर याद रखिए — यह तो बस शुरुआत है!

जितना अधिक आप अपनी स्वयं की यात्रा पर विचार करेंगे और उसे खोजेंगे, उतनी ही आपकी कथा समृद्ध होती जाएगी। याद रखें, उपचार कई परतों में खुलता है — कभी-कभी अव्यवस्थित और उलझा हुआ — पर हे! उस *सुंदर अव्यवस्था* से डरिए मत!

मैं आपको प्रोत्साहित करता हूँ कि जब भी ज़रूरत महसूस हो, इस पुस्तक को फिर से उठाएँ — जब भी आपको ताज़गी या प्रेरणा की आवश्यकता हो। हमने जो हर

अध्याय साथ में लिखा है, वह एक निरंतर *चिंतन-चक्र* है, जो हर बार नए अर्थ के साथ आपके सामने खुलने के लिए तैयार है। अपनी नई अंतर्दृष्टियों (insights) क सँभालकर रखें — क्योंकि वही वे चाबियाँ हैं जो परिवर्तन के द्वार खोल सकती हैं।

इन पन्नों से आगे बढ़ते हुए याद रखिए — आप अकेले नहीं हैं।

अपने चारों ओर देखिए — दृढ़ आत्माओं का एक समुदाय है, जो समान राहों पर चल रहा है, विपत्तियों की हवाओं के विरुद्ध एकजुटता की फुसफुसाहट कर रहा है उनके साथ जुड़िए, अपनी कहानियाँ साझा कीजिए, और मिलकर *समझ* की आवा को और ऊँचा कीजिए!

मेरी यह आशा है कि यह पुस्तक आपके भीतर *अनंत संभावनाओं* की एक चिंगार जगाए — जो आपको जीवन के नृत्य में एक नए विश्वास, विकास और पुनर्जन्म क भावना के साथ आगे बढ़ने दे। हर कदम उस गौरवशाली पुनर्जन्म की निशानी बने जो दर्द और अंधकार से परे खिलता है। याद रखिए — आपके पास वह शक्ति ह जिससे आप अपनी दुनिया को अपने रंगों में खूबसूरती से सजा सकते हैं, जैसे अप जीवन की कला-कृति रच रहे हों!

आइए, कलंक (stigma) को उस पुराने कोट की तरह पीछे छोड़ दें जो अब हमें नह सूट करता। अपने आप को साझा मानवता और दृढ़ता के उजले रंगों में लपे लीजिए।

एक बार फिर, इस यात्रा में मेरे साथ चलने के लिए दिल से धन्यवाद।

चमकते रहिए, उड़ते रहिए, और अपने भीतर के *फीनिक्स* (Phoenix) — उ पुनर्जन्म लेने वाली आत्मा — पर विश्वास बनाए रखिए!

**आने वाले उजले कल के नाम!**

*आशा से भरे हृदय के साथ,*

**कर्मिट मैककाउन**

www.ingramcontent.com/pod-product-compliance
Lightning Source LLC
LaVergne TN
LVHW020049081026
849580LV00013B/1604
* 9 7 9 8 2 9 5 4 7 6 4 6 4 *